天、共に在り

アフガニスタン三十年の闘い

Nakamura Tetsu
中村 哲

NHK出版

天、共に在り

アフガニスタン三十年の闘い

装幀　菊地信義

はじめに――「縁」という共通の恵み

これは、医師である私が、現地活動三十年を振り返り、どうしてアフガニスタンで活動を始めたのか、その後、どうして医療活動以上に、井戸を掘り、用水路を拓《ひら》くことに力を傾け始めたのか、そのいきさつを紹介したものです。ＮＨＫの「知るを楽しむ――この人この世界」（二〇〇六年六～七月放送）のテキストに加筆修正を加えたもので、内容的には七年後の今も、その連続です。したがって、最近のアフガン情勢と私たちの活動の新たな展開が加えられていますが、基本的な主題は、変わっていません。

米軍による「報復爆撃」（二〇〇一年十月）、タリバン政権の崩壊後の「アフガン復興」が当時大きく報道された後、「アフガニスタン」は何となく落ち着いた錯覚を与えたまま、混乱を残し忘れ去られようとしています。しかし今、現地で何が起きているのでしょうか。

猛威を振るっている大旱魃《かんばつ》は、今もなお、ほとんど知られていません。かつて自給自足の農業立国、国民の九割が農民・遊牧民といわれるアフガニスタンは、瀕死《ひんし》の状態なのです。この重大な出来事がなぜ十分に知らされていないのか、その無関心自体に私たちの世界の病弊があるような気がしてなりません。

かつて自著の中で、「現地には、アジア世界の抱える全ての矛盾と苦悩がある」と繰り返して述べてきました。でも、ここに至って、地球温暖化による沙漠化という現実に遭遇し、遠いアフガニスタンのかかえる問題が、実は「戦争と平和」と共に「環境問題」という、日本の私たちに共通する課題として浮き彫りにされたような気がします。

三十年間の軌跡を振り返ると、人の縁《えん》は推し量りがたいものがあります。現在までの経緯を忠実に描こうとすれば、幼少時から備えられた数々の出会いの連続を記さないわけにはいきません。私たちは不運を嘆いたり、幸運を喜んだり、しばしば一喜一憂して目先のことにとらわれやすいものです。

また、得てして自然の摂理を無視し、意のままに事を運べる「自由と権利がある」と錯覚しがちです。昨今、人間の分を超え、いのちを軽んじ、自然を軽んじる「欲望の自由」と「科学技術の信仰」が大手をふるって歩いているような気がしてなりません。

様々な人や出来事との出会い、そしてそれに自分がどう応えるかで、行く末が定められてゆきます。私たち個人のどんな小さな出来事も、時と場所を超えて縦横無尽、有機的に結ばれています。そして、そこに人の意思を超えた神聖なものを感ぜざるを得ません。この広大な縁《えにし》の世界で、誰であっても、無意味な生命や人生は、決してありません。私たちに分からないだけです。この事実が知って欲しいことの一つです。

現地三十年の体験を通して言えることは、私たちが己の分限を知り、誠実である限り、天の恵みと人のまごころは信頼に足るということです。

人の陥りやすい人為の世界観を超え、人に与えられた共通の恵みを嗅ぎとり、この不安と暴力が支配する世界で、本当に私たちに必要なものは何か、不要なものは何かを知り、確かなものに近づく縁《よすが》にしていただければ、これに過ぎる喜びはありません。

最後になりましたが、かくも長きにわたって現地事業を支え続けた多くの方々に、言い尽くせぬ感謝を覚えます。また、執筆を依頼されてから実に七年間、辛抱強く待ち続けたＮＨＫ出版の加藤剛さんに心からお詫びと御礼を申し添えます。

目次

序章
アフガニスタン二〇〇九年

天命とはいえ――

熱砂のガンベリ沙漠は人を寄せ付けない。摂氏五三度、強烈な陽光と熱風がいかなる生命の営みをも封ずる。沙漠は美しい。一切の人為と修辞を退け、凛《りん》と立つひとつの啓示である。

――二〇〇九年八月三日、この無人の荒野で働く四〇〇名の作業員が、最後の力を振り絞って働いていた。二〇〇三年三月の着工から六年五ヶ月、マルワリード用水路は、全長約二四キロメートルを掘り進め、最終地点に達しようとしていた。広大な沙漠にポツンと固まる点のような人の群れに、容赦なく熱風と砂塵《さじん》が襲いかかる。これを恐れていたのだ。予定では酷暑の到来する四月前に終えることになっていたが、予期せぬ難工事で遅れに遅れていた。連日熱射病で倒れる者多数、それでも皆は作業の手を休めない。この状態で中断すれば、予定は確実に一年延期される。最終地点があと十数メートルに迫り、作業員の間に気迫がみなぎっていた。

午前十一時五十分、最終地点の護岸造成を指揮していた古参職員が伝えてきた。

「間もなくです。数分でしょう。みな疲れていますが、午前中までは持ちこたえます」

「よし、水を流せ」

開通が近いと見て、前夜のうちに最終点から五〇〇メートル手前まで満水にしておいたのだ。土嚢《どのう》を外すと、たちまち堰を切ったように水が溢れ出し、勢いよく終点へと向かった。流水は次第に速くなり、歩く速さでゆっくりと、しかし確実に水路底を湿らせながら進んでいった。

水を先導するように幅六メートルの水路を歩いていくと、すでに施工を終えた作業員たち四〇〇名が両岸に並び、固唾《かたず》をのんで見守っている。沙漠横断水路二・八キロメートル、取水口から約二四キロメートルの地点に最後の水門があり、ここから自然洪水路に水が落とされる手筈《てはず》になっていた。かっきりと正午、水は水門を通過、予定地点へと勢いよく流れた。全線開通だ。

「神は偉大なり！」

期せずして歓声と拍手が起こり、真っ黒に日焼けしたひげ面の男たちが満面に笑みを浮かべて立ちすくむ。現場は興奮の渦に投げ込まれた。足かけ七年にわたる汗の結晶だ。用水路が三〇〇〇ヘクタール（町歩）の農地を回復した上、広大なガンベリ沙漠の開拓を約束した瞬間であった。この沙漠は、幅四キロメートル、長さ二〇キロメートル、アフガン東部でナンガラハル州とラグマン州との境にある。多くの旅人を葬り、死の谷として昔から恐れられてきた。そ

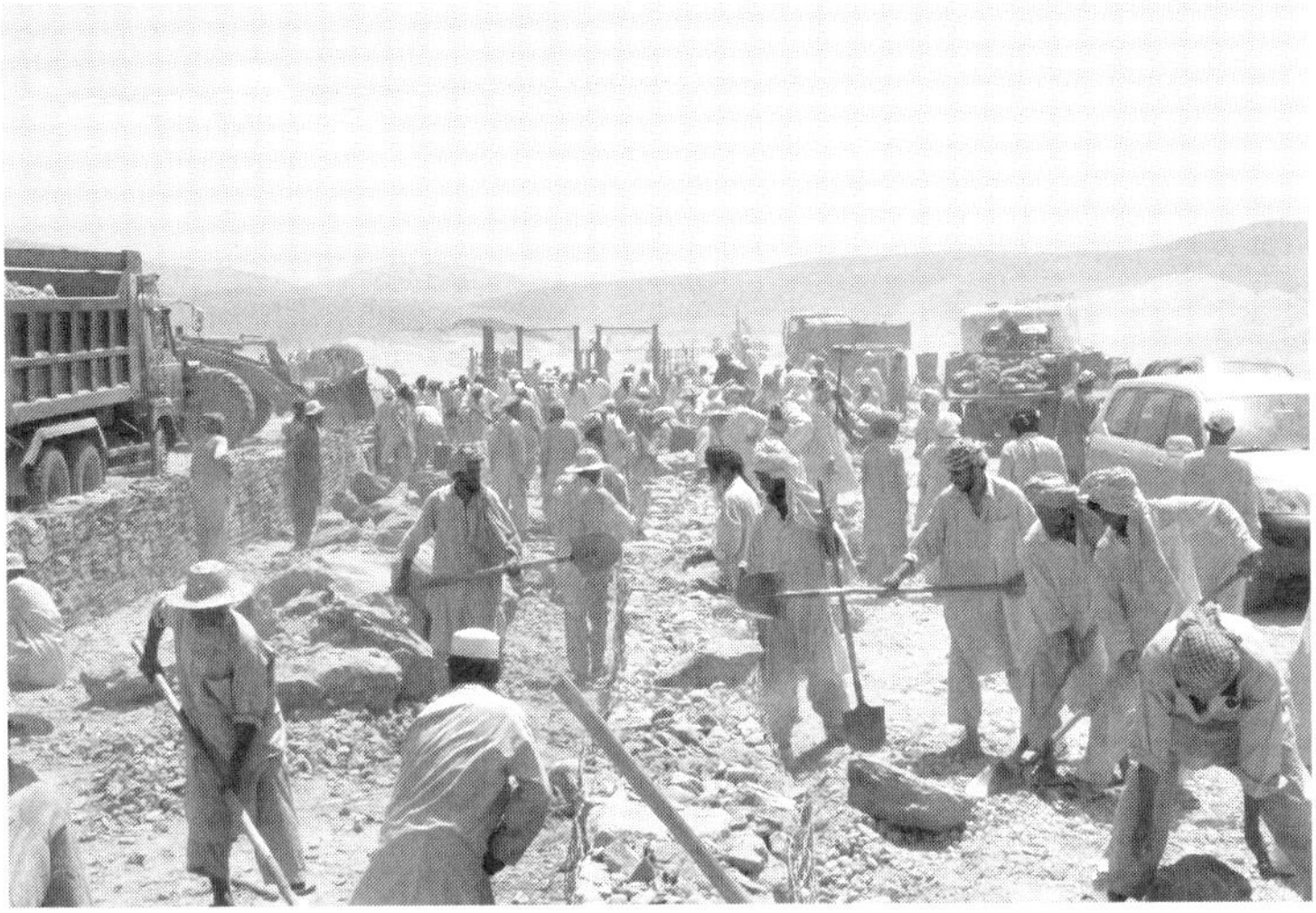

2009年8月2日、用水路最終地点の突貫工事

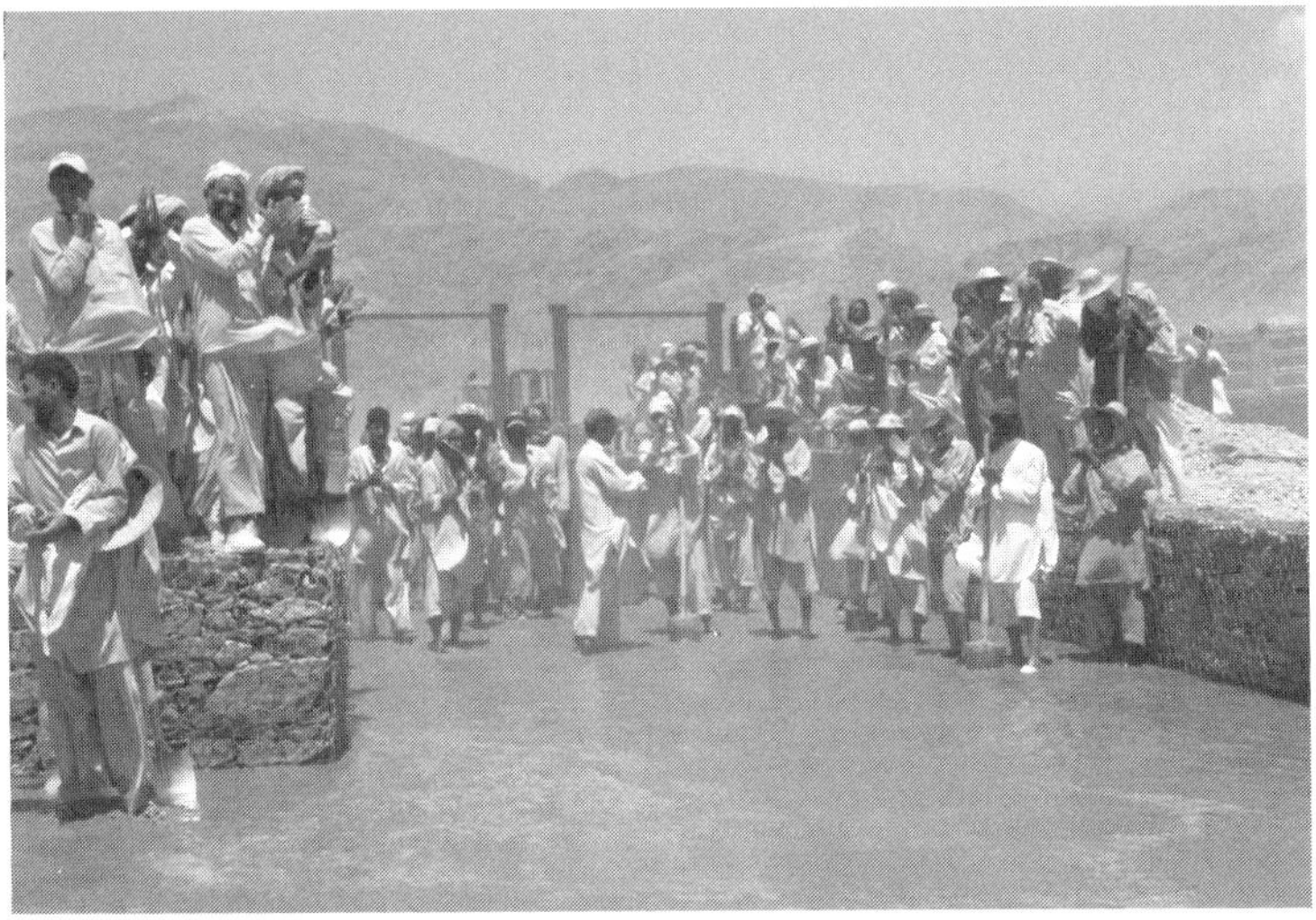

8月3日、全線開通で歓声を上げる作業員たち

れが今、豊かな緑地に転じようとしていた。

――私も興奮する群集の一人であった。思えば、医師たる自分が、本業を放り投げて、この水路現場の総指揮をとっていることが不思議である。天命とはいえ、数奇な定めである。こんな世界の片隅で、全く畑違いの仕事に精を出しているのが突然おかしくなってきた。通水を確認した途端、緊張が緩んだのか、苦笑と喜びがこみ上げてきて、哄笑《こうしょう》を抑えることができなかった。一九八四年に医師として現地赴任してから二十五年、初めてヒンズークッシュ山脈を訪れてから三十一年、あの時こんな場面に居ようとは夢にも思わなかったからである。


アフガニスタン復興は、今も茨《いばら》の道である。この国を根底から打ちのめしたのは、内戦や外国の干渉ばかりではない。最大の元凶は、二〇〇〇年夏以来顕在化した大旱魃である。この農業国は、往時は完全な食糧自給を果たし、豊かな農産物を輸出して富を得ていた。それが、急速に進行する農地の沙漠化で廃村が広がり、流民が急増、食糧自給率はわずか五年で半減した。旱魃はなおも進行中である。しかし、派手な戦争報道を他所《よそ》に、このことはほとんど伝えられていない。これは重大な点なので、後で詳しく述べよう。

私たちPMS（平和医療団・日本）はパキスタンの国境の町ペシャワールを拠点とし、一九九一年以来、アフガニスタン国内に三つの診療所を抱える医療団体であった。しかし、二〇〇〇年夏、その一つの「ダラエヌール診療所」周辺が甚《はなは》だしい旱魃被害に襲われ、一時は一木一草生えない沙漠に帰した。渓谷の住民たちは一斉に村を空けて退避、栄養失調と脱水で倒れる子供たちが急増し、赤痢《せきり》で死亡する者が後を絶たなかった。餓えや渇きを薬で治すことはできない。医療以前の問題である。そこで、アフガニスタン東部の中心地、ジャララバードに「水源対策事務所」を設け、医療事業と並行して、飲料水源の井戸を掘り、灌漑《かんがい》設備の充実を進めてきた。餓えは食糧でしか癒せない。そして、食糧生産は農業用水を必要とする。数千町歩を潤して緑を回復する「マルワリード用水路」は、その帰着点と呼ぶべきものだったのである。

「百の診療所より一本の用水路」と唱え、この約七年間、現場に張りついて指揮を取ってきた私は、このために全てを犠牲にした。現地三十年に迫る経験、いや、物心ついてから得た全ての知識と経験を傾注したといっても、決して過言ではない。その結実を今目前にしようとしていたのである。

アフガニスタンとの縁

私とアフガニスタンを結んだのは、昆虫と山である。今から三十五年前の一九七八年六月、福岡の山岳会「福岡登高会（故・池邊勝利会長）」のヒンズークッシュ遠征隊に参加したのがきっかけであった。ヒンズークッシュ山脈は、ヒマラヤ・カラコルム山脈に連続する大山塊で、最高峰がティリチミール（七七〇八メートル）、世界の屋根の西翼をなしている。アフガニスタ

ウズベキスタン
タジキスタン
トルクメニスタン
中国
ワハン回廊
マザーリシャリーフ
ティリチミール
(7,708m)
ヒンズークッシュ山脈
チトラール
ジャララバード
カブール
バーミヤン渓谷
ヘラート
ペシャワール
イスラマバード
アフガニスタン
北西辺境州
(現カイバル・パクトゥンクワ州)
カンダハル
クエッタ
パキスタン
イラン
インド
インダス河
カラチ
アラビア海
0
500 km
N

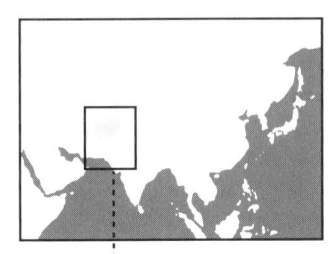

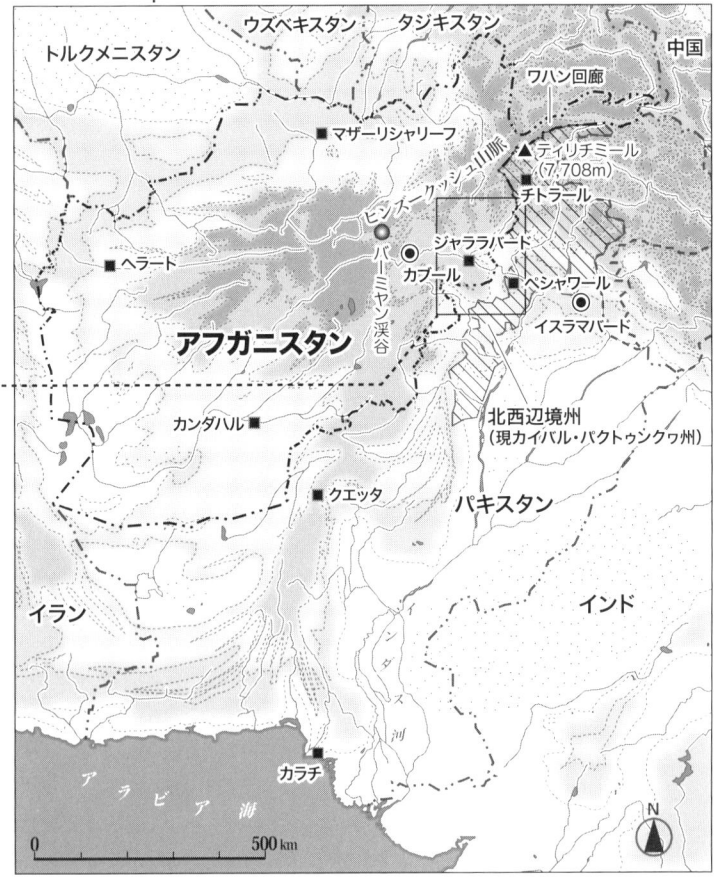

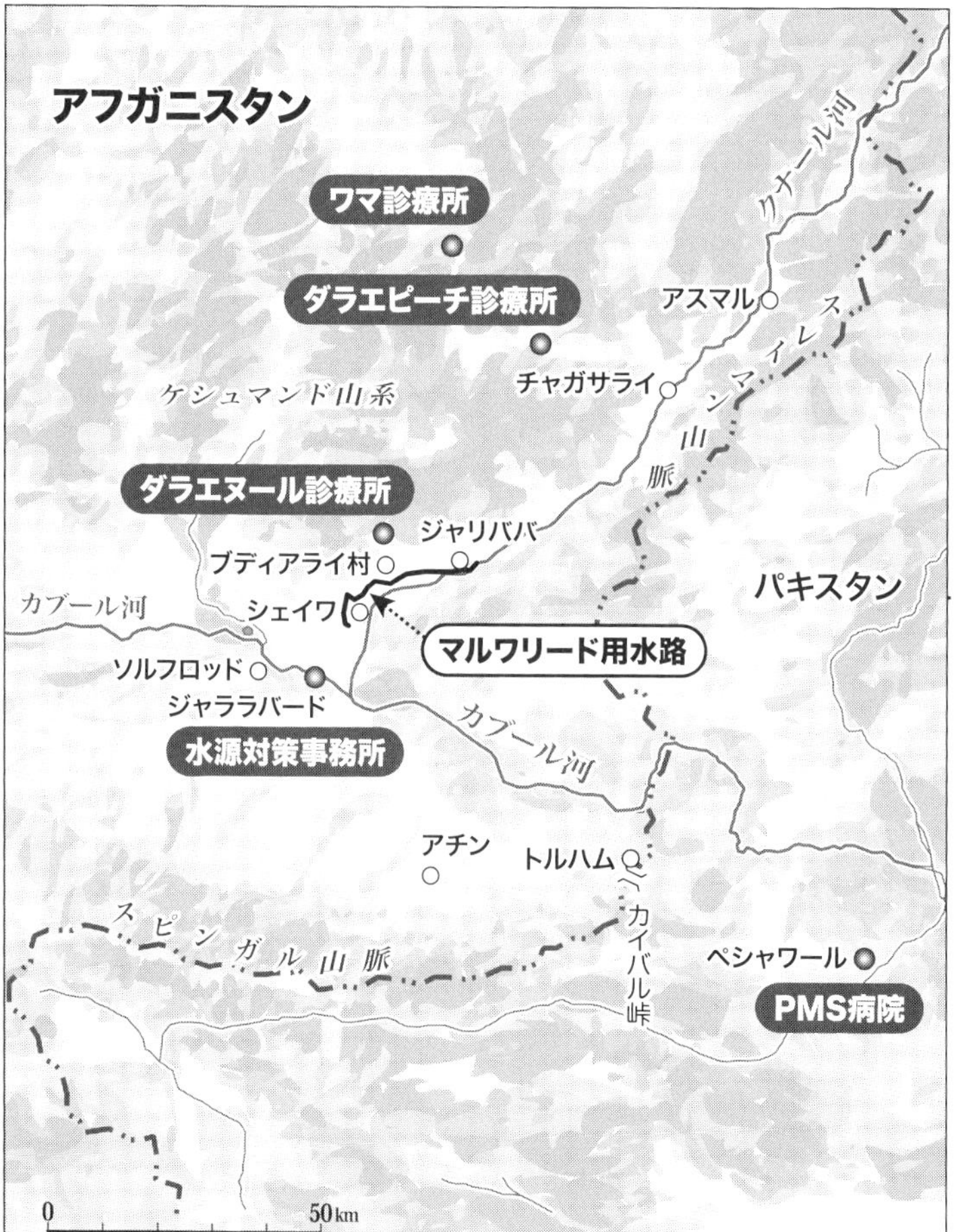
アフガニスタン
ワマ診療所
ダラエピーチ診療所
クナール河
アスマル
チャガサライ
ケシュマンド山系
ダラエヌール診療所
ジャリババ
ブディアライ村
シェイワ
カブール河
ソルフロッド
ジャララバード
水源対策事務所
マルワリード用水路
パキスタン
カブール河
アチン
トルハム
スピンガル山脈
カイバル峠
ペシャワール
PMS病院
0
50km

ンの大部分が、この大山脈にすっぽり包まれる。我々が作ったマルワリード用水路もまた、その支脈ケシュマンド山系南麓を廻る。

このヒンズークッシュ山脈の北麓にパミール高原があり、モンシロチョウの原産地だといわれている。また高い山岳地帯は、氷河時代の遺物といわれる昆虫たち、特にアゲハチョウ科のパルナシウス（アポロチョウ）が生息することで有名である。私は十歳の頃、昆虫のとりこになって現在に至るが、ヒンズークッシュは一度訪れたい場所のひとつであった。何も初めから、「国際医療協力」などに興味があったわけではない。

その後の数々の出会いの連続が、自分をこの山に呼び戻したと言ってもよい。それらの出会いについては後で述べよう。あれ以来自分は、相も変わらず、広大なヒンズークッシュの山裾《やますそ》を巡っているようだ。だが、目に見えぬ不思議な縁は、もっと広大である。もし昆虫に興味がなければ「アフガニスタン」と無縁であったろう。私を連れて故郷の山々を巡った郵便局長さんと出会わなければ――、山岳会の人々と出会わなければ――、ハンセン病診療に情熱を燃やすドイツ人医師と出会わなければ――、三十年近く命運をともにしてきた事務局のメンバーを初め、多くの日本人ワーカーと出会わなければ――、難民キャンプの診療がなかったら――、家族が別の人間だったら――、連綿たる出会いと出来事は、ヒンズークッシュの無数の山襞《やまひだ》のようだ。白雪を頂く山々を見ていると、三十数年の歳月が夢のようで、奇妙な感慨がこみ上げてくる。

アフガニスタン――人と自然

さて、アフガニスタンは、このヒンズークッシュ山脈の大部分を擁する山の国である。面積は日本の一・七倍、緯度は北緯二九度から三八度、ほぼ西日本の位置に相当する。ユーラシア大陸の中央にあり、完全な内陸国である。北はトルクメニスタン、ウズベキスタン、タジキスタンの旧ソ連邦、西はイラン、東部と南部はそれぞれパキスタンのカイバル・パクトゥンクワ州（旧北西辺境州）、バルチスタン州に接し、スレイマン山脈、スピンガル山脈がある二六四〇キロメートルの長大な国境線で隔てられる。北東部はワハン回廊でわずかに中国と接している。

気候は中央アジアの乾燥地帯の連続で、寒暖の差が激しい。インド洋からもたらされる冬のモンスーンによって雨季があり、降雪が高山に氷雪を供給する。しかし、東のヒマラヤ山脈と比べて、雨量は少なく、年間降雨量は日本の五～十分の一だとされている。四季はあるが、標高によって気温が異なる。

人口は二〇〇〇万人とも、二四〇〇万人ともいわれているが、正確な数字は不明である。このうち農民が八割以上、遊牧民が約一割、その他高山で林業を営むものが数パーセント、というのが一致した割合である。大都市の首都カブールは特殊な地域で、全体が農業国家だといえる。険しい山岳地帯は征服者を寄せつけず、人々は深い山懐で自給自足の生活を送っているのが普通である。

共生の知恵

昔から「民族の十字路」と呼ばれてきたように、複雑な民族構成もアフガニスタンの特徴である。ヒンズークッシュの大山塊は無数の深い谷を作り、谷ごとに民族や部族が異なると言えるほどだ。最大の民族がパシュトゥン族で約八〇〇万人、次いでタジク族、ハザラ族、ウズベク族、トルコマン族などがこれに次ぐ。小さいものを併せると二〇以上の民族とそれぞれの言語が入り乱れるモザイク国家である。このような中で、人々は古来から異なった集団同士の共生の知恵を身につけている。それは、彼らを結びつけるイスラム教と並んで、幾千年もかけて身に染みついた伝統と呼べるものである。

民族だけでなく、部族構成はさらに複雑である。アフガン社会、特に農村部では地縁と血縁の絆《きずな》が強い。そして、政治思想や経済動向ではなく、この絆がしばしば政治の動きを決定する。地理的条件に規定されて、各地域の自治・割拠性が著しく、中央との結びつきが薄い。村落共同体では、長老会（ジルガ＝伝統的自治組織）を中心に自治が成り立っている。一般に兵農未分化の社会で、すべての農民男子は同時に村を守る兵員であることが多い。アフガン戦争（一九七九〜八九年）では、初期、ソ連＝政府軍との戦闘の主力は、これら農民そのものであった。

■ アフガニスタンの民族分布

ウズベキスタン
タジキスタン
トルクメニスタン
キルギス族
トルコマン族
ウズベク族
タジク族
コーヒスタン族
ヌーリスタン族
ハザラ族
アイマク(トルコ系)
カブール
ジャララバード
ペシャワール
イスラマバード
アフガニスタン
パシュトゥン諸部族居住地
パンジャーブ族
イラン
パキスタン
インド
バルーチ族

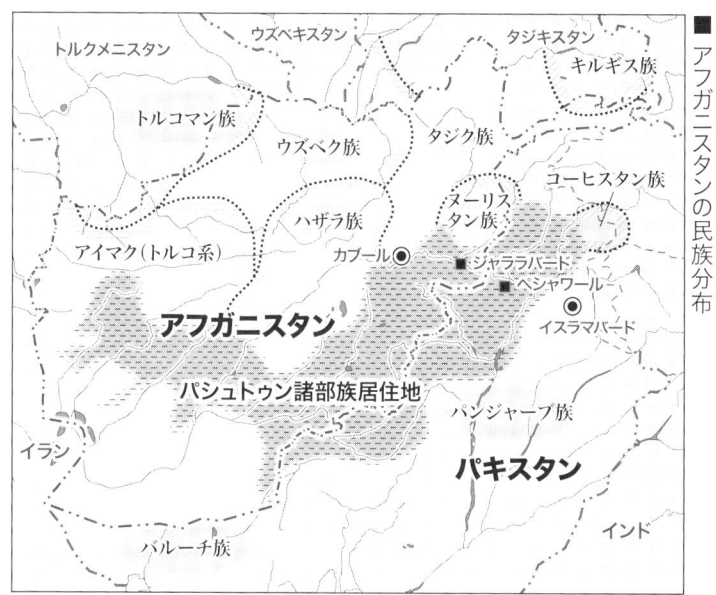

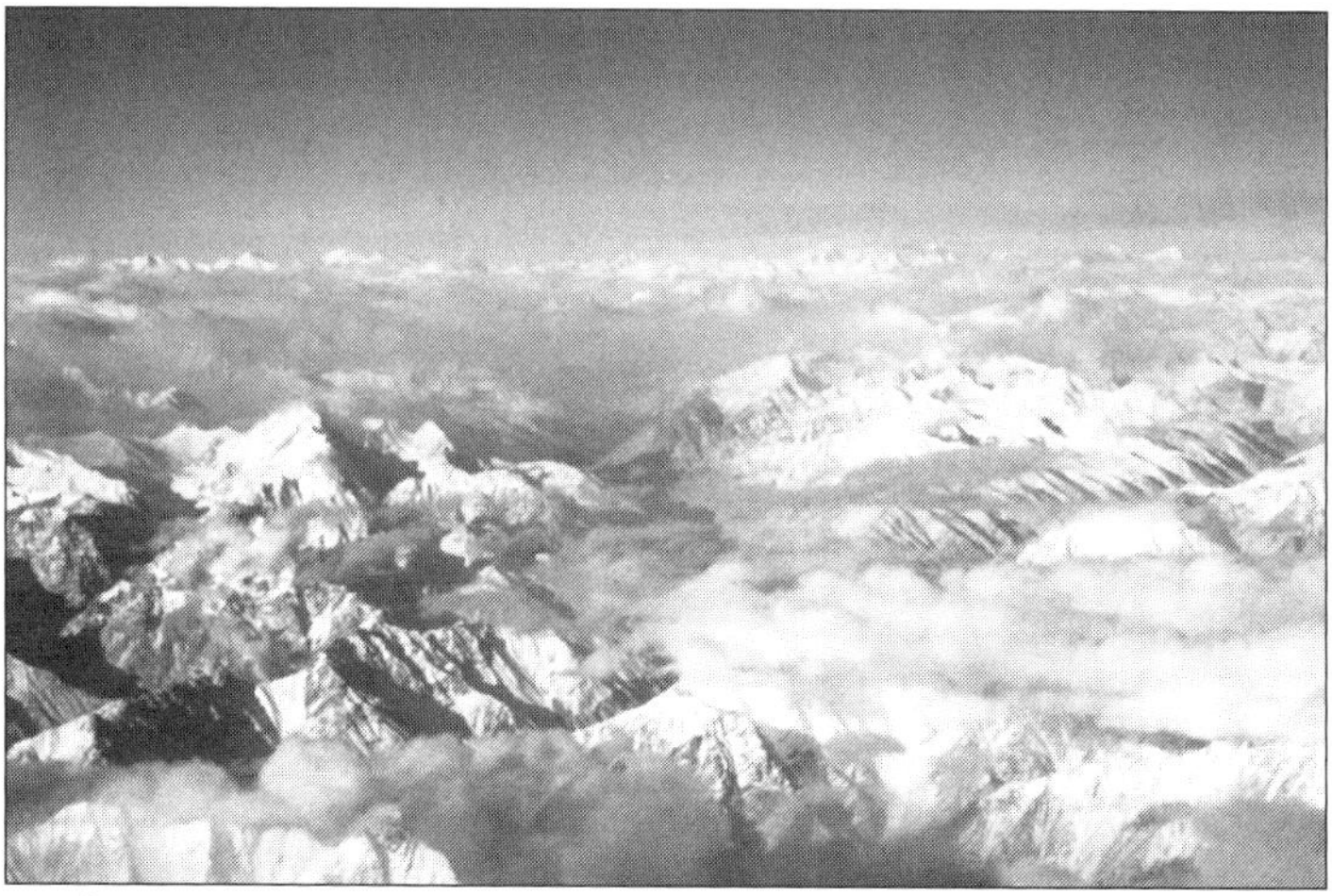
ヒンズークッシュ山脈

この点が外国人に分かりにくい点である。たとえば、外国軍が進駐すると、その協力者が必ず現れ、反対勢力の討伐で同じ戦列に立つ。しかし、しばらくすると外国軍の方が利用されていることが分かってくる。敵味方を超えて地縁・血縁の絆があり、時には互いに内通したり、いつの間にか側近が身内で固められたりで、身動きがつかなくなることが少なくない。

私の知り合いで、外国軍の傭兵となった者が少なからずいた。だが、敵軍の中に身内が居ることを知り、わざと的を外して派手な「銃撃戦」を展開、雇主と従軍ジャーナリストを痛く喜ばせた。そして、ちゃっかり高給とライフルを受け取ると、帰り道に「味方」の外国兵を狙撃して家に戻り、身内の「敵兵」と仲良く団欒《だんらん》しながらその日の「戦果」を語り合った。——こんな話は珍しくない。外国軍は、誰が敵か味方か分からなくなり、疑心暗鬼に陥るのが普通である。最近では自分たちが育成したはずの国軍兵士から発砲される事件が急増している。

これは軍隊に限らず、外国援助団体も悩まされるパターンである。偉大な八百長社会というべきで、地縁・血縁を何はさておき尊重し、ひしめく割拠対立の海の中を生き延びる術のひとつである。

武装勢力の討伐に手をやいたある米軍指揮官が、「敵は普段は温和な農民の顔をしているが、機を見て凶暴な攻撃者となる」と述懐している。この観察は正しい。

パシュトゥヌワレイ

私たちは「国」と言えば、中央政府があって、その行政機構が隅々にまで及び、定められた法律に従って人々が暮らしている状態を想像する。この意味では、アフガニスタンがいわゆる近代的な法治国家であるとは言い難い。しかし、これをもって「無政府状態の破綻《はたん》国家」と決めつけるのも早計である。地域の自治性がいかに強くても、部族、民族が入り乱れて争っていても、共通した不文律が「アフガニスタンという天下」にまとまりを与えている。現地で出身地を尋ねると、たいてい「アフガニスタンだ」と答える。「当たり前だ。アフガニスタンのどの県か」という会話が、必ずといえるほど冒頭に来る。確かに、民族・部族間の対立や差別的な序列はあるが、旧ユーゴスラビアのように国家を分裂させる狂信的な民族主義は、育つ土壌が薄い。

この不文律の有名なものが「パシュトゥヌワレイ（パシュトゥンの掟）」で、多少の地域や民族差はあるものの、アフガン農村社会を律する共通の掟だといえる。都市部の西欧化された階層で薄れつつあっても、大部分の東部農村では依然として健在である。

代表的なものが、メルマスティア（客人歓待）とバダル（復讐法）である。これは、外国人の想像を超える強固な農村地帯の掟である。

メルマスティアとは、よそ者でも友好的な「客人」と認めればもてなし、これに手を出さぬ習慣である。ある血族に敵がいて、代々の抗争があっても、その敵は「客人」を絶対に攻撃しない。国際的に流布している認識では、「タリバンがアルカイダと提携し、頭目のビンラーディンと同盟している」ということになっていたが、少なくともタリバン政権時代、「客人を理由なく売り渡さない」という彼ら自身の不文律が一般大衆に説得力を持っていた。奥地の作業場に出かけているとき、米軍の厳しい検問にしばしば遭遇した。外国兵が直接行うとき以外は、地元出身の運転手が通訳のアフガン兵に「外国人の客だから」と言えば、検問のジェスチャーだけして直ぐに通してくれる。運転手と兵士が同郷であれば、ジェスチャーさえしない。かつて私は、このお陰で、どんな辺鄙《へんぴ》なところでも行くことができた。ただし、相手の文化や慣習を尊重しての話である。

バダルとは、「目には目を、歯には歯を」で知られる報復である。危害を与える敵に対して、同様の報いを与えるもので、中世・近世日本の「仇討ち《あだうち》」に近い。「ドシュマーン（敵）」という言葉は、現地で独特のひびきがあって、これも外国人が理解しにくい慣習のひとつである。家族同士の代々の抗争のこともあれば、理不尽な仕打ちに対する正当な抵抗のこともある。わがPMSのアフガン人職員でも、「家の事情」で突然の休暇をとる場合、この「敵」の対処に絡むことが珍しくない。

もっとも、これには抜け道がある。不毛な抗争で村全体が迷惑をこうむる場合、地域の長老を介して和解が強制されることがある。また、一方がカネや羊を敵に渡して和を乞えば、解消することもある。逆に、誰の目にも理不尽な仕打ちの場合、「仇討ち」を賞賛する。例えば、悪徳有力者が弱い者を殺《あや》め、やられた側に成人男子がいない場合、母親がわが子を復讐要員として育てる。宴席に招いて毒殺という例もあった。数年後「めでたく」本懐を遂げると、人々は「あっぱれ」と賞賛する。現地の新聞は、「少年による殺人事件」という記事に事欠かない。ほとんどが「仇討ち」で、人々は美談として受け取る向きが多い。

　最近日本で見られるような「家族内殺人」とは異なる。ある現地ジャーナリストが日本に来て、「親殺し」や「児童虐待」のニュースを聞いて大いに驚き、「こんなひどい話は初めてだ。日本の治安は最悪」と述べたという話を聞いたが、同じ「殺人」であっても、アフガニスタンの方が納得できる気がする。日本でさえ「赤穂浪士」は美談であるから、まんざら理解できぬことではない。いわゆる家庭内暴力や自殺も、人権思想が浸透しているはずの先進国で圧倒的に多いのは皮肉である。健全な倫理感覚と権利意識とは、案外反比例するのかもしれない。

　現地の人々と長く付き合っていると、美点も欠点もコインの裏表のようなもので、気に入ったところだけを摘み上げて愛するというわけにはいかない。いや、美点・欠点を判断する「ものさし」そのものが、自分の都合や好みで彩られていることが多い。「共に生きる」とは美醜・善悪・好き嫌いの彼岸にある本源的な人との関係だと私は思っている。

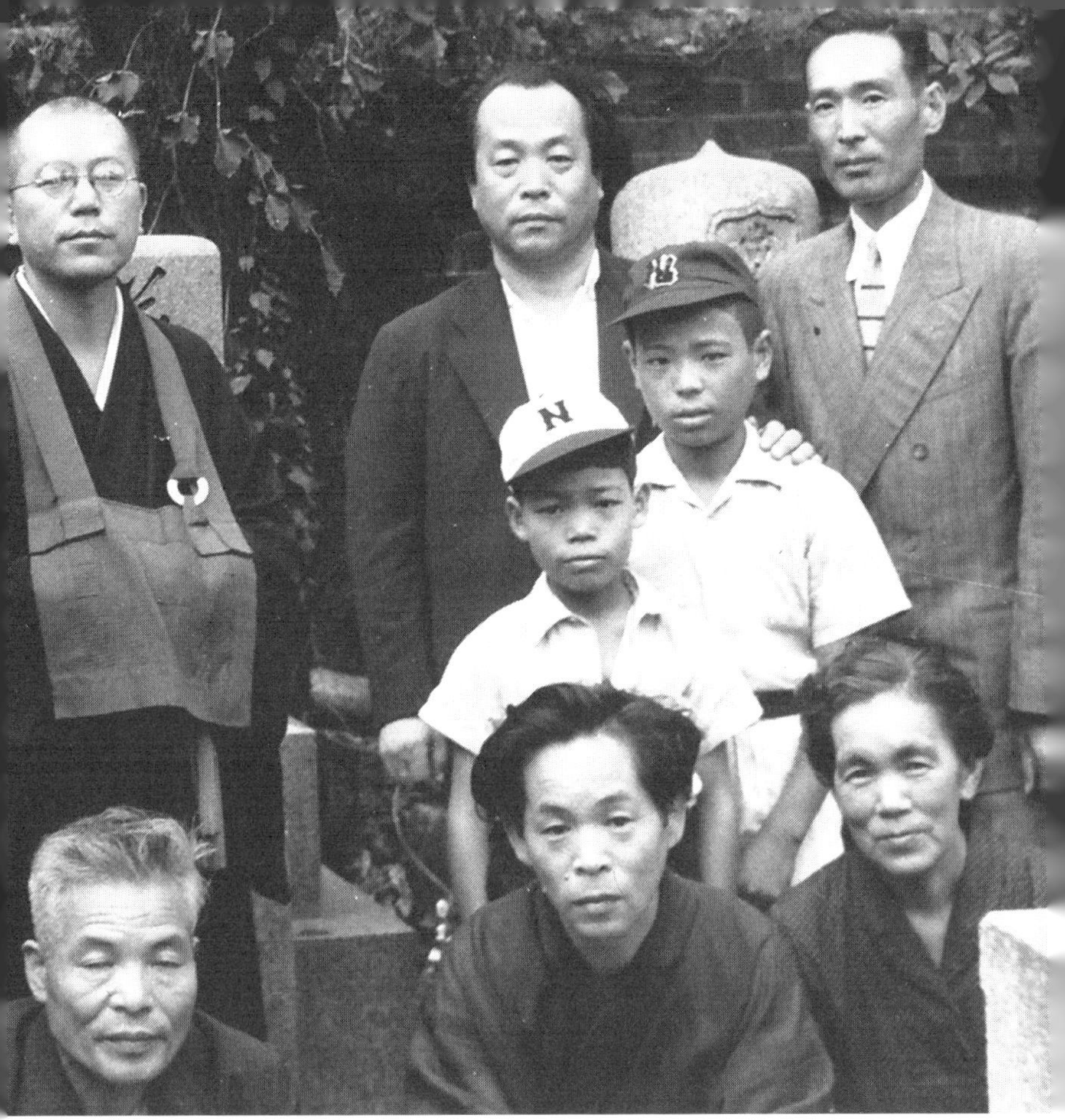

第一部

出会いの記憶

1946〜1985

第一章

天、共に在り

「事実は小説よりも奇なり」という。アフガニスタンやパキスタンに縁もゆかりもなかった自分が、現地に吸い寄せられるように近づいていったのは、決して単なる偶然ではなかった。しかし、よく誤解されるように、強固な信念や高邁《こうまい》な思想があったわけではない。人はしばしば己を語るが、赴任までの経緯を思うとき、生まれ落ちてからの全ての出会い――人であれ、事件であれ、時代であれ――が、自分の意識や意思を超えて関わっていることを思わずにはおれない。

赴任までの経緯を語るのは、自伝そのものになってしまう。しかし、私に分かるのは、そうらしく思える出来事の記憶であって、事実の一部を自分流に垣間見てつなぎ合わせるに過ぎない。

幼い頃の思い出

私の生まれたのは敗戦の翌年、昭和二十一年（一九四六）九月十五日で、空襲の廃墟、福岡市の三笠町である。二年後に父母の生まれ故郷、若松市（現在の北九州市若松区）に戻った。したがって、物心ついた頃の記憶に現れるのが若松である。

父・中村勉（明治三十六年生まれ）の親族は、昭和二十年の福岡大空襲でほぼ全滅、いきおい、母・秀子の親族が集まる若松で、玉井家とのつながりが強かった。この玉井家は祖父・金五郎の時代に石炭の沖仲仕《おきなかし》組合・「玉井組」が立ち上げられ、若松港のある洞海湾《どうかいわん》で小さからぬ存在であった。その隆盛期を描いたのが、小説『花と龍』で、作家・火野葦平《ひのあしへい》（本名・玉井勝則）は金五郎の長男、私の伯父に当たる。私の知る祖父・玉井金五郎は、すでに老齢で、往時の血気盛んな様子はなく、好々爺《こうこうや》の印象しかない。子供には分からぬ事情で、金五郎は本家を離れて別宅にいたので、祖母（金五郎の妻）・マンとの付き合いの方が深かった。

当時はまだ石炭全盛の時代で、産業エネルギーの主役であった。若松は、筑豊《ちくほう》炭田が集まる遠賀川《おんがかわ》下流、石炭積出港として、近くの旧八幡製鉄所とならび、活気あふれる「北九州工業地帯」の一翼を担っていた。玉井家も、この時代と風土の中で、元気あった時期の名残をとどめていた。親族の絆が強く、戦後の食糧難の時代、半ばわが家のように出入りしていたことを覚えている。その隆盛期の様子は、『花と龍』に譲ろう。同著は、昭和二十年代に発表され、一大ブームとなって、何度も映画化された。映画の中では、まるで任俠《にんきょう》伝かヤクザ映画のように描かれたこともあって、玉井一家やその親族がヤクザ者と誤解され、ずいぶん面白いこともあったが、悪い思い出はない。もっとも玉井組そのものは、戦時中は産業報国会に吸収されてすでになく、親族が給水会社、沈没船の引き揚げなど、港湾関係の仕事を細々と営んでいた。

玉井一族を精神的に束ねていたのは、作家・火野葦平のペンであった。火野は戦時中『糞《ふん》尿譚《にょうたん》』で芥川賞を受け、『麦と兵隊』らの「兵隊三部作」を従軍中に執筆、爆発的な人気を呼んで、一躍国民的英雄となった。戦後は「戦争協力者」と糾弾《きゅうだん》され、一時執筆を禁止される。しかし、その後も文学への情熱は衰えず、再びペンを執る。それでも、「戦争」の意味を問い続けた彼は、戦後の混乱期を描いた『革命前後』を執筆したのち、突然自決して果てた。戦後十四年以上経ってからのことである。

この若松での生活で、印象的に記憶しているのは、熱烈な「軍国の母」であった祖母・マンの存在感と、伯父・火野葦平という作家の生き方であった。マンの生家は広島の郷士で、武家の風貌があってしつけには厳しかった。若松が空襲されたときは、皆を疎開させて一人残り、「竹槍で焼夷弾《しょういだん》を叩き落して家を守った」という神話が生まれたほどである。本家の玄関に近い部屋で長火鉢の傍らにじっと座り、長キセルでタバコを吸っている姿は、「玉井家安泰」の象徴のようで、皆に畏怖と安堵の念を与えた。この祖母の説教が、後々まで自分の倫理観とし

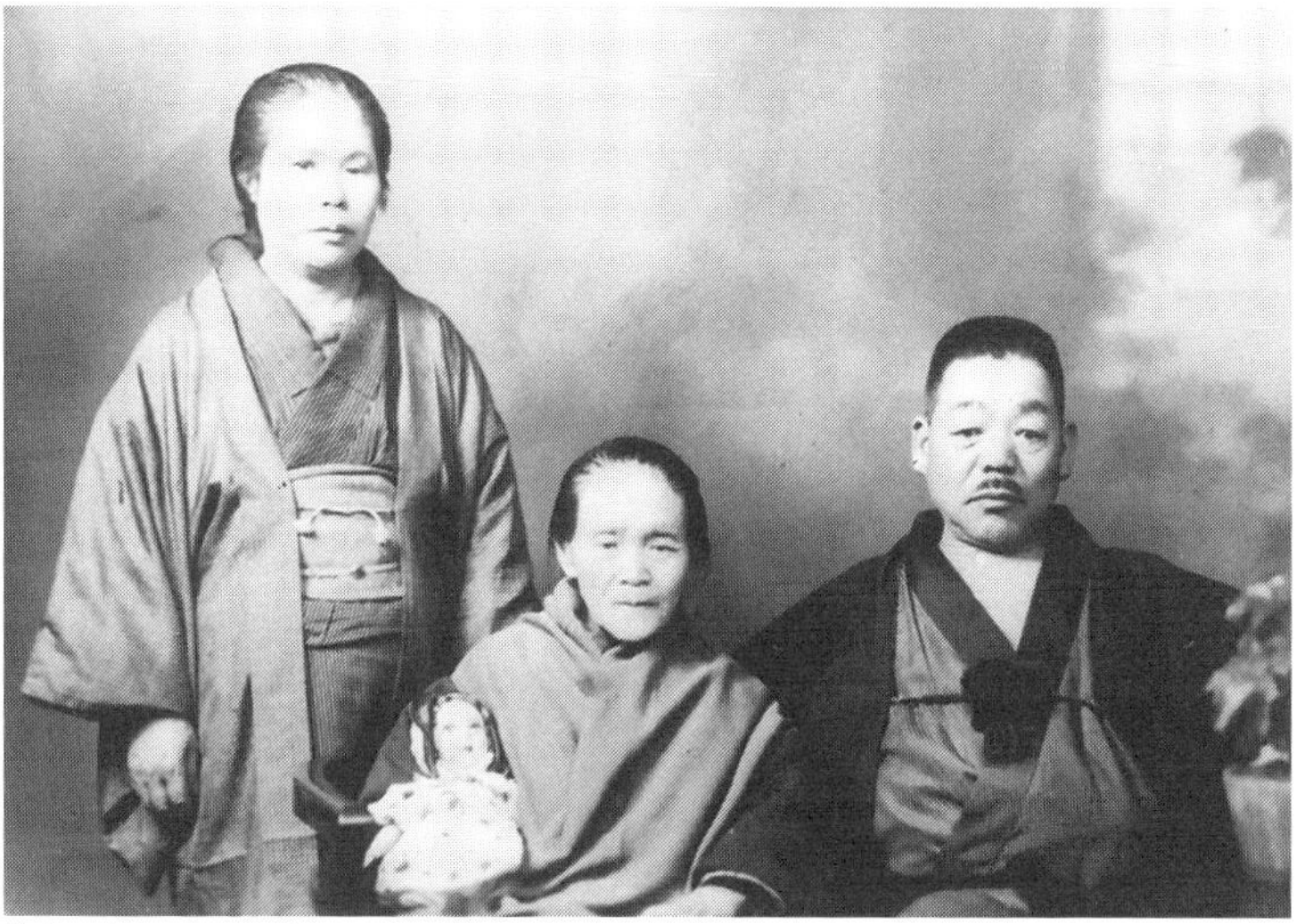

筆者の祖父母、玉井金五郎(右)とマン(左)。中央はマンの母

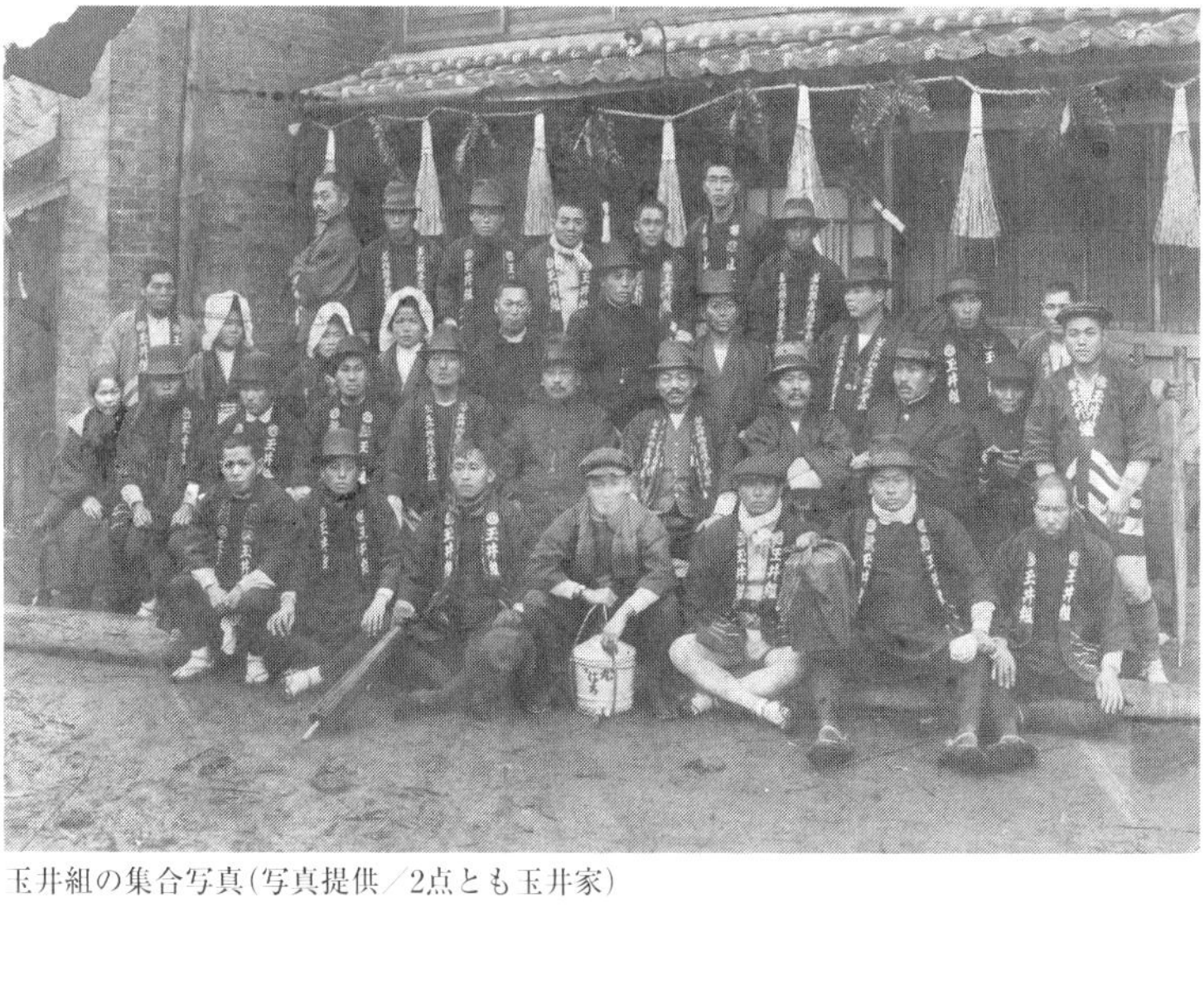

玉井組の集合写真(写真提供/2点とも玉井家)

て根を張っている。弱者は率先してかばうべきこと、職業に貴賤がないこと、どんな小さな生き物の命も尊ぶべきことなどは、みな祖母の教説を繰り返しているだけのことだと思うことがある。

詩人・火野葦平

他方、火野葦平は、自分を「愚直だ、バカだ」としばしば、その著作にもらしている。戦争体験は、中国各地、フィリピン、ビルマ（現ミャンマー）と、一兵士の踏破した前線としては最長記録であろう。彼は「報道班員」として軍の指示で前線にあり、それを読み物として出版、戦意高揚の道具に使われたといえなくはない。戦後、左翼活動家や米占領軍は、この点を「戦争協力者」として指弾したのである。本人の心境はどうだったのだろう。

火野は、若松の自分の家を「河伯洞《かはくどう》」、東京の家を「鈍魚庵《どんこあん》」と名づけて、気に入っていたようである。ドンコは当時河口の浅いところならどこでも見られた小魚で、――誰も「たかがドンコか」と、見向きもしない。人影が映るとさっと集団で逃げ、臆病で不恰好である。だが自分は、その暗愚なさまを他人事だとどうしても思えない――と書いている。思うに火野は、戦中戦後に劇的な転換を強いられた時代の子であった。

特に、青春期の総決算を戦争に捧げた者として、敗戦は残酷な体験だったに違いない。昨日まで「米英撃滅」を合唱していた国民が、昭和二十年八月十五日を境に突然変身し、将校の中には米兵相手のダンスホール経営を始めたり、戦場で蛮行の先頭に立った者が全てを軍部のせいにして自分が被害者であったかのように振舞ったり、無節操で軽薄な風潮が横行する。だが自分はどうかといえば、それまでの戦争行為を頭で否定しても、心情の上では器用に清算できないでいる。「新しい世の中」は、そんな自分の思いも濁流で押し流すように進んでゆく。火野に内心忸怩《じくじ》たるものがあったのは確かだ。

表向き剛毅《ごうき》を装い、酒に耽溺《たんでき》するデカダンを装い、独特のユーモアで笑わせる楽天主義者を装い、しかしそれでもなお、繊細な詩人の魂と戦争の影との相克《そうこく》は、彼をさいなんでいたに違いない。火野の転向や自害に対して、とかくの議論がある。しかし、およそ一つのことに命をかけた以上、器用に転進できぬ彼は、それを整理して戦争を否定するのに十年の年月がかかった。その不器用さを、自ら「鈍魚のような暗愚」と自嘲《じちょう》したが、私には十年が長いとは思えない。愛してやまぬ人の情の美しさを謳い、弱さや醜さの中にも、きらりと輝く美を発見しようとする。その心情に共感し、耳を傾ける者は決して少なくなかったのに、やはり自決は惜しまれる。今、伯父が生きておれば、器用に変転する近頃の猛々《たけだけ》しい世情に対して、言いたいこともあろう。

私が幼少時に手に取った初めての本は、火野葦平の著作の数々であった。父が「九州文学」の仲間で、書棚に伯父の謹呈本が全て並んでいたからである。したがって、火野葦平とは、親戚というよりも、一人の作家として共感するものを抱いている。若松港を見下ろす高塔山《たかとうやま》の頂の文学碑に刻まれている一句は、やはり心にしみる。私は兵ではないが、彼も遭遇したであろう騒乱や血なまぐさい出来事、人の世の醜さにまみれながら、それを超えて厳在する美しさに思いを馳せ、感慨を禁じえない。

泥によごれし背嚢《はいのう》に
さす一輪の菊の香や
異国の道をゆく兵の
眼にしむ空の青の色

文学碑には前二行だけが刻まれているが、後半がなければ、この詩の意味は半減する。異国に駆り出された日本兵の悲哀と郷愁が込められているのだ。当時の日本人は大半が農民で、かすむ空と麦畑は春の風物だった。行軍中に至る所で目にする広大な天空と麦畑は、鮮やかに故郷を思い描かせたに違いない。

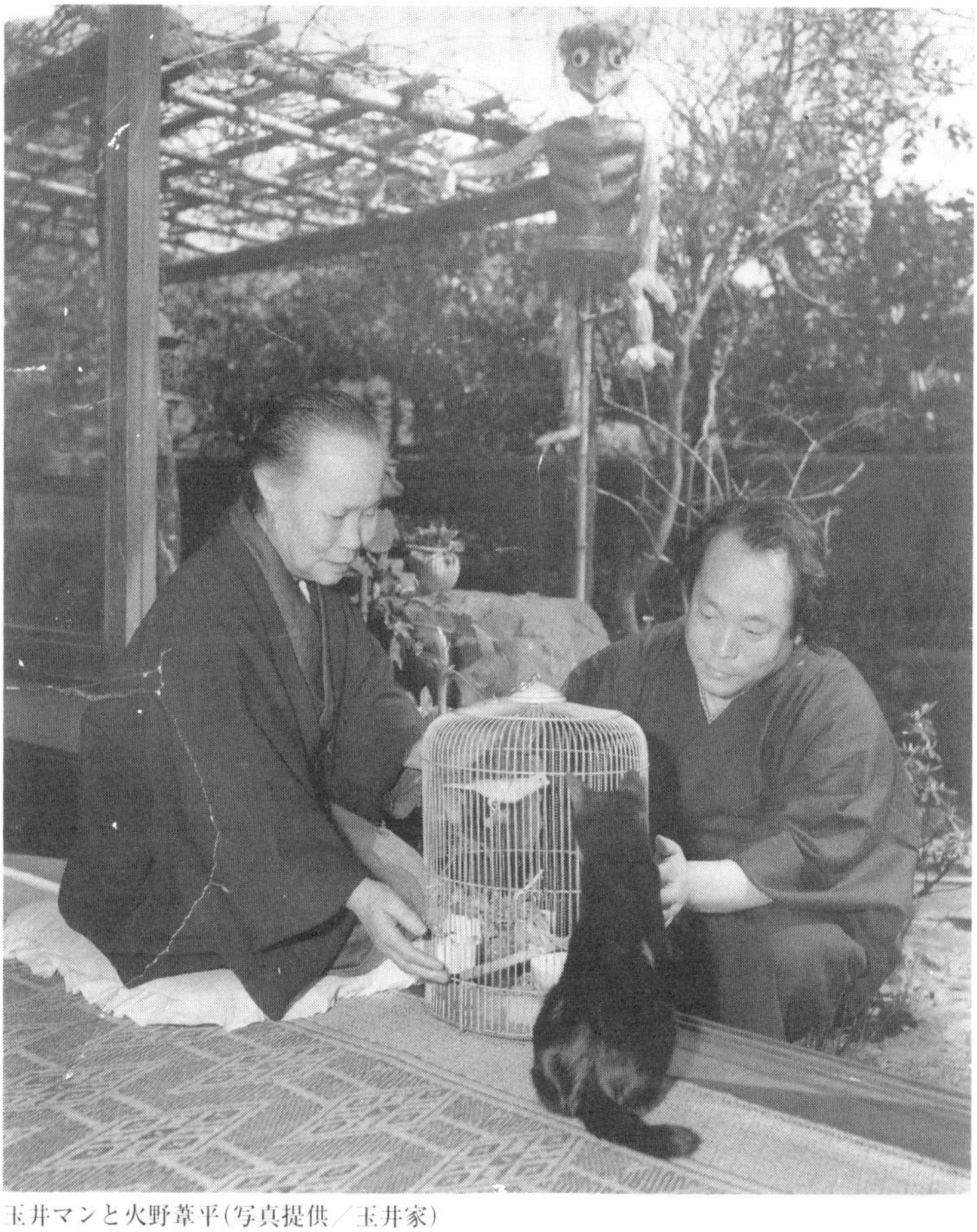

玉井マンと火野葦平(写真提供/玉井家)

昆虫の世界――小さな虫の無限大の世界

私は、小学校一年生までを若松に住み、昭和二十七年、福岡市に近い古賀町（現古賀市）に引っ越した。理由は分からなかったが、父が事業に失敗したり、連帯保証人を気軽に引き受けたりで借金を重ね、食い詰めたあげく、最後の持ち家に移ったものらしい。家・財産全てが抵当に入っていて、借金取りの来訪が絶えなかった。当時、銀行の取り立ては紳士的でなく、突然人相の悪い男たちが家に踏み込んで、タンスや骨董品はもちろん、子供の机にまで白墨で値段をつけていったこともあった。今思うと、あれが「財産差し押さえ」という取り立てだった。

こんなことが何度も重なると、やはり子供心に不安に思うものである。だが、くよくよする者は周りにいなかったと思う。敗戦後、どこの家庭も貧乏のどん底だったから、子供もそれほど重大事とは考えなかったし、酒豪の両親もさして気にする態度はなく、カネが絶えても酒宴が絶えることはなかった。親戚知人は平気で食客にくるし、逆のこともあった（食い詰めると親族の家に転がり込むのは普通だった）。何とかなると考えていた節がある。その通り、何とかなって父母も長寿を全うし、私もこうして、のんびりと過去の思い出を書いている。今のアフガニスタンとどことなく似ている。

旧古賀町での最も決定的な出会いが、同級生の父親で古賀郵便局長、吉川さんとのものである。私が小学校三年生の時である。蝶を集めていた吉川さんが「哲ちゃんも連れて来い」と、しばしば声をかけてくれ、近辺の野山に誘われた。

夏休みだったと思う。虫ピンにさされている素晴らしく美しい虫を見せられた。体長が一・五センチメートル程度、紺青と赤色の模様が金属光沢に輝き、精悍《せいかん》な容姿をしている。「これは日本のですか」と訊けば、「どこにでもいるよ。今度その辺の山に連れて行って採ってあげるよ」という。その数日後、人里のまだある山の入り口（古賀市清滝）で、小さなバッタのような虫が、私の歩く先を飛んで、数メートル先に降り立つ。そこに近づくと、また同じように飛び立つ。「あれが、こないだ家で見せた虫で、ハンミョウというんだ」と言って、捕虫網で捕らえて見せてくれた。半信半疑で吉川さんの指先でつまみ上げられた虫を見ると、まさしく例の美しい昆虫が逃げようともがいている。「つかんでみろ」というので、やみくもに押さえようとすると、鋭いあごで噛みつかれ、手を離したとたん、逃げてしまった。

痛む指先を顔に持ってゆくと、新しい鉛筆を削ったときのような香りがする。ハンミョウは捕まえると芳香を放つのだそうだ。また、まるでこっちに来いと言わんばかりに人の歩く先を行くので、「ミチオシエ」ともいうのだと教えてくれた。

おそらく吉川さん御自身知らなかっただろうが、一人の小学三年生にとって、これは決定的な出来事だったのである。「人は見ようとするものしか見えない」ということを昆虫の世界を通して知った。その後は、休日となれば必ず山に出かけ、いつしか小さな昆虫観察者になっていた。一日一〇円の小遣いを断り、その代わり日曜日に五〇円もらう。当時古賀駅前から西山という山の麓にある薦野《こもの》のバス停まで往復三〇円、二〇円あればパンと牛乳一本が買えた。朝五時に起き、握り飯を作り、水筒にお茶をいれ、遠足気分で出かける。休日が楽しみで仕方なかった。吉川さんが私を連れて行くときは、バス賃まで出してくれた上、解説つきだから、これほどの素晴らしい「自然の学校」はなかった。吉川さんは、昆虫一般だけでなく、他の動植物や鉱物、地理や天候にも詳しく、たいていの私の疑問を晴らしてくれた。町の郵便局長さんは忙しいはずなのに、彼がどうして博学だったのかは分からない。

牛糞にたかるコガネムシの生活、クヌギの木にやってくる虫たちの饗宴、越冬するゴミムシたちの住まい、水中生活する虫、昆虫の世界は無限大である。そのころファーブルの『昆虫記』を読み、新しい世界にますますのめりこんでいった。また、盛んに山を歩いたので足腰が鍛えられ、山歩きは少しも苦にならなくなった。若松に居るとき病弱だった私を心配していた父母が、この昆虫との出会いをきっかけに、「あの哲がこんなに元気になって」と喜んだ。だがこうして、その二十年後、ペシャワール赴任の運命が準備されていたことを、誰一人知らなかったのである。

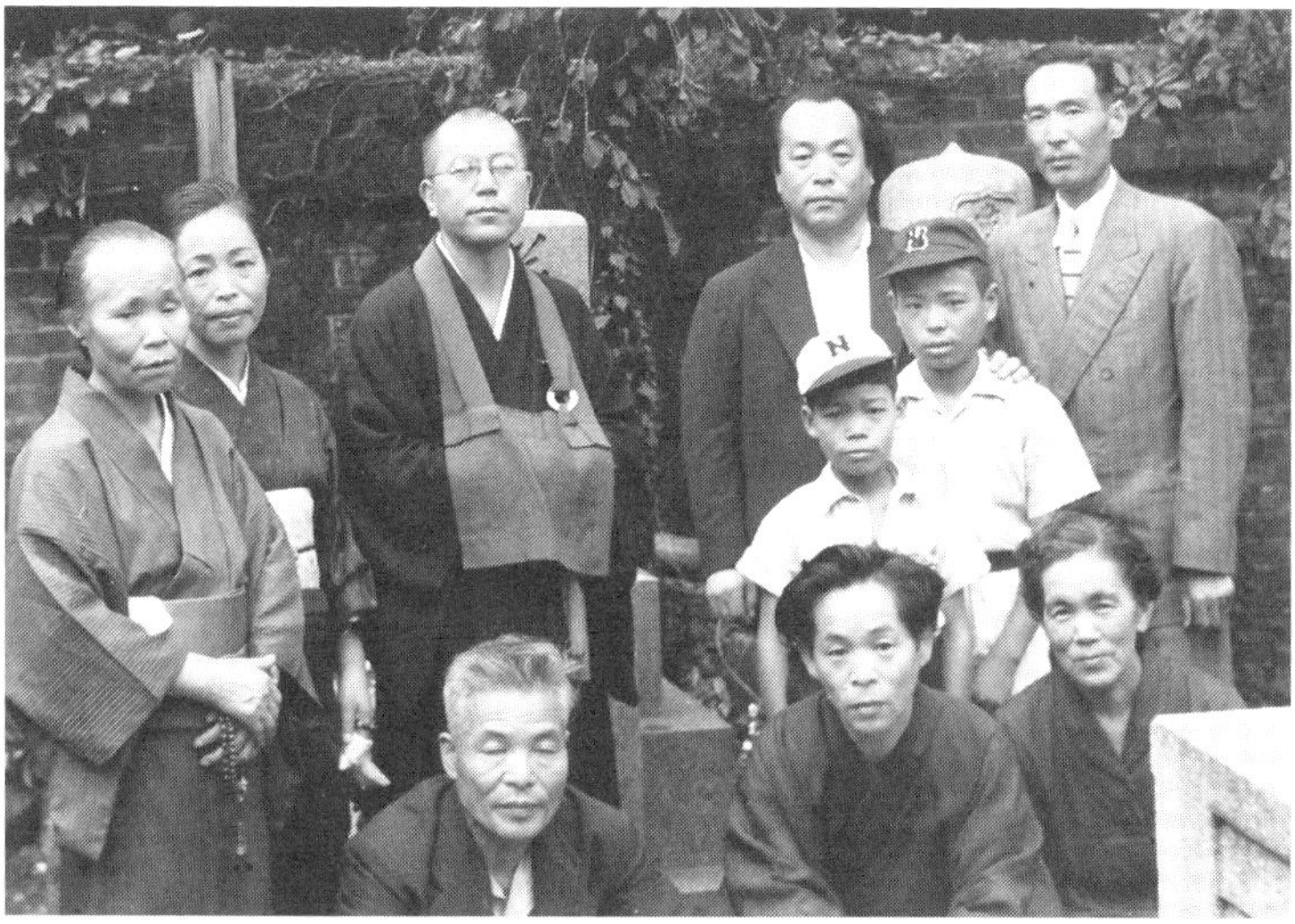

白い帽子の少年が筆者、その後ろが葦平(写真提供/玉井家)

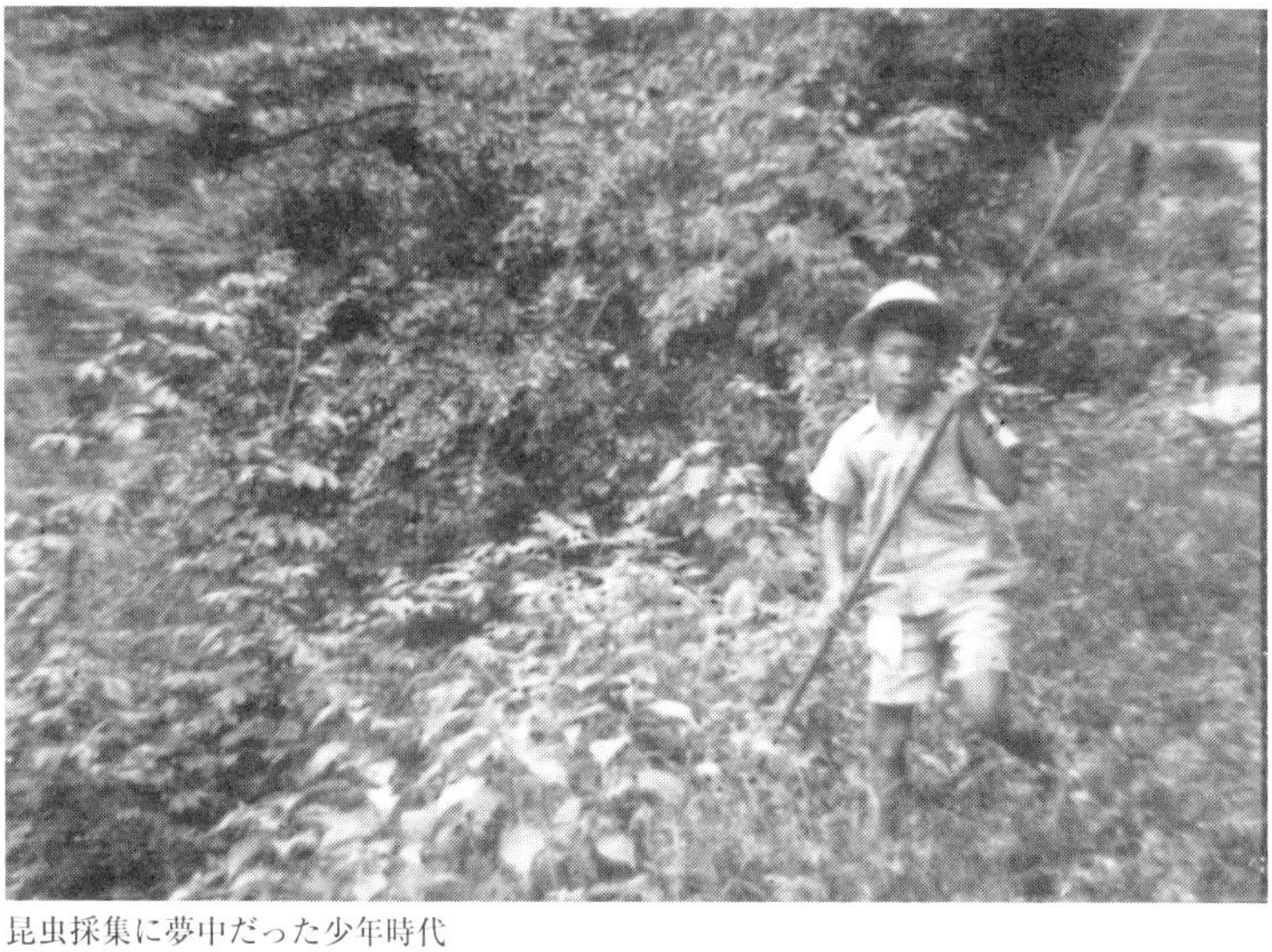
昆虫採集に夢中だった少年時代

すっかり昆虫観察者きどりになっていた私の夢は、ファーブル先生にならって田舎に住み、虫の観察研究をすることであった。当時、『原色日本蝶類図鑑』(保育社)という画期的な図鑑が出版され、私は隅から隅まで読んだ。この著者が白水隆《しろうずたかし》という九州大学の教授だったので、農学部の昆虫学科に進みたかった。

しかし、父は厳しい人だった。「たかが趣味で大学進学などとんでもない」と言われるのは分かりきっていた。当時は中学校を卒業した三分の一の同級生が就職する時代で、大学進学は特別な出来事と言ってよかったからだ。今と違って、親の言うことは絶対という時代である。

医師への道

ここでまた、別の出会いがあって妥協点を備えてくれた。それがキリスト教、いや正確には内村鑑三である。ミッションスクールの西南学院中学部に通っていた私は、いきおいキリスト教と向き合わされた。それまで私の倫理観の骨格を作ったのは父・勉や祖母・マンの威厳であった。外面的な思想の上着は別として、何れも頑固一徹、「曲がったことは許せん」という儒教的・日本的な道徳観に拘束されていたといってよい。『論語』は、愛読書とまではいわぬまでも、人が当然守るべきルールを説くものとして身についたものがあった。

その後の詳しい経緯は割愛するが、『後世への最大遺物』(内村鑑三)のインパクトは相当大きく、過去の世代の多感な青年たちと同様、私もまた自分の将来を「日本のために捧げる」という、いくぶん古風な使命感が同居するようになった。当時、日本全国で「医療過疎」が大きな社会問題になって久しかった。そこで、医学部進学を決心した。これには父も大賛成して、大学進学の許可を与えてくれたのである。

しかし、およそ人の動機というものは複雑である。分かりやすい透明な説明は、どこか作為的である。使命感や趣味の間で揺れながら、「とりあえず医学へ」という程度に近かった。いかにも高潔な精神に燃えて突き進んだように言われると、何か違う。「医学部から農学部へは転部できるが、逆はない。それに、頑固者の父を説得するには格好の進路だ」と、やや打算的な合理化を意識していたのを覚えている。

とはいえ、ここで自分の願いどおり昆虫学に進んでおれば、ペシャワール赴任も、アフガニスタンでの活動もなかったに違いない。キリスト教との出会いが、それを可能にしたのである。特にマタイ伝の「山上の垂訓」のくだりを暗記するほど読んだ。人と自然との関係を考えるとき、その鮮やかな印象は今も変わらない。

野の花を見よ。(略)栄華を極めたソロモンも、その一輪の装いに如かざりき。

「汝らの恵みは備えられて在り。暖衣飽食を求めず、ただ道を求めよ。天は汝らと共におわします」。そう読めたのだ。これが日本的な解釈かどうか、神学的議論はどうでもよい。自分は単に、その言葉に沿って普遍的な人の在り方を求めようとしたのだ。

インマヌエル

「天、共に在り」を、ヘブライ語で「インマヌエル」という（異論はあろうが、ここでは日本語になじむ理解に従って、こう記す）。これが聖書の語る神髄である。枝葉を落とせば、総《すべ》てがここに集約し、地下茎のようにあらゆるものと連続する。

話が前後するが、忘れがたい記憶がある。六歳の頃、大病で意識を失ったことがある。祖父・玉井金五郎の見舞いに住まいを母と訪れた日だった。脳卒中で伏せがちになっていたが、いつものように陽気で、「ビールでも飲んで行け」と持ってきたのが醤油瓶だった（自分は酒を飲まなかったが、酒好きの母を喜ばそうと思ったらしい）。呆けて酒瓶と醤油瓶を間違えたのだ。大笑いとなってその場は過ぎたが、その帰りに当時は滅多に口に入らぬアイスクリームをご馳走になった。その直後からの記憶が途絶えている。

何週間過ぎたか分からない。目が醒めると、夕刻であった。陰気な病室に、外の明りが微《かす》かに窓から差し込んでいた。すると、当時の新聞に連載されていた漫画の主人公が、窓から忍び込み、私の胸に笑いながら五寸釘を打ち込もうとしている。泣き叫んで恐怖を訴えたが、付き添っていた大人たちは笑って取り合ってくれない。間もなく主治医らしき者が来て、「幻覚が出ている」と述べ、救急室へ運ばれた。白衣を着た人々が押しかけ、「リンゲル、リンゲル」と叫び、驚くほど太い注射針を臀部《でんぶ》に刺された。そして、また意識が途切れた。「リンゲル」とは何か、「ゲンカク（幻覚）」とは何か、その時は知らなかった。後で考えると、何らかの重病に罹《かか》ってショック状態に陥っていたらしい。周囲は私の死が近いと思い込んでいた。同じ頃祖父も脳卒中が再発して倒れ、「哲が先か、金五郎が先か」と心配していたという。退院したとき、祖父はもうこの世に居なかった。葬儀も終わっていて、あの世に行ったと聞かされたが、子供心に合点がゆかなかった。初めて生死の別れを体験したこの記憶は、その後も長く尾を引いた。この世とは何か、人はどこに逝くのかを考え、無邪気な子供でなくなり、滅びてゆく古いものに特別な愛着を抱くようになった。前後して、ある童話の挿画が、終始つきまとうようになった。話は以下のようなものである。


あるところに若い馬が居た。馬は、沙漠を何日駆け回っても平気な、速くて強い馬になることを熱心に神に願った。あまりの熱意に、神の使いが現れて言った。

「お前の願いを叶えてあげよう。ただし、その結果、お前がどんな姿になろうと、私は知らない」

馬は、その言葉を受け入れた。願いは現実となり、快速で疲れを知らぬ強い馬になった。

だが、有頂天になった馬の喜びは、長く続かなかった。ある日、水を飲もうと泉のほとりに行って驚いた。水面に映る自分は、縮れたタテガミ、象の鼻のように長い首、まるで馬とは似ても似つかぬ醜い姿である。彼はラクダに変えられていたのだ。

おそらく中東の民話らしいが、この物語の挿絵に、神を仰ぐ馬の姿が見開きのページの左下に、神の似姿らしい古老の姿が右上に描かれていた。白髭の古老の顔は穏やかで、諭すような表情をしていた。

以後、その像が鮮やかに、まるで幻視のように心に浮かんで対話するようになった。とはいえ、たわいもない普通の子供である。嘘もつけば、悪戯《いたずら》もした。しかし、美しいものを見れば古老が現れて微笑み、悪いことをすれば諭し、善いことをすれば褒めてくれる。いつしか古老の像は祖父母の風貌にも似て、常に自分の中にあるような気がしていた。これが中学生の頃まで続き、その後は次第に薄れていったが、「天、共に在り」という言葉がこれに重なり、心に触れるものがあった。

神がかり的な話ではない。精神医学的には、これを「超自我の像」と説明されようが、理屈ではなく、生死の際《きわ》で得た一つの体験だったと思う。異なった文化、地域、時代を超えて、全ての人を貫く「人の道」、一切の作為と人為の言葉が途切れる深さで厳存する「神聖な空白」――そう思っている。あれから六十年、とても神意に沿えたとは言いがたいが、少なくとも忠実であろうとした自分は変わらない。

米軍――戦争と平和

九州大学医学部に入学した一九六八年、また思わぬできごとが起きた。一九六〇年の日米安保条約をめぐって国論が二分、それが再燃して全国の学園に大きな動きが始まる。その契機を作ったのが、長崎県佐世保港への米原子力空母「エンタープライズ号」の寄港、九州大学構内への米軍ジェット機「ファントム」の墜落事件であった。私も学生自治会の役員として、否応なく巻き込まれてゆく。

一九六八年、ベトナム戦争が泥沼に陥り、沖縄から出撃する米軍機が北ベトナムに激しい空爆を加えていた。この中で、核兵器に対する嫌悪感をもつ日本の世論や平和運動に対し、米国政府が「防衛上の立場から日本人の核アレルギーをとる」と明言、原子力空母をわざわざ長崎の佐世保に入港させた。これに対して、佐世保市民を筆頭に全国で猛反対が沸き起こった。平和団体や労働組合、学生らが大挙して佐世保入りして抗議行動を展開した。私がいた九州大学教養部構内が人員輸送基地と化し、多くの学生活動家が詰めかけた。

当時は、実際に戦地から生き延びて戻った人々が社会の中堅にいたし、九州の各地で行われた空襲の記憶、特に長崎の原爆の記憶は生々しく、ほとんどの人々が素朴な心情でエンタープライズ号寄港に猛反発した。私もその一人で、積極的な実力行動を支持した。

　しかし、学生活動家が過熱した「革命家」気取りに陥り、「大衆の支持を得た」と錯覚、理論闘争や党派抗争に熱が入り始めると、違和感を覚えて身を引いた。人々の平和の願いとかけ離れた政治性は、とうてい受け入れがたかったからである。また、「体制打破」を叫んだ学生たちが器用に変身して、卒業後ちゃっかりと医局や大会社に入っていくのを見れば、戦争と平和の相克に十年以上を費やして悩み、自決した伯父・火野葦平のことが思い返され、内心おだやかになれなかったのである。

　だが、米軍とは、この二十年後再び、時と所を変えて、「アフガニスタン」で相まみえることになる。戦争と平和の問題は、「米軍」という存在によって、否応なく避けて通れぬ課題となった。

第二章

ペシャワールへの道

生きる意味——精神科医時代を振り返って

一九七三年、私は九州大学医学部卒業と同時に、佐賀県にある国立肥前療養所に入った。精神神経科を選んだのは、当時、人間の精神現象に興味があったこと、精神科なら比較的ゆとりができて、昆虫観察や山歩きもできるだろうという程度の安易な気持ちがあったのは否めない。それに、自分が傾倒していた思想家に、内村鑑三、宮沢賢治、西田幾多郎《きたろう》、カール・バルトらと並んで、精神科医のビクトール・フランクルがいたこともあった。まだ青臭い学生気分が残っていたのだろう。何とか決着をつけたいもやもやしたものがあったのである。

だが、精神科も楽な仕事ではなかった。精神的に悩む人に向き合うのは容易ではない。患者との付き合いを通して、考えさせられることが少なくなかった。精神科で最も大切な仕事の一つは、自殺企図を発見して防止することである。ある時、受け持ちの統合失調症の患者が自殺しようとして止めたとき、患者から尋ねられた。
「生きることの意味感がないのです。先生はなぜ生きているのですか」という。だが、改めて問われると、自分もよく分からない。「仕事や昆虫の興味で」というのもまともな答えにならないし、「与えられた生命の意義」を説くほど宗教的でもない。結局、その時々の状況の中で、義理や人情に流されながら生きているだけで、確たる信念を貫いているわけではない。

このとき悟ったのは、「自分」や「個人」という実態があやふやなものだということである。ヒトという生物個体としての自分はあるが、精神生活においては「自分」や「自我」と呼ぶものが、甚だつかみ所がない。「人間とは関係である」という難解なことばを理解したような気がした。哲学者で精神科医のヤスパースは明快に述べている。
「一人で成り立つ自分はない。自分を見つめるだけの人間は滅ぶ。他者との関係において自分が成り立っている」

それ以上の細かい議論はよく分からないが、少なくとも臨床医としての立場に立つとき、「意味は人間に隠されている。その隠された意味を人間が無理に意識しようとすれば、それは人為の造花になって虚構から免れない。不安は意識されることによって現実化する。悩む者に必要なのは、因果関係の分析で無意識を意識化することではなく、意識を無意識の豊かな世界に戻すことである」と、フランクルは近代的な精神分析の罠《わな》を警告している。そしてこれらの発見は、当時の私としては何かを納得させるものがあった。

理屈はさておき、「空《くう》の空、一切は空である」（伝道の書）と聖書記者が述べるとき、「現象は即ち空、空は即ち現象」（般若心経）と仏教徒が唱えるとき、同様のことが述べられているのである。空とは虚無ではない。そこに「豊かさと神聖さを秘めたなにものか」なのである。

では、人間に隠された神聖なものをどうして人間が分かるのか。精神科医フランクルは「良心が意味を感ずる器官だ」と言い、神学者カール・バルトは神と人の厳然たる序列と一体性、万人に通ずる恩寵の普遍性を説き、人間中心の近代の自由神学を否定している。『論語』は最も明快で、「これを知るを知るとなし、知らざるを知らずとなせ」、「温故知新」だと、この消息を伝えている。

いささか理屈っぽいが、以上が精神科医生活で得た最大のもので、迷い多き青年期の思想の総決算だったと思っている。後にペシャワールやアフガニスタンでイスラム教に接したとき、特別な違和感を持たず、むしろ自分の思いが確認され、誰とでも共通の土俵で話ができたように思う。

ペシャワール赴任

その後、私は福岡県大牟田市の労災病院で神経科医として四年間勤務、この時に福岡登高会のティリチミール遠征隊に加わり、ヒンズークッシュ山脈に分け入って現地への愛着をいだいたが、医師として赴任することは本気に考えたことがなかった。これについては、冒頭に述べたとおりである。

一九七八年、脳神経外科にあこがれ、先輩の活躍していた脳神経外科病院（八女《やめ》郡広川町）に副院長として、一九八二年まで勤めた。院長は個性的な、侍のような人物で、ウマが合ったのである。お陰で久留米大学麻酔科にも半年間研修で学ぶことができ、このまま同病院にいるつもりであった。

だが、このとき、ＪＯＣＳ（日本キリスト教海外医療協力会）という団体から声がかかり、現地赴任となる。このため、一般内科・外科の研修で福岡徳洲会病院に六ヶ月間身を置いた。同病院長の佐藤耕造は同郷出身、その後も長く支えを惜しまなかった。赴任までの経緯は、これまで述べてきた自分の軌跡に比べると、案外単純である。たまたま、日本を訪れたパキスタンのペシャワール・ミッション病院のウジャガー・アヌワル院長が、ＪＯＣＳに医師派遣を要請した。中東のイスラム圏に医師を送るのは初めての例で、組織としてずいぶん戸惑いもあったらしい。理事の一人であった岩村昇医師の話を聞いて、「あそこなら、一度働いてみたかった」と名乗り出たところ、とんとん拍子で事が進んでいった。当時同会を事実上単独できりもりしていた事務局長・奈良常五郎氏が大変な興味を示したらしい。任期が一期三年で、二期約七年間（一九八四～九〇年）所属してペシャワール・ミッション病院で働いた。

一九九一年以後は再び脳神経外科病院に非常勤で勤務しながら、活動を継続した。同病院の

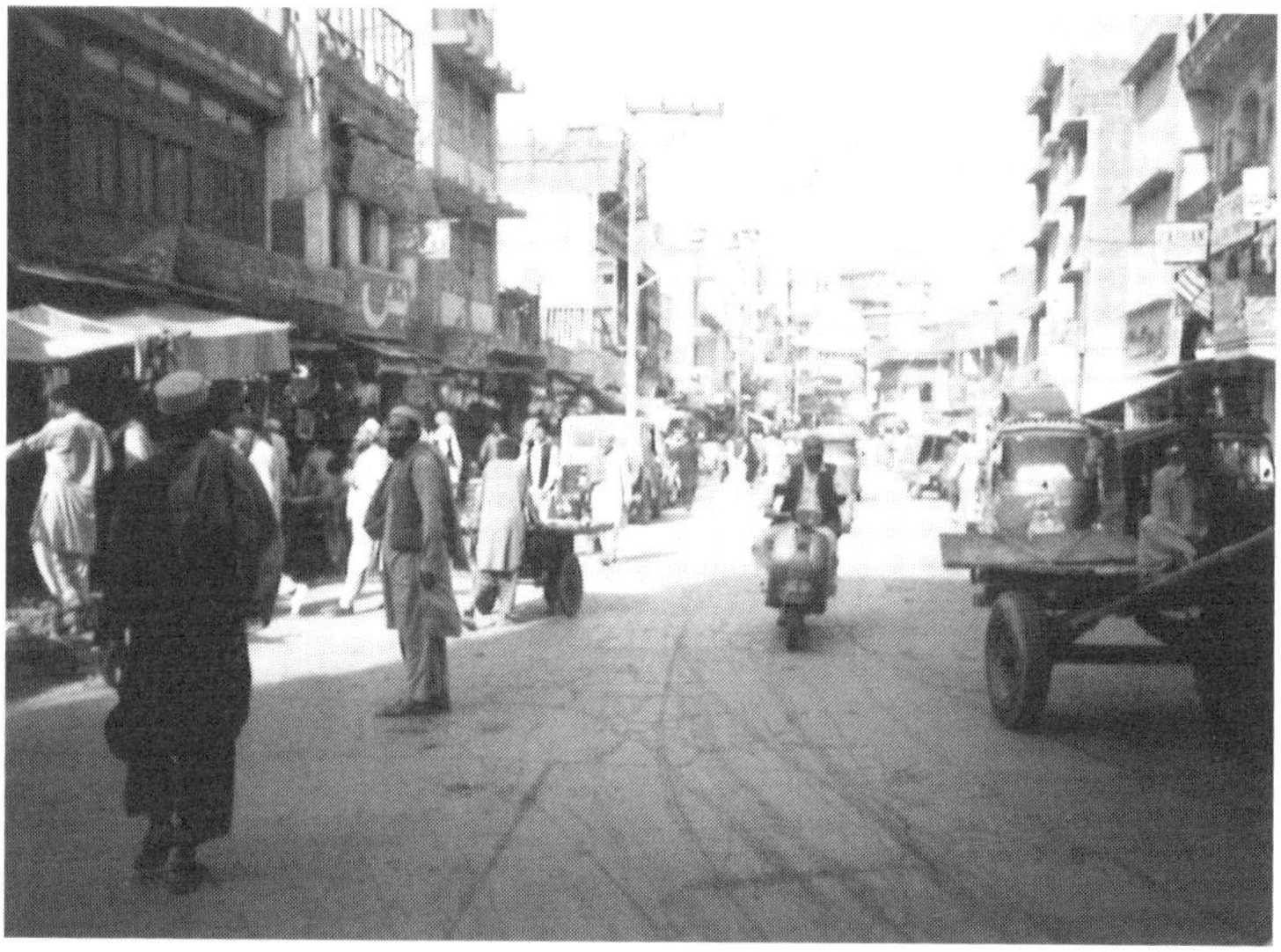

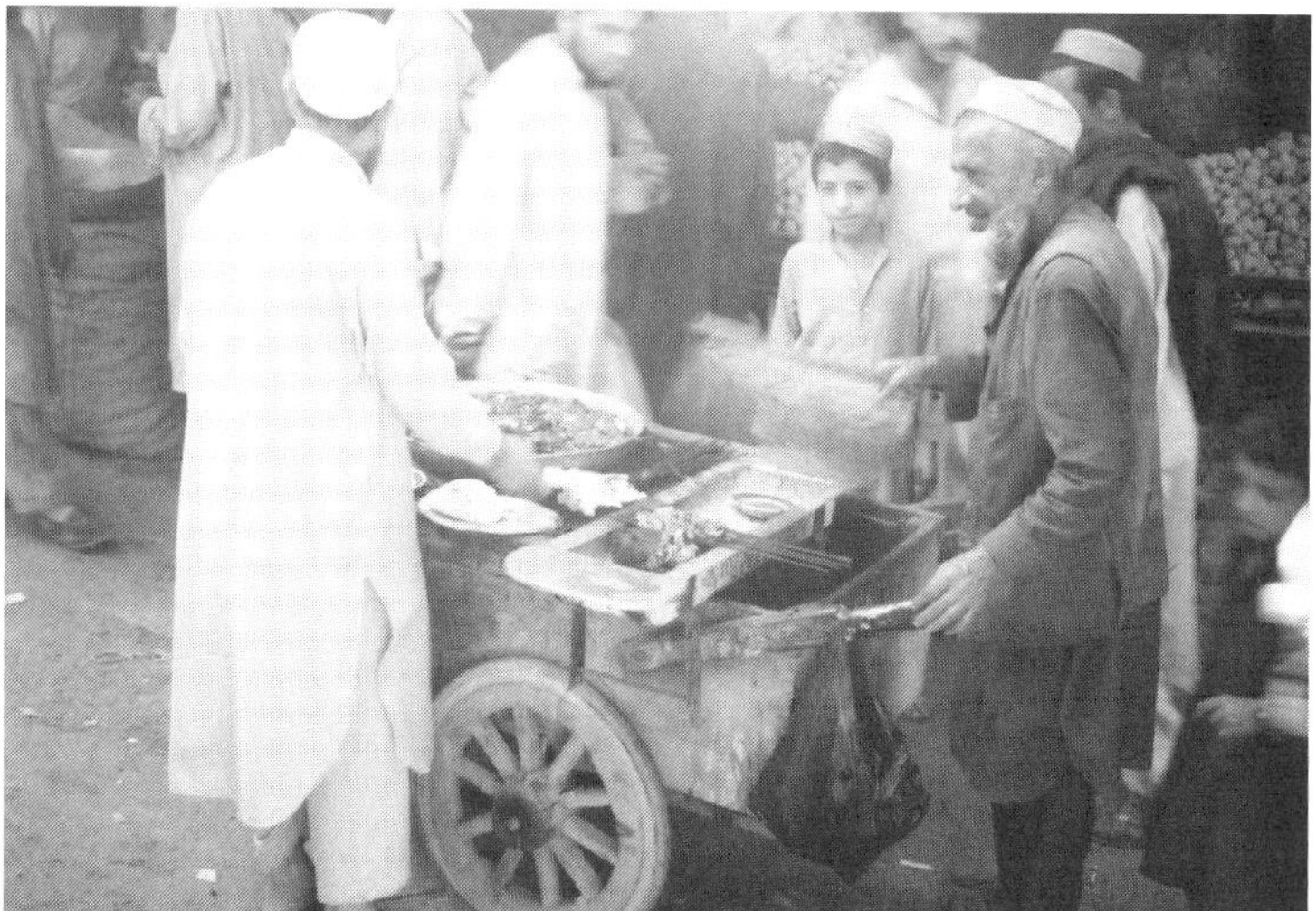

筆者が赴任することになったペシャワールの街並み。下はペシャワール旧市街のカバブーの露店

支えがなければ続かなかったであろう。振り返れば、この出会いも忘れがたい。わけあってJOCSを離れたものの、経済的にも窮し、頭を下げて「非常勤」の話をしたとき、「当世はせちがらい。小利口者ばかり増えて面白くない。バカも居なけりゃ、気が落ち着かん。ドラ息子を一人抱えた思えばよい」と、快く引き受けてもらったことは、一生忘れないだろう。安っぽい美談に仕立て上げたくなかったので黙っていたが、目立たぬところで、このような大きな出会いがあったことは、記しておかねばならない。

ペシャワール会

一九八三年九月、私の赴任決定をきっかけに発足したのがペシャワール会である。公的な関係から言えば、現地PMS（平和医療団・日本）の基金団体ということになるが、それ以上のものがある。

同年英国のリヴァプール熱帯医学校で学び、家族を連れて現地に赴任したのが一九八四年のことであった。発足当時の会員は、同窓生、山の仲間、同じ教会の人々が中心だったが、徐々に現地活動に共感する人々に変わっていった。その後、事業規模が拡大するに連れて、危機に遭遇して鍛えられ、幾度か脱皮し、同好会的な集まりから現地活動を支える組織へと成長してきた。

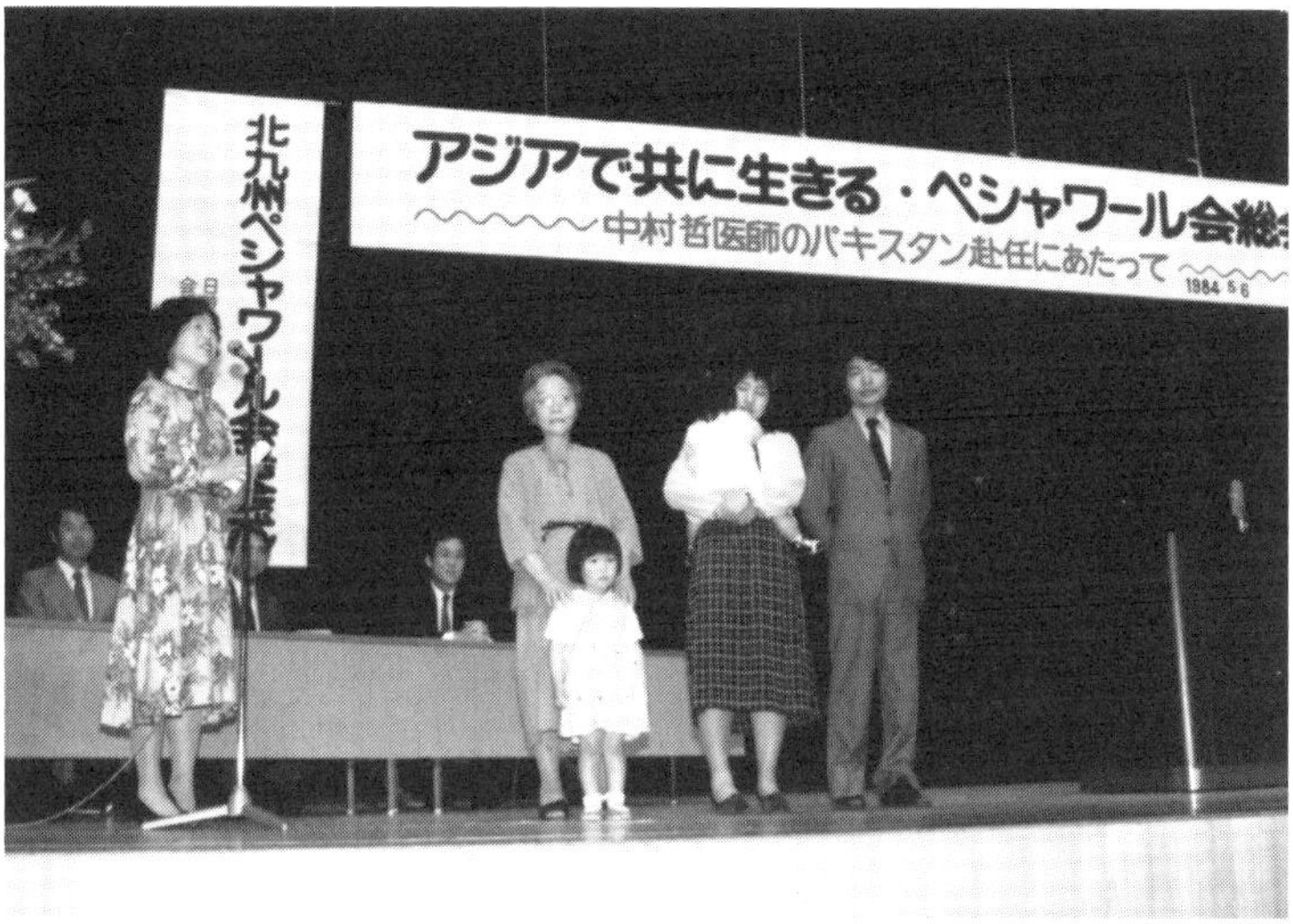
アジアで共に生きる・ペシャワール会総
中村哲医師のパキスタン赴任にあたって
1984 5 6

筆者のペシャワール赴任を前に行われた式典にて

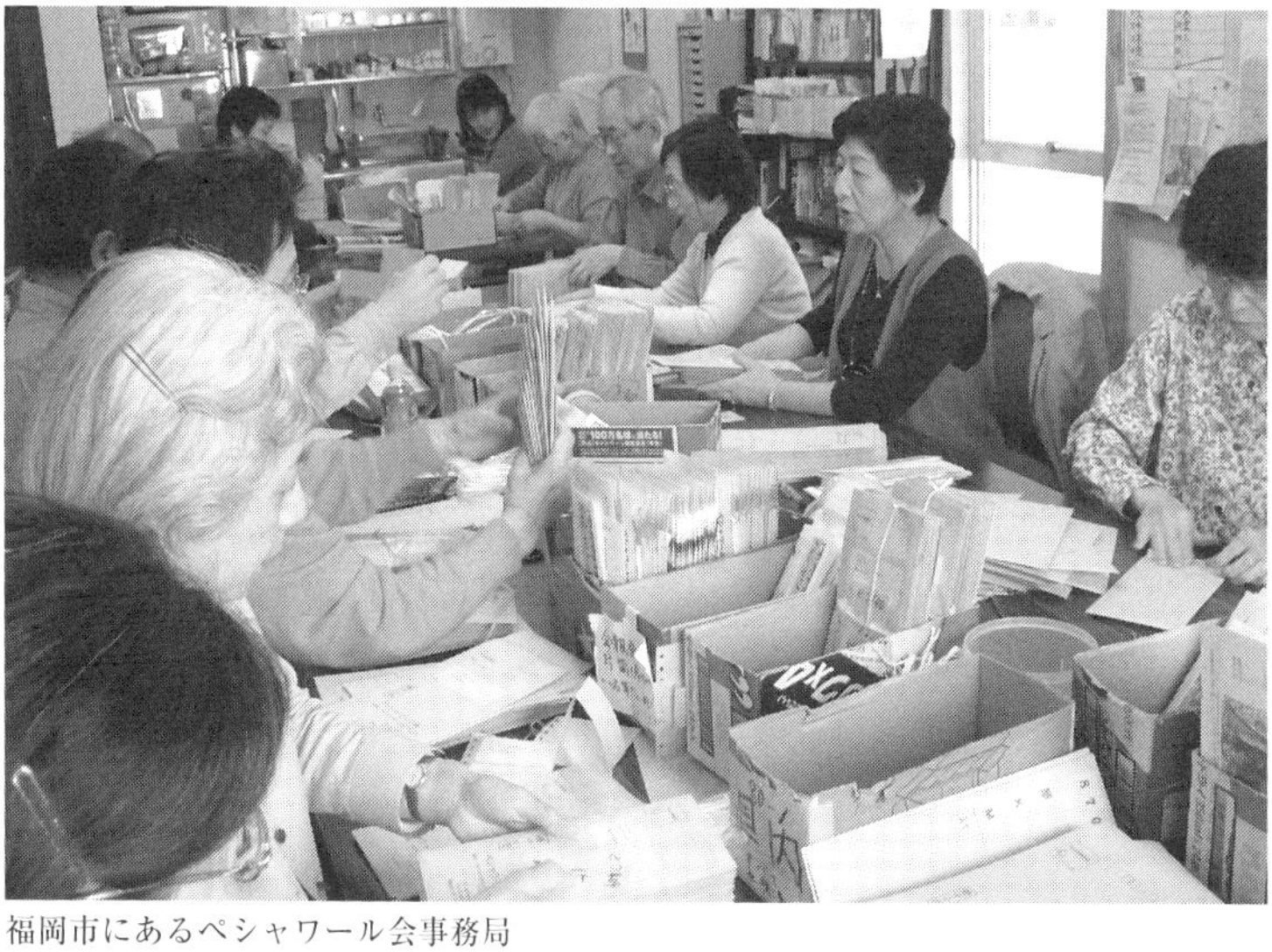

福岡市にあるペシャワール会事務局

現在では、現地ワーカー一名を含む三名が専従で、二十数名のボランティアだけで数億円の募金活動と事務処理を行っている。会員は公称一万五〇〇〇名だが、実質募金者は年間二万名以上で、三万部の会報を年四回出すまでになっている。

現地事業は、日本側の無数の良心的協力なしには語れない。よく誤解されるように、決して私一人が「活躍」しているわけではない。三十年の活動は、現地と日本側、双方の良心の結晶だと述べて、少しも誇張ではない。日本において現地活動を物心両面から支え続けた主力が、このペシャワール会である。特定の宗教や政治的立場にこだわらず、会員の層も様々である。学生、会社員、主婦、教師、公務員、医療・土木関係者などから、労組員や会社経営者まで、多彩な構成である。寺の住職もいれば教会の牧師もいるし、「保守」も「革新」もいる。

会員はもちろん、その事務処理において、事務局有志たちの献身的な働きがなくては現地事業が成り立たない。もちろん、彼らが難行苦行でやっているわけではない。流行りの「国際協力論」は飛び出さずとも、地道な作業を楽しげに黙々とこなす様は、それぞれが、この活動を自身のものとし、心の拠り所にしていることが分かる。

二〇〇九年、ペシャワールの動乱によって、現地活動の中心はアフガン東部のジャララバードに移ったが、「ペシャワール会」の名称を変えず、現在に至っている。

ハンセン病診療

ハンセン病の診療は、一九八二年十二月、私がペシャワール・ミッション病院に下見にいった折、あるドイツ人医師に出会ったのが機縁である。名をルース・ファウという女医で、カトリックのシスター、二十年間をパキスタンのハンセン病診療に捧げてきた。カラチの「マリー・アデレイド・レプロシー・センター」を根拠地に、パキスタン中のハンセン病を根絶する雄大な計画を立案中であった。

彼女は、パキスタンの中でも、ペシャワールを州都とする北西辺境州（現カイバル・パクトゥンクヮ州）が最も困難な地域であることを知っていた。古くから開かれていたミッション病院のハンセン病棟を合併症の治療センターとし、州政府と協力して北西部山岳地帯に投薬所を設け、一挙に感染例を激減させせようとしていた。

しかし、パキスタン全土で患者約二万名、ハンセン病専門医は三名のみという状態で、ひとり悪戦苦闘していた。北西辺境州は登録患者だけで二四〇〇名、実数は五倍以上と見られていた。もちろん、ペシャワールに内科や外科の医師は溢れていたが、ハンセン病専門医がおらず、治療センターの窮状は惨憺《さんたん》たる状態であった。そこで、たまたま訪れた私に、「できたら協力して下さい」と懇請《こんせい》したのである。

当方としては、失業するほどペシャワール市内に医師があり余っているのに、ハンセン病診療に携わるものが居ない現実を知った。一九八四年五月にミッション病院に赴任すると、直ちに院長に願い出て、「ハンセン病棟担当」を申し出た。ハンセン病は単に薬を与えればよいというものではない。皮膚と共に末梢神経が侵されるので、運動麻痺に対する再建外科、変形防止のためのリハビリテーション、感覚麻痺による足底潰瘍《そくていかいよう》の処置、失明の防止、「らい反応」のケアなど、多岐にわたる。合併症診療は、やはり経験のある医師が必要で、診療内容を充実すれば、基金を外国キリスト教団体に仰ぐ病院にとっても益があると力説した。様々なやりとりがあったが、結局私に任されることになり、本格的な改善に乗り出すことができるようになった。

とはいえ、当時の病棟は、事実上チャリティ・ショーに近い状態で、実質的なものはほとんどなかった。患者二四〇〇名に対して病床数一六、「包帯まきの安宿」と言った方が正確であった。押せば倒れるトロリー車が一台、ねじれたピンセット数本、耳にはめると怪我をする聴診器が一本あった。まともなガーゼ消毒はできず、オーブンでガーゼをあぶり、キツネ色に焦げたものが消毒済み、白いものが未消毒とする状態である。

「医療はモノやカネではない」というけれど、物事には程度というものがあって、さすがに見学に来たペシャワール会事務局（旧事務局長・佐藤雄二医師）がショックを受け、募金活動が活発化して現在に至っている。

■北西辺境州およびその周辺のハンセン病多発地帯

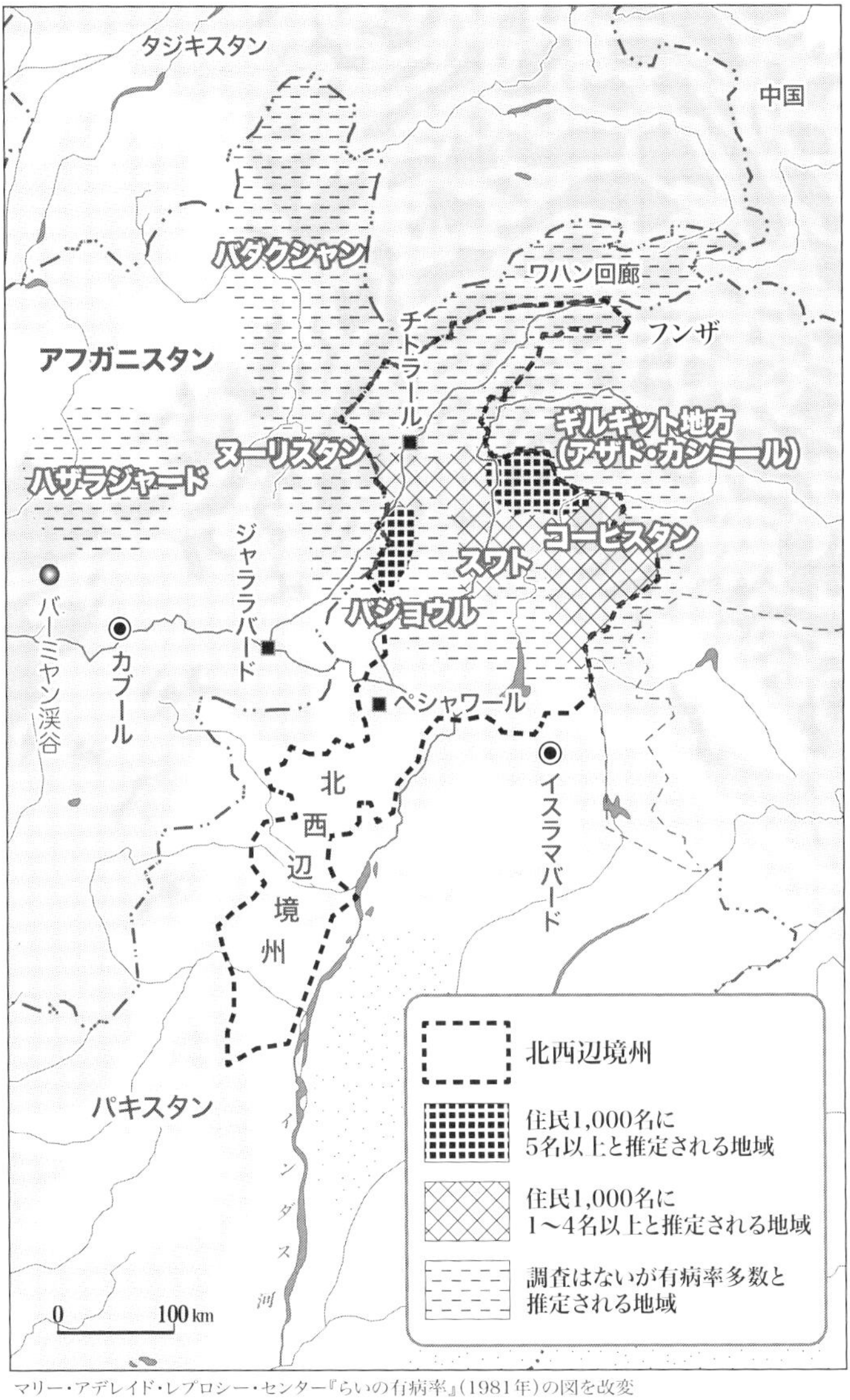

マリー・アデレイド・レプロシー・センター『らいの有病率』(1981年)の図を改変

とはいえ、初期の数年間は苦闘の連続であった。

病棟改善の中で――

一九八五年には狭い病棟の一室を改造して手術場とし、再建外科が可能になった。これは末梢神経が侵されて運動麻痺を起こした筋肉機能を回復するもので、中でも垂足、垂手、まぶたが閉じない兎眼の手術が圧倒的に多かった。四畳ほどしかない狭い手術場は、手術台を置くと手狭になる。清潔（医療では消毒された無菌状態をいう）操作をするため、手術着が壁に触れないように、まるでカニの横ばいのようにそろそろ歩いたり、停電が多かったので懐中電灯が大活躍したりした。まるで野戦病院であったが、器具の消毒、洗浄、果ては患者の搬送まで自分の背中に担いで行った。

患者が急増して、中庭にテントを建てて収容したこともあった。病棟を少しずつ拡張したものの、多いときは七〇名を超え、私と看護士二名だけでは、とても体力が追いつかなかった。このとき、診療助手の主力が比較的健康な患者たち自身で、自然に役割が出来上がっていった。彼らは、自らハンセン病患者でありながら、病友たちの世話を喜んで行った。遠隔地から来て、まるで収容されたように病棟で無気力に過ごしていた者も、役割を持たされると、昼夜を問わず働いた。もちろん、無給の有志である。そのうち実践的な技術を身につけた若い患者は、手

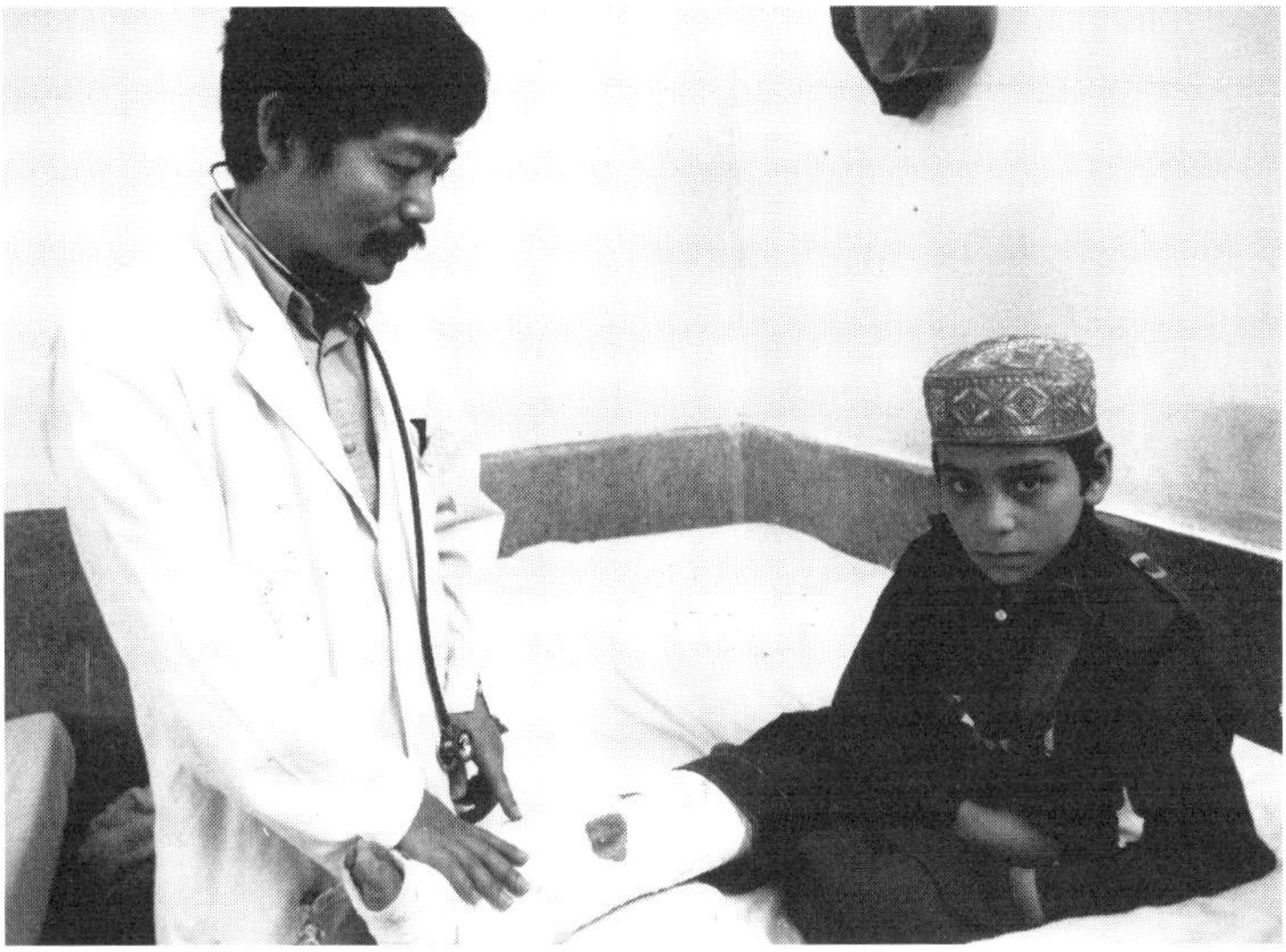

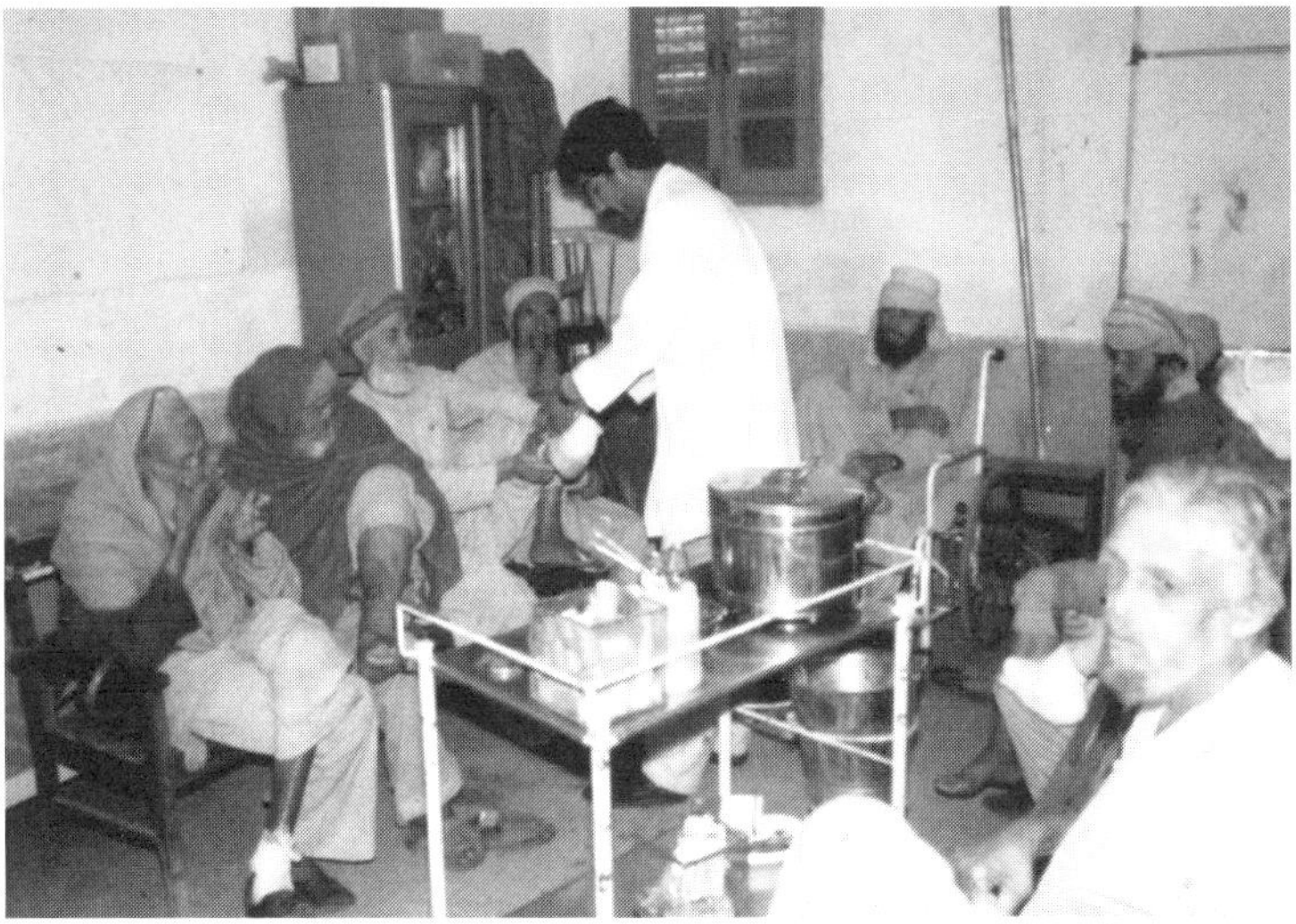

ハンセン病の子供を治療する筆者(上)と、筆者が赴任した当時の診療室。中央のトロリーに乗っているのが医療器の全てだった

術の助手、ギプス巻き、リハビリ、簡単な傷の処置に至るまで、私の手足となって働けるようになり、病棟で重きをなした。

私が術後の患者を背負っていると、手足に障害のない患者が駆け寄ってきて、皆で搬送する光景は普通に見られるようになった。各々《おのおの》が何か役立とうと率先して協力する様は、楽しく活気のあるものであった。

もっとも、実際に力になったのは人目を引きやすい手術や外科的処置ではなく、病棟内に靴屋を開いたことである。これは多少の説明を要する。すでに述べたように、ハンセン病は手足の感覚麻痺を起こす。特に足の障害は日常生活に致命的である。痛みを感じないから、足の裏に傷を作りやすい。靴の中に小石が入ったり、足にマメができたりすると、健康人なら痛みを感じて安静にし、傷は自然に治る。だが感覚麻痺があると傷に気づかず、同一患部を傷め続け、結果は足に穴を生じる。これが「足底潰瘍」で、最も厄介なものであった。放置すると、皮膚ガンや骨髄炎をおこして、しばしば切断手術を行わねばならない。

患者の履物を見ると、ボロボロで釘を打って修繕したものもあり、これでは傷ができない方が不思議であった。予防に勝るものはない。そこで、病棟の一角にサンダルの工房を設け、腕利きの靴職人を町から引き抜き、履物の配布を行った。実際には、ハンセン病診療で、足底潰瘍防止の履物は不可欠のものとされていたが、うまくゆかなかった。ペシャワールと北西辺境州、アフガニスタンの田舎は強い伝統志向があり、外国のものを与えても、すぐバザールで売

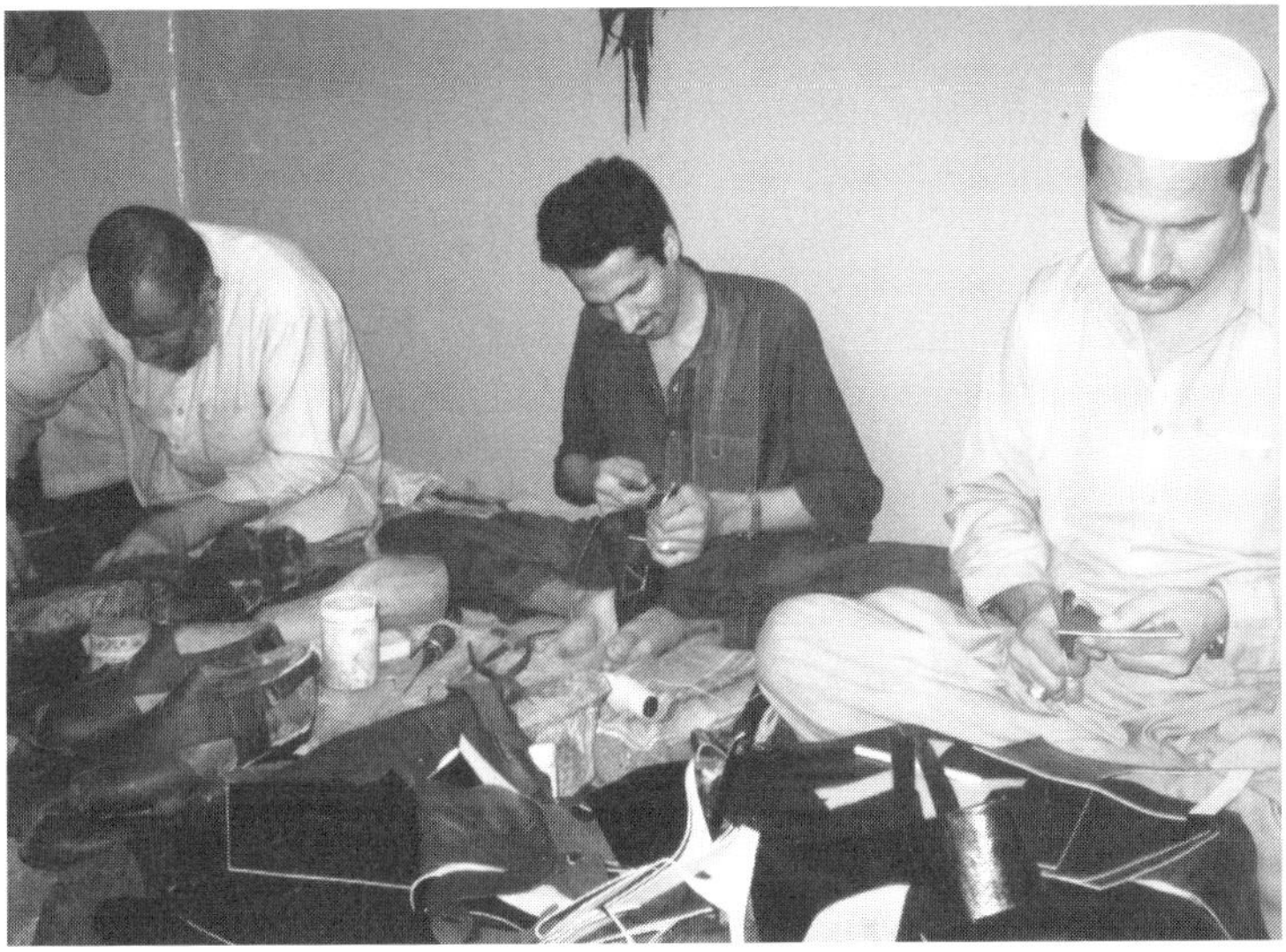

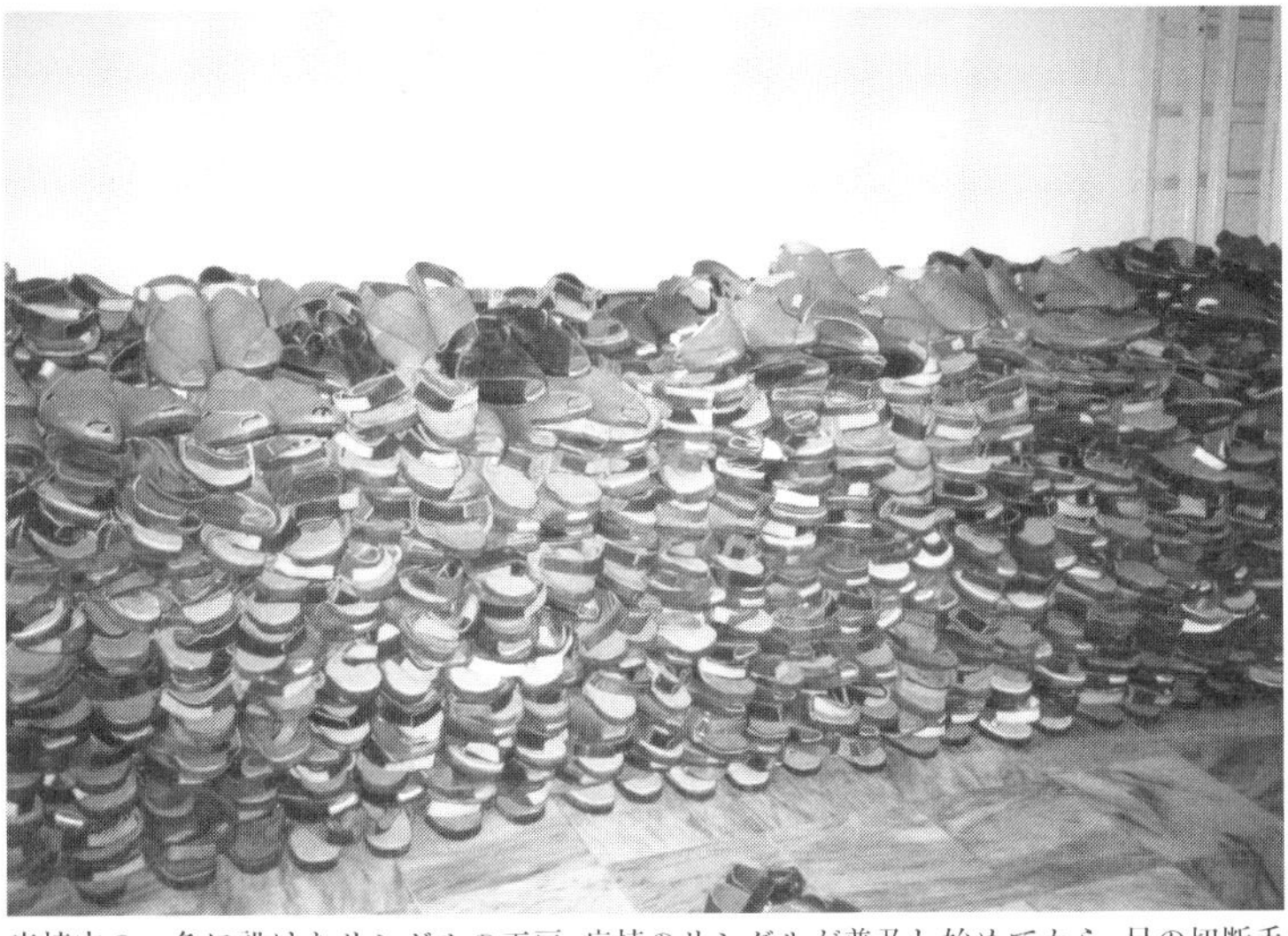

病棟内の一角に設けたサンダルの工房。病棟のサンダルが普及し始めてから、足の切断手術が激減した

り飛ばしてしまう。そこで、なるべく現地のサンダルに似せ、靴底に特殊なスポンジを敷き、傷を起こしやすい部位に不自然に体重がかからぬよう工夫を凝らした。

これが大当たりで、大量に病棟のサンダルが出回り始めてから、足の切断手術が激減した。今では市販の現地向けのものがバザールに出回って、サンダル工房は歴史的役目を終えつつあるが、このような小さな工夫の積み重ねが診療を支えたのである。

あるハンセン病患者の叫び

一九八五年のある日、二人の姉妹が老母を伴ってミッション病院のハンセン病棟を訪れた。三人ともチャダルで忍者のように顔を覆い、初めは誰も寄せ付けなかった。スタッフが説得してなだめると、恐る恐るぼろぼろの紙片を差し出した。見れば、以前にペシャワール・ミッション病院のレプロシー・センターが使用していた登録カードであった。かすれたインクの字を判読すると、七年前の一九七八年に新患者として登録されたアフガン人たちで、治療中断していたものである。

別室でチャダルを取らせると思わずスタッフたちも息を飲んだ。三十歳にもならない妹の病状は鼻筋が窪んで顔面が変形し、手指も鷲の爪のように曲がっていた。全身に潰瘍化した膿疱があり、皮膚はぼろぼろになっていた。二歳上の姉は頭髪が脱け落ち、また母親は右足に大きな火傷《やけど》があり、皮膚は壊死《えし》を起こしていた。

　彼女らの出身はクナールという、国境に近いアフガニスタン領内にある。彼女らもまた戦争の犠牲者であった。ソ連軍の侵攻で内乱が本格化したのが一九八〇年頃からで、当時クナールは激戦地の一つであり、数十万人が難民としてパキスタン領内の国境地帯に難を逃れた。

　彼女らの兄弟の多くはムジャヘディン（聖戦士）・ゲリラとして戦死した。いとこ数名に守られてバジョウルの難民キャンプに身を潜め、ペシャワール行きのバス賃さえなく、辛うじて配給の食物を得て生きていた。もちろん、一年分のハンセン病の薬も飲み尽くしていた。

　病勢は少しずつ進行していった。妹のハリマの体全体に吹き出物ができ、高熱と全身の痛みでもはや耐えられなくなった時、同情したキャンプのゲリラ指導者がペシャワールに送って来たのである。

　彼女らは何かに脅えていた。苛酷な体験は容易に想像できたが、あえて私は詮索しないことにしていた。このような病人に必要なのは、ともかく病を癒し、少しでも「人間」としての誇りを取り戻させることである。第一段階は、ともかく餓死の危険がなく、出来る限りの治療が保証されている事実を分からせることである。人間が極限に近い苦労の痛手から立ち直るのは時間がかかる。べたべたと優しくするよりも、泣き叫びを放置して思い切り心の膿《うみ》を出させる方がよい。事実と結果が最も雄弁である。

　こうして彼女らは少しずつ快方に向かっていった。――と述べればいとも簡単だが、狭い病棟にひしめき合う中で、彼女らの痛ましい叫びは、スタッフにも私にも他の患者たちにも大変な忍耐を強いたのである。

半年後には母親と姉の方は小康を得て退院した。すっかり笑顔が戻っていた。ここで話を終えれば感動的な治療物語になるが、それでは彼女たちの特性が伝わらない。

妹のハリマは病棟に取り残されていた。「らい反応」がくりかえし体を痛めつけていた。喉《こう》頭浮腫《とうふしゅ》で声がかすれ、しばしば呼吸困難と肺炎に陥った（その当時、「らい反応」の特効薬は手に入らなかった）。「殺してくれ」という痛々しい叫びも黙殺して病状の収まるのを待つ以外になかった。私が密かに抱いていた暗い自問は、このまま重症肺炎に陥らせて死を待つべきか、何とか生きながらえさせるかということであった。これを冗談で紛らわせて患者に気休めを述べるのは容易ではなかったのである。

数ヶ月の後、たまりかねた私は、ついに気管切開にふみきった（気管切開とは、喉に穴を開けて、直接気管から楽に呼吸ができるようにする手術である）。当然、患者は呼吸困難からは解放されたが、声を失った。同時に、それはまともな社会復帰が困難になったことをも意味していた。

ハリマという患者、ハリマという一個の人間はこれで幸せだったのだろうかという疑問は、しばらく自分を暗い表情にしていた。また、その当時のアフガニスタンとペシャワールの状況

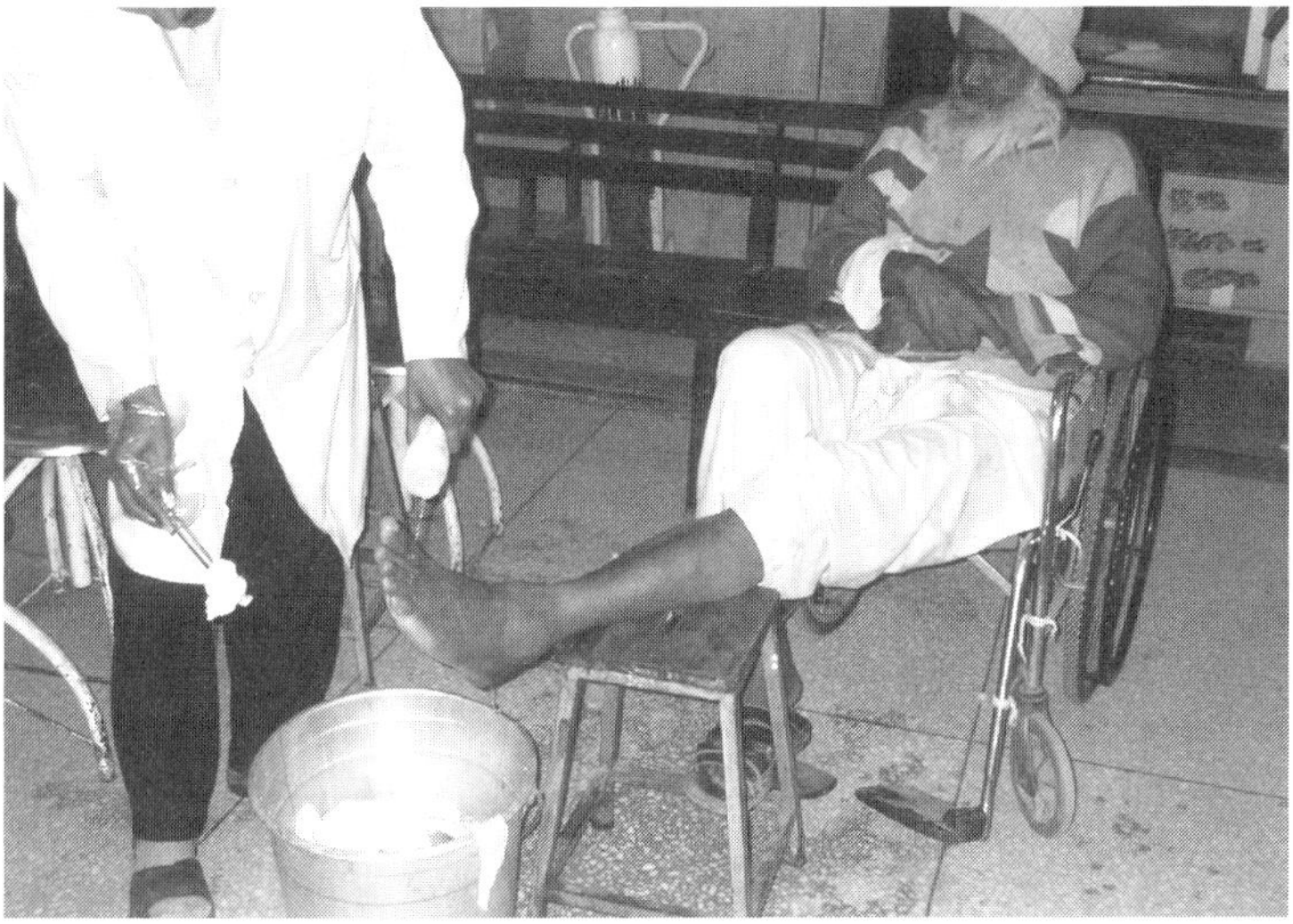

ハンセン病患者の治療の様子

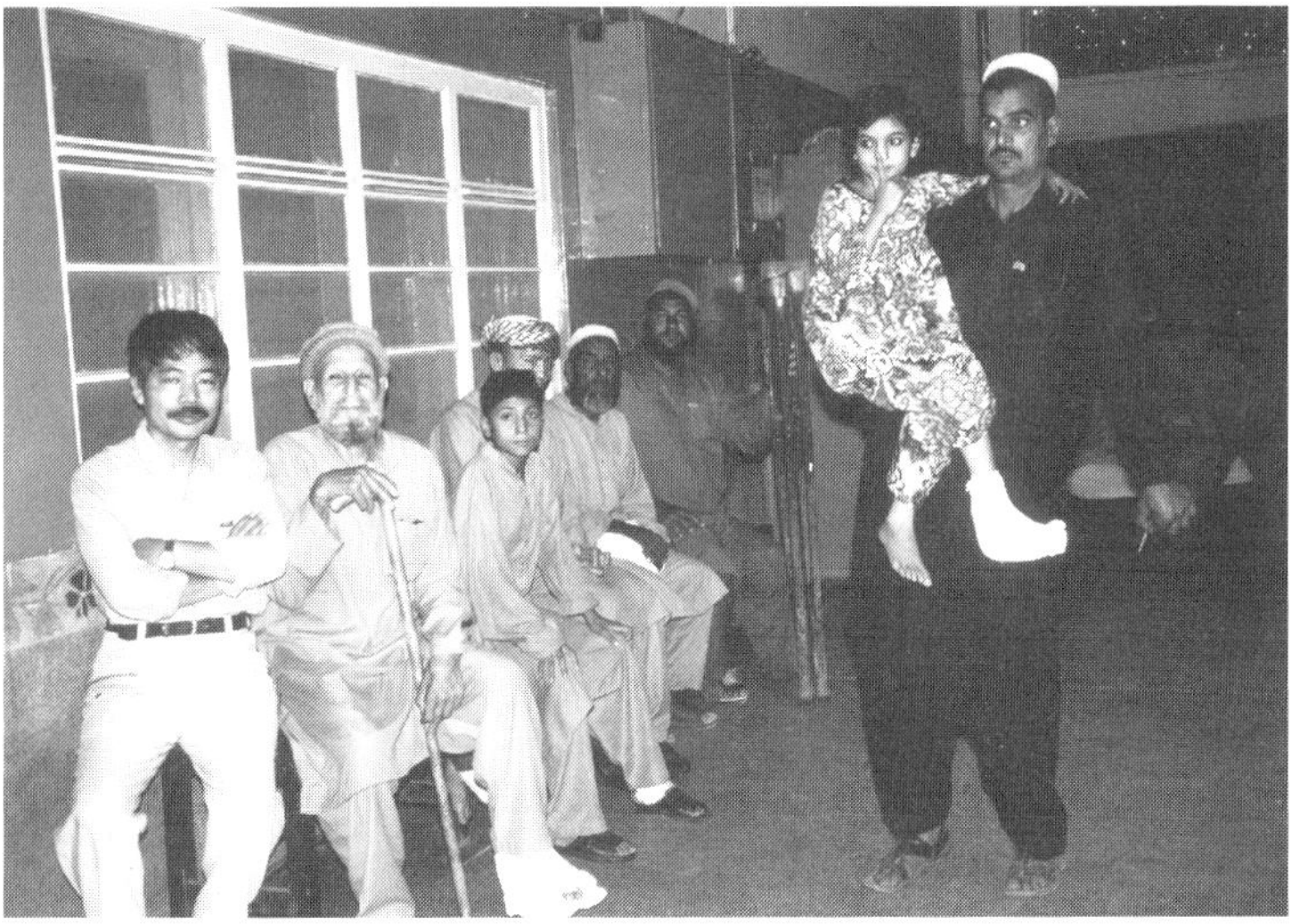

病棟で治療を受けた患者たちと。左端が筆者

はあまりに絶望的であり、「人間」に関する一切の楽天的な確信と断定とを、ほとんど信じがたいものにしていたからでもある。まるで闇の中から激しく突き上げてくるような、怒りとも悲しみともつかぬ得体の知れない感情を私はもて余していた。人間の条件——乏しい私の頭脳で答えを得ることは到底不可能であった。だがおそらく当のハリマという患者自身もこの疑問を共有していたに違いない。神に祈る以外に言葉をもたぬ者には、その率直な泣き叫びそのものが雄弁であった。

自分もまた、患者たちと共にうろたえ、汚泥にまみれて生きてゆく、ただの卑しい人間の一人に過ぎなかった。ただひとつ確信できたのは、小器用な理屈や技術を身につけてドクター・サーブ（サーブは「……様」の意。ここでは「お医者様」）と尊敬されていても、泣き叫ぶハリマと全く同じ平面にあるという事実だけであった。

この一九八五年の暗いクリスマスを私は一生涯忘れることができない。ソ連軍はペシャワール近郊のカイバル峠に迫っていた。峠のてっぺんでは激戦が展開され、負傷者を乗せた車が連日連夜、市内の各病院と峠とを往復していた。市民たちは絶えざる爆破工作におびえていた。冬の雨季に入ったペシャワールの空はどんよりと鉛色に曇り、砲声が間断なく市内まで聞こえていた。ふるさとに帰れぬ者、ふるさとを失った者たちが病棟とベランダに溢れていた。収容しきれぬために一部はテントにベッドを入れて寝かせていた。

その頃、ある海外医療協力団体から、はるか離れた国外で行われる「重要会議」に出席するよう矢の催促が来ていた（当時は携帯電話やインターネットもなく、通信は専ら手紙によった。東京―ペシャワール間は一週間かかった。それでも、うまく着くのは七割ほどだった）。

「発展途上国の現実に立脚して海外ワーカーとしての体験を分かち合い、アジアの草の根の人々と共に生きる者として……。美しい自然と人々に囲まれたアジアの山村で語らいの時を……」

白々しい文句だと思った。美しく飾られた言葉より、天を仰いで叫ぶハリマの自暴自棄の方が真実だった。この非常時に、臨床医たる者が、患者たちを二週間以上も置き去りにするわけにはいかなかった。また、要請通りに家族を連れてこの治安状態の中を移動するのは、危険である。だが、この状況を伝えても理解を得るのは至難の業でもあった。無駄口と議論はもうたくさんだ。最後通牒のような「出席要請」を衝動的に引き裂いた。私は、催しものと議論ずくめの割に中身のない、このような「海外医療協力」と、この時決別したのである。

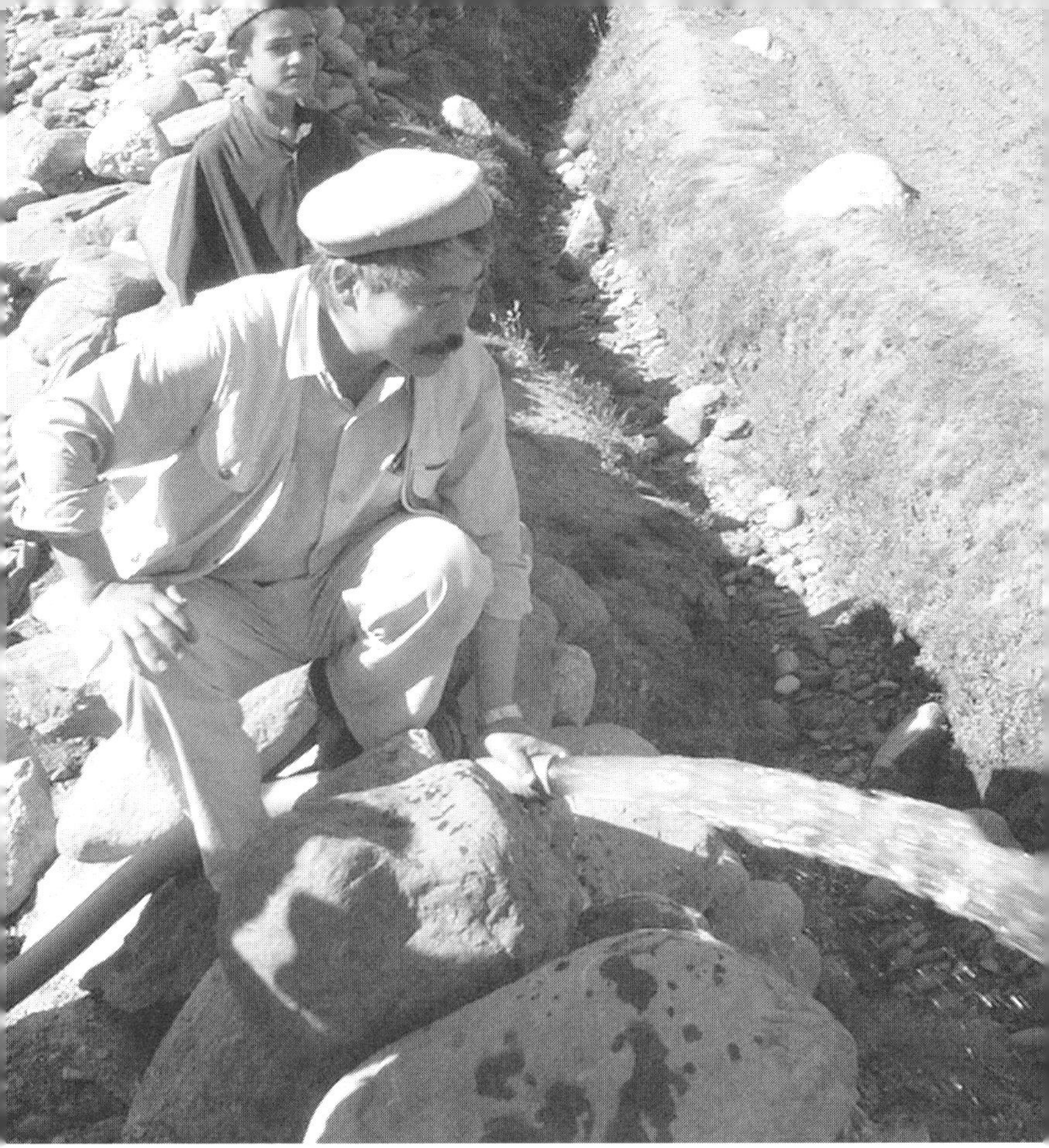

第二部
命の水を求めて
1986～2001

第三章
内戦下の診療所開設

アフガン難民

私が赴任した一九八四年、国境の町・ペシャワールの直ぐ向こうでは、凄惨な内戦が展開していた。アフガン戦争である。

一九七三年、王族のダウード元首相は、クーデターで王制を廃して共和制を敷き、「世界の骨董国」の近代化を図った。一九七八年、ダウード一族が左翼青年将校のクーデターで殺され、急進的な共産政権が誕生、反政府的なイスラム主義者の激しい弾圧が行われた。これに対して反乱が全国に拡大、政権内部でも党派抗争が激化した。政権が危機的と見たソ連は、一九七九年十二月、大部隊を侵攻させた（一九八二年初頭までで一〇万人以上の兵員が投入されたという）。

ソ連＝共産政府は、「封建制の温床＝農村共同体そのものを壊滅させ、人民を都市に集中させて管理する」という乱暴な方針を実行、村落ぐるみの徹底的な破壊が行われた。こうして、爆撃などで荒廃した村落は約五〇〇〇、アフガン農村の約半数が打撃を受けたといわれる。ソ連軍が撤退する一九八九年までに、戦争の直接被害による死亡者七五万人、間接被害を入れると実に二〇〇万人が死亡したと見積もられている。かくて、農民たちは一斉に国境を越えて退避し始めた。これが大量難民の第一波である。一九八五年までに、パキスタン（大半は北西辺境州）に二七〇万、イランに一五〇万以上もの人が難民化したと報告されている。

ソ連軍の圧倒的軍事力は過大評価されていた。だが、大方の予想に反し、抵抗の主力たる地域農民は、旧式のライフルで近代火器に立ち向かい、各地でソ連＝政府軍を撃破した。米国の本格的介入は、農民兵の善戦が明らかになってからのことである。「自由の戦士」を支援すべく、「武器支援法」が可決された（一九八四年八月）。ペシャワール郊外に軍事訓練施設が置かれ、一九八六年からスティンガーミサイルが登場した。こうして、それまでの自然発生的な住民自身の闘争は、米国の介入により「聖戦のプロ」が出現した結果、地方抵抗勢力が諸党派に色分けされ、党派の傭兵が取って代わった。

ペシャワールに政治諸党派の本部が置かれ、ＣＩＡ・パキスタン軍部の協力で「国際義勇軍」が組織された。アラブ各国から馳せ参じたグループは、後に「アラブ・アフガン」と呼ばれ、「アルカイダ」の前身となる。ペシャワールは、各抵抗勢力の本部、米国、イラン、アフガニスタン、ソ連の領事館まで雑居し、百鬼夜行の状態であった。

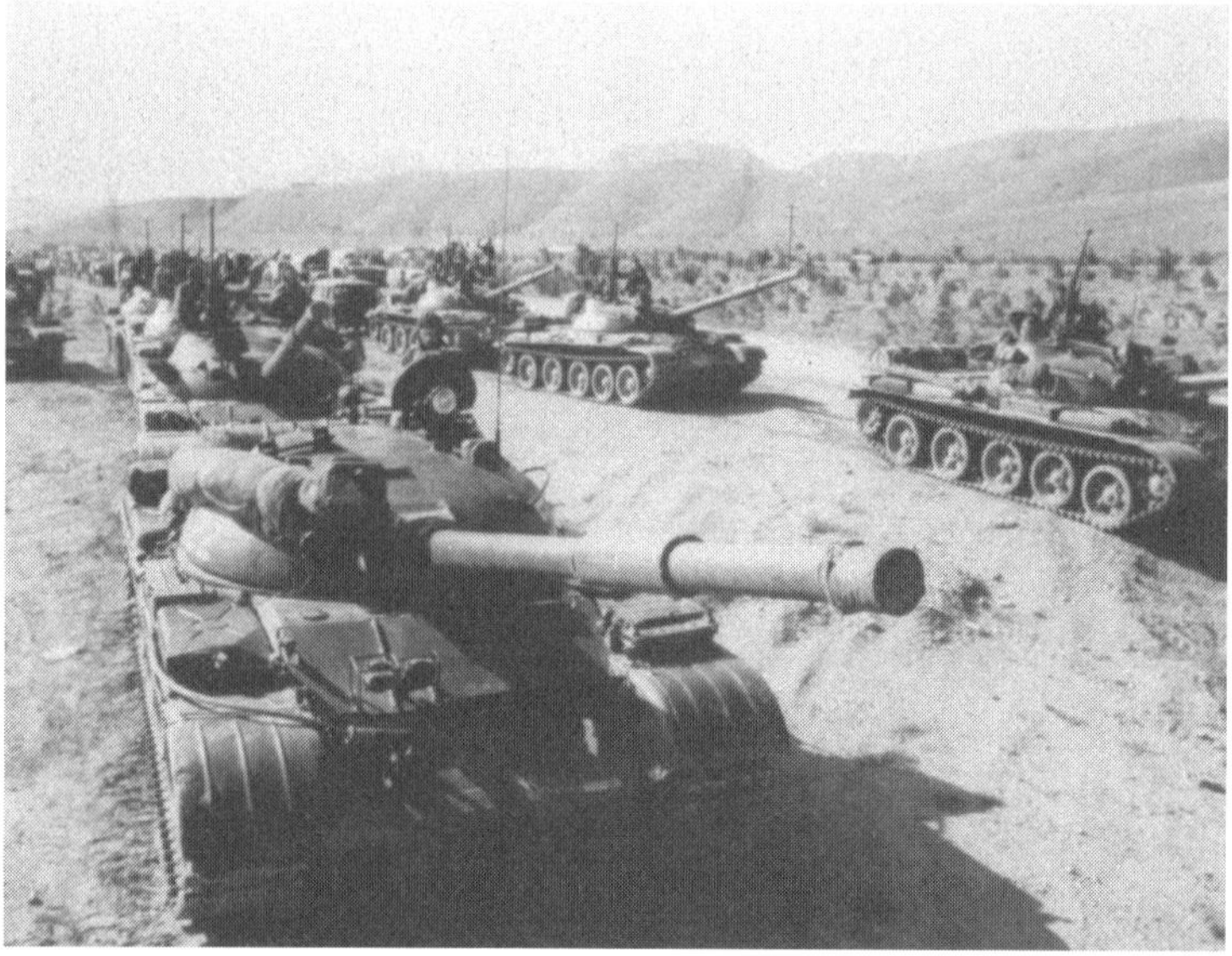

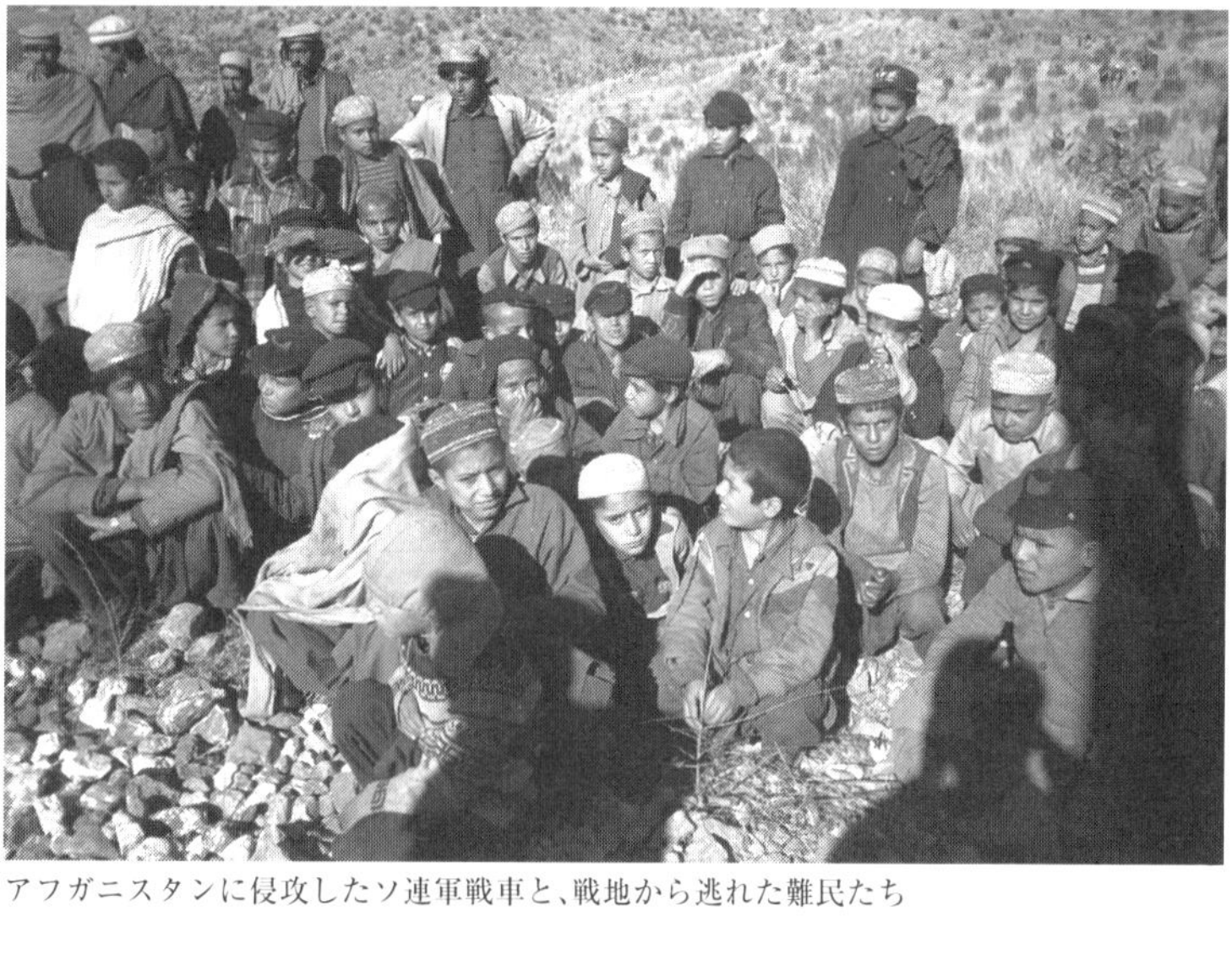

アフガニスタンに侵攻したソ連軍戦車と、戦地から逃れた難民たち

地方では諸党派が互いに分裂抗争、伝統的なアフガン農村の秩序が弛《ゆる》んだ。アフガン東部のクナール州では、政府軍が徐々に辺境から後退すると、アラブ系勢力、地元農民・旧領主軍、米国支援に頼る諸党派が乱立し、互いに覇を競った。村落の破壊が更に進み、残っていた農民たちも隣接のパキスタン領に逃れた。同様なことがアフガン各地で起きたものと思われる。「ジハード」とは「聖戦」と訳されることが多いが、元来は「信仰を守る努力」と解され、必ずしも武器によらない。外国の介入で泥沼化する中、人々は血で血を洗う抗争に疲れ果て、疑いを持ち始めた。

診療所開設に向けて

我々も、この動きに医療の立場から呑みこまれていった。すでに述べたように、アフガニスタンの多数派民族であるパシュトゥンは、同時にパキスタン北西辺境州でも圧倒的な多数を占める。両国合わせて一六〇〇万人の世界最大の部族社会といわれ、国境は無いに等しい。実際、わが病棟でも、アフガン国籍の患者が半分以上を占め、彼らはパキスタン行政の「ハンセン病・根絶計画」の恩恵に浴することがなかった。

我々は、一九八六年、「ALS（アフガン・レプロシー・サービス）」を設立、難民キャンプで細々と医療活動を始めた。だが、ここで方針を大転換する。無医地区では、ハンセン病が多いところは同時に他の感染症（腸チフス、マラリア、結核、アメーバ赤痢など）の多発地帯である。死にかけたマラリア患者に、「ハンセン病でないので診ません」というわけにはいかない。また患者の出身地を尋ねると、山の中の寒村が多く、医療設備は皆無である。

諸般の事情から、我々が決定したのは、内戦が下火になったあかつきには、診療所をハンセン病多発地帯、すなわち他の感染症も多発するアフガン山村に建設し、一般診療を行いながら、同時にハンセン病を特別視せずに診療を行うことであった。そこで「ハンセン病診療」と並行して「アフガニスタンの山村無医地区におけるモデル診療体制の確立」を大目標に掲げ、精力的な活動が開始された。

まずは、診療所開設予定地の住民との親交を深めることである。一九八八年に、アフガン難民の青年たちの中から二〇名の人材を集め、「診療員」の訓練を開始、二年後に最初の予定地であったナンガラハル州・ダラエヌール渓谷の調査が開始された。さらに奥地のクナール州・ダラエピーチ、ヌーリスタン州・ワマらの北東山岳地帯へ足を運んだ。

ダラエヌールへの道

一九九一年十一月二十六日、私は四人のＪＡＭＳ（日本・アフガン医療サービス。ＡＬＳの後身、後にＰＭＳ［平和医療団・日本］に統合）のスタッフを伴って、早朝ペシャワールを後にした。我々

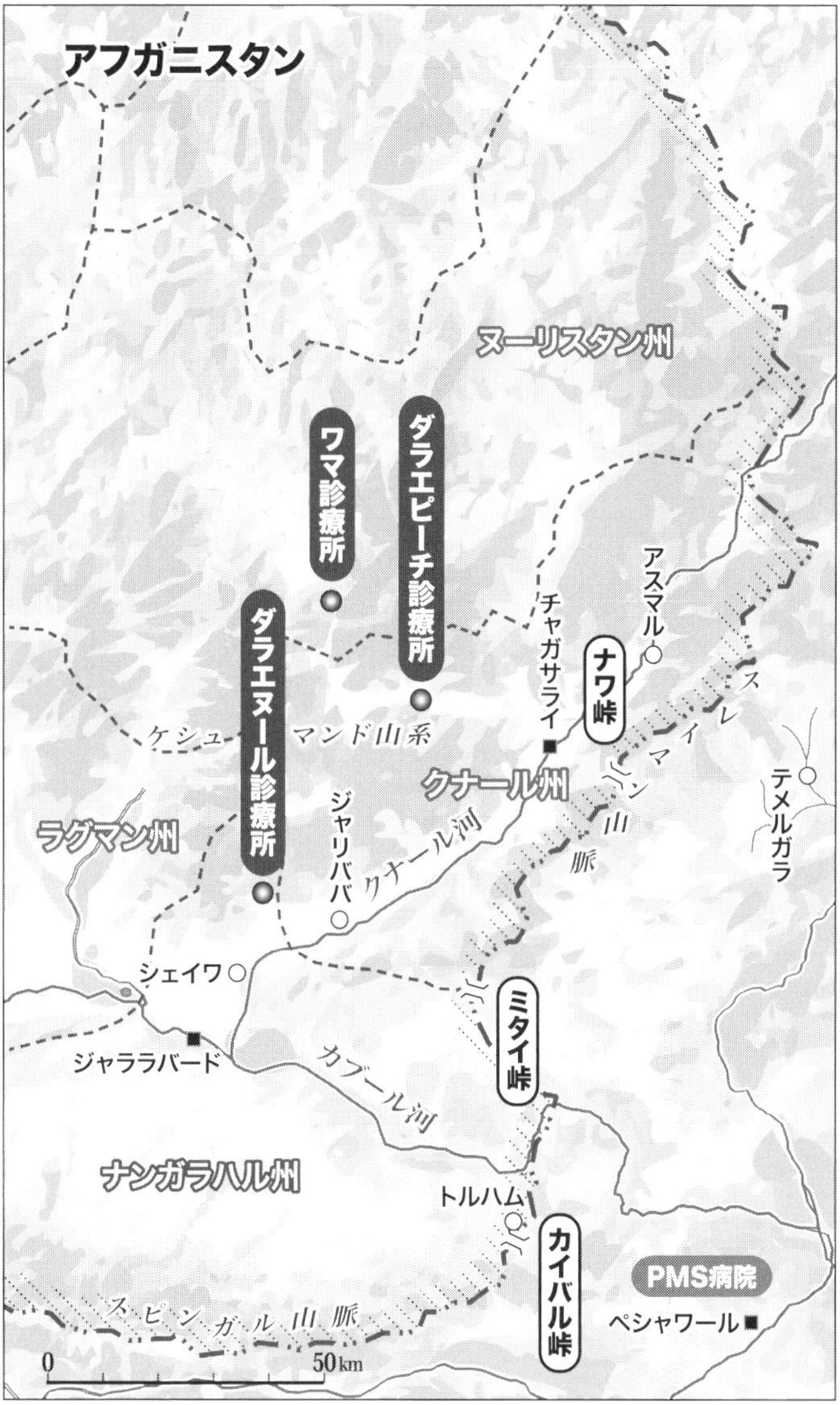

■PMSが開設したアフガニスタン内部クリニック

の任務は開設予定地の最後の状況調査と計画の最終決定にあった。モフマンド自治区から標高二五〇〇メートルのミタイ峠の麓に至り、徒歩でアフガニスタンのクナールに入ろうとしていた。折悪しくゲリラ組織同士の戦闘で道路網が寸断され、車両による輸送が困難になっていたからである。アフガニスタン内部診療所計画もこのために大幅に遅延していた。だが、三年間このためにひたすら切磋琢磨《せっさたくま》してきたアフガン人チームを鼓舞するためにも、私は断固たる最終決定を迫られていたのである。

アフガニスタン内部クリニックの開設は一九八八年末より慎重に計画され、一九八九年一月一日に診療員養成コースを開設、開設予定地から直接人材を抜擢して訓練を施し、混乱する情勢の沈静するのを待機してきた。一九九〇年十一月に北部国境のテメルガラに支部を開設して交代制の人員配置を組織化して経験を蓄積し、アフガニスタン国内診療所開設に備えてきた。

一九九一年になって内乱が下火となり、相対的な政治的安定の兆しを見るや、本格的な準備段階に入った。アフガン国内診療所第一号の開設予定地をクナール河の支脈、ダラエヌール渓谷の下流に定め、開設時期は十二月一日としていた。八月と九月に二隊が偵察を兼ねてフィールド診療を行った。この経緯の中でスタッフ一名が下流域のシェイワで殉職、「ダラエヌール」は我々にとって、まさに天王山とも言える様相を呈したのである。

この目標地域はクナール河沿いの渓谷で、ペシャワールから見ると丁度スレイマン山脈を挟む西側に当たる。我々がこのあたりを標的に選んだ理由の一つは、ペシャワールで登録される

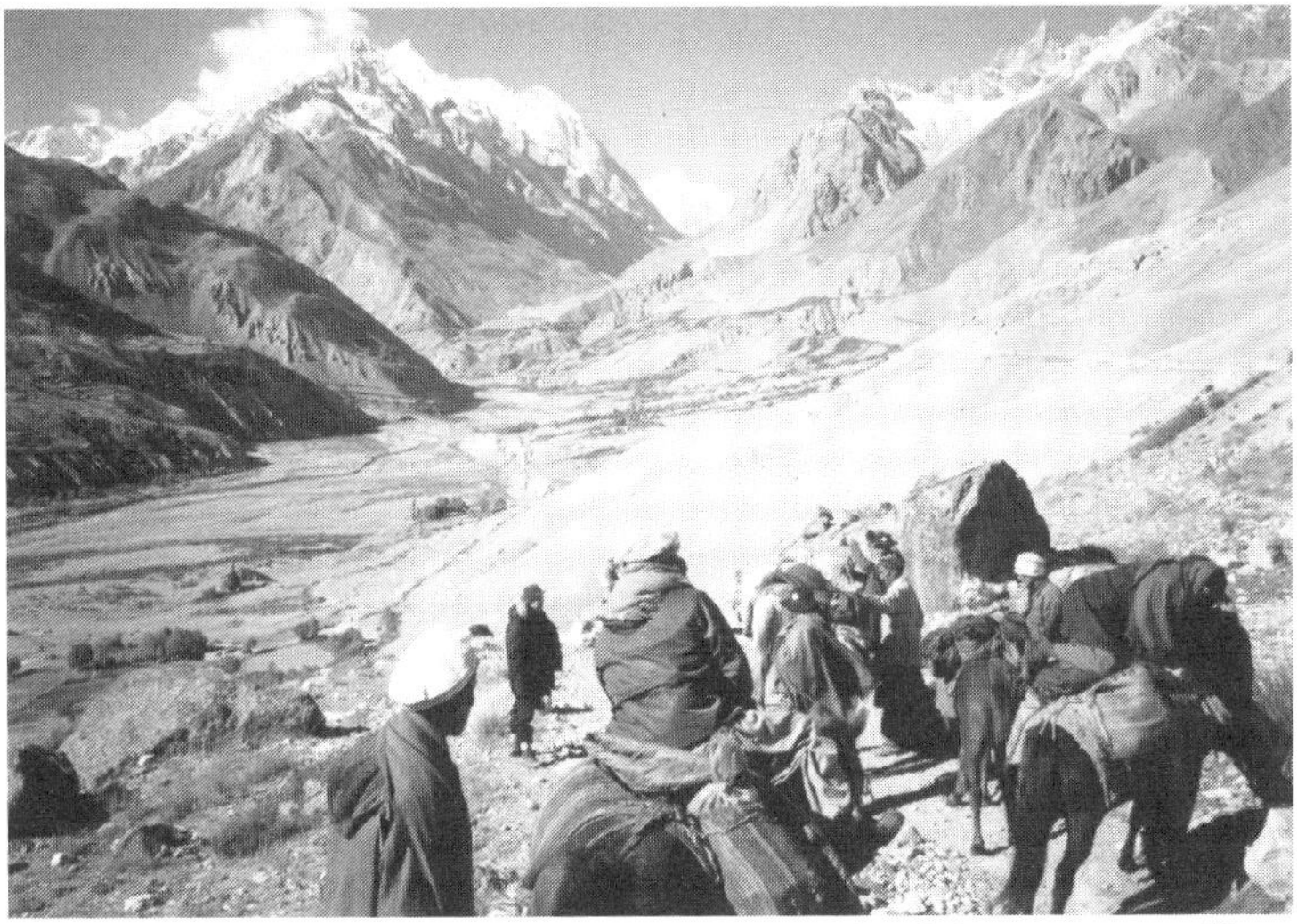
パキスタン北部の山岳地帯(ワハン回廊付近)へ移動診療に赴く筆者らのキャラバン隊

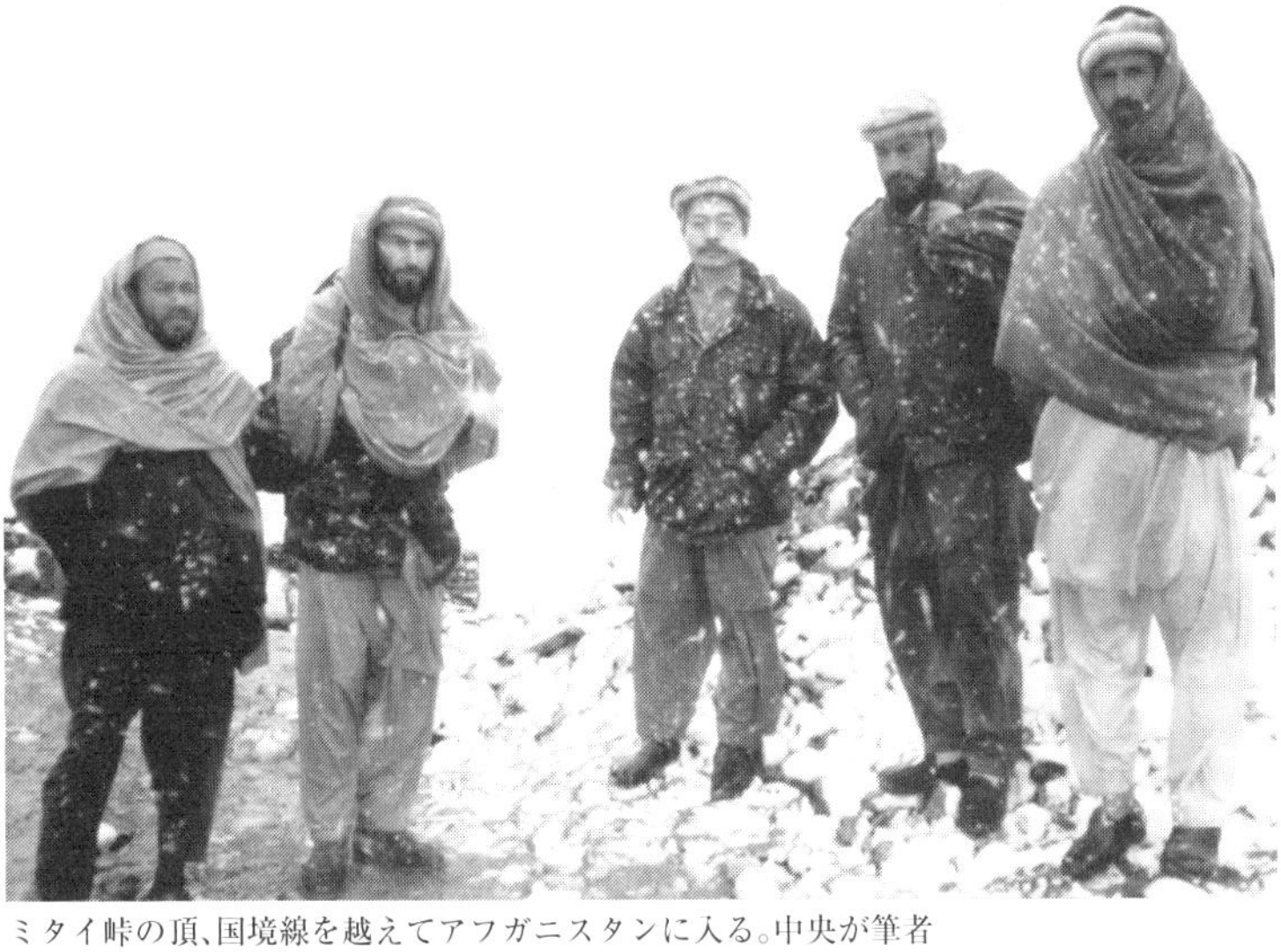
ミタイ峠の頂、国境線を越えてアフガニスタンに入る。中央が筆者

アフガン人ハンセン病患者の約半数以上がクナール河沿いの住民であることであった。しかもその約七〇～八〇パーセントは「ダラエピーチ」という北西部の盆地に集中している。「ハンセン病・根絶計画」における一大標的である。

そこで、南部のケシュマンド山系を隔てて隣接するダラエヌール渓谷に拠点を定め、年余をかけて同渓谷のモデル診療体制を築き、情勢の鎮静するのを待とうというわけである。その間にダラエピーチの住民は三々五々峠を越えて来ることが当然予想されるから、情報は自ずと集まる。政治勢力が自壊すれば一気にダラエピーチに進出することが出来るし、混乱が続いた場合でもダラエヌール側でケアすることは可能である。

だが、予想を裏切る政治的混乱で連絡が途絶えていた。第三次の斥候隊が戻って来た十月から政治党派の抗争がさらに激しくなり、カイバル峠に代わる主要交通路、ナワ峠が閉ざされて一ヶ月が過ぎようとしていた。ＪＡＭＳは常に慎重論を優先して無用な冒険は極力避けてきたものの、現地住民に対して裏切りと取られることは避けねばならない。延期論と開設論と意見が分かれたが、私の持論は「すでに賽《さい》は投げられている。小規模な活動を予定通り実施し、情報を集めながら無理なく拡大、数十年のつもりで現地に根を生やせ」というものだった。

しかし、開設のための下調査では、渓谷の人口や内戦による被害状況の把握が正確でなく、漠然とした印象で語られることが多かった。実際に計画立案となれば、活動規模を決定するためにも、財政支援を頼む日本側を納得させるためにも、より確かな目で現地調査をせねばならない。そこで私自らが開設地域の踏査を行い、最終決定を下すことになったのである。

この間、一九八八年五月にソ連軍の撤退が開始され、翌一九八九年二月までに全兵力九万人が引き揚げた。世界は「ソ連軍撤退」の報にわき、国連組織やNGOが続々とペシャワール入りした。その数は二〇〇以上と言われる。ソ連軍撤退が直ちに難民帰還＝アフガン復興に結びつくと錯覚されたのである。だが、内戦はますます混迷を深め、一九九一年一月に湾岸戦争が始まると、クモの子を散らすように国際団体は引き揚げ、各国プロジェクトは停止した。これはアフガン難民の外国人不信を決定的なものにした。


だが我々の活動は、これらの政治的動向とほぼ無関係に、休みなく続けられ、一九九一年十二月、先述のように多大の努力を払って、ジャララバードの北部、ダラエヌール渓谷・カライシャヒ村に診療所開設の準備が開始された。このときの主役が同渓谷出身の職員で、その地縁・血縁を頼りに、渓谷の隅々まで足を運んだ。翌一九九二年三月までにアフガン人チームの主力を投入して民家を改造、初のアフガン国内診療所がダラエヌールに実現した。

同年四月、カブールのナジブラ共産政権が倒れると、地方に割拠して米軍の支援を受けていた各政治勢力が権力を目指してカブールに集中、戦場が農村から都市に移った。大半が農民であった難民たちは、旧来の伝統的な農村自治が可能になったと知るや、ただちに爆発的な帰郷を開始した。UNHCR（国連難民高等弁務官事務所）によれば、一九九二年七月から十二月まで、わずか六ヵ月間でパキスタンに居た二七〇万人中二〇〇万人が帰還した。ほとんどが独力で自発的に戻ったのである。

民族を超えて

ダラエヌール渓谷は、ナンガラハル州北部の山岳地帯で、ラグマン州、クナール州が、ケシュマンド山系（約四〇〇〇メートル）を隔てて接する三角地帯に相当する。同渓谷が最初の診療所に選ばれた理由は、もちろん医療過疎であるが、前記したように、アフガン人ハンセン病患者の多くが住むクナール河沿いにあること、そして何よりも「三つの州にアプローチできる要衝だ」と、リーダーのアフガン人医師から聞いたからである。地図の上では確かにそうであったが、部下を連れて散策して見ると、谷を越えるには高度四〇〇〇メートル以上の峠を二日がかりで越えねばならず、人が往来する道ではなかった。奥深い谷で、山岳民族・パシャイ族が居住し、人口約三万人、ほぼ完結した渓谷である。

つまりは、ダラエヌールという場所も、アフガン人医師の無知を機縁に選ばれたものだった。とはいえ、アフガン人といえども、アフガニスタンを隅々まで知っているわけではないことを知った。考えれば当然で、東京人が九州の山々や九州弁を知らないのと同様である。医師たちは首都カブール出身者が多く、辺境のパシュトゥン族やパシャイ族に恐れを抱いていた。彼ら

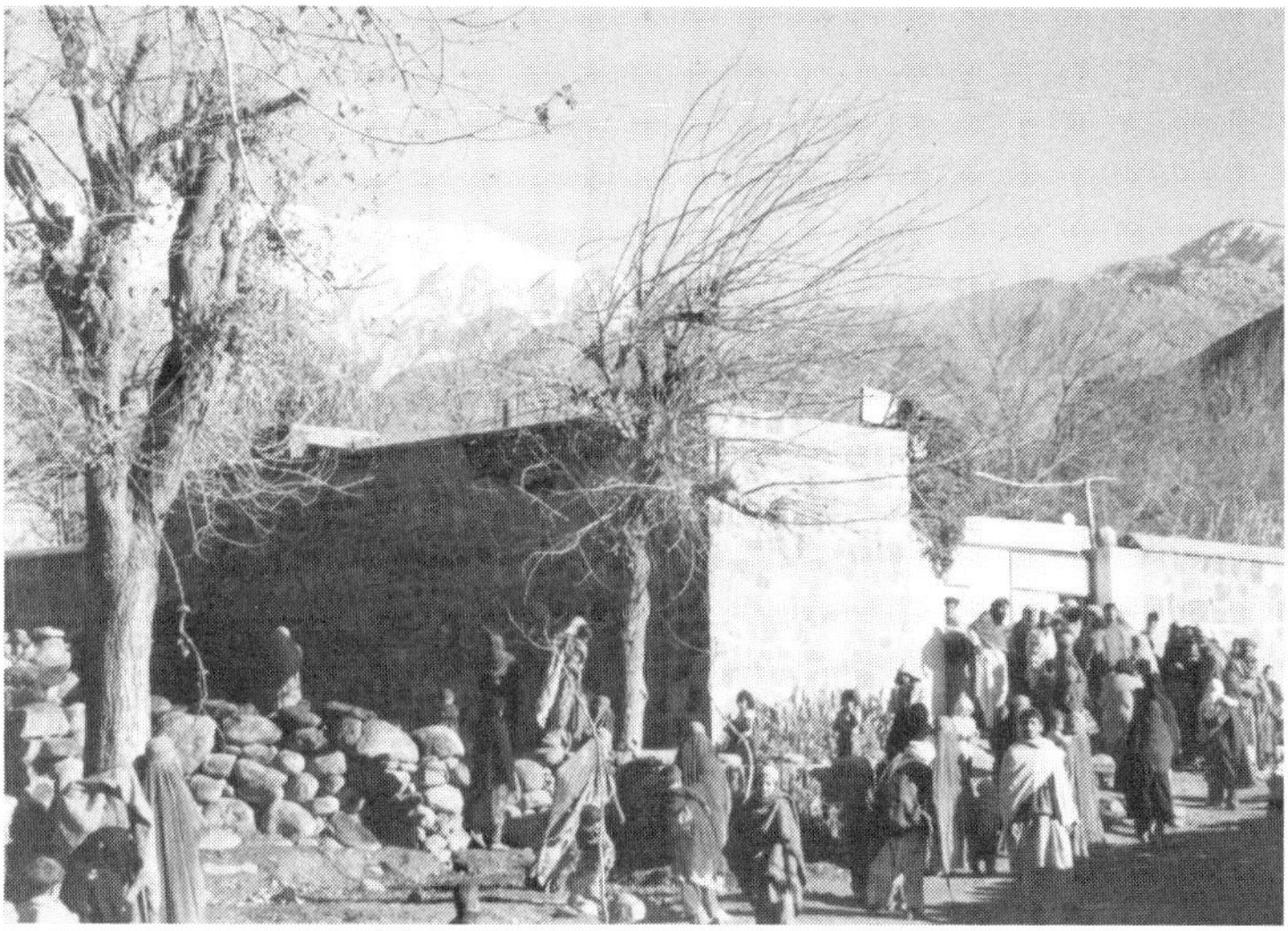

最初に開設したダラエヌール診療所

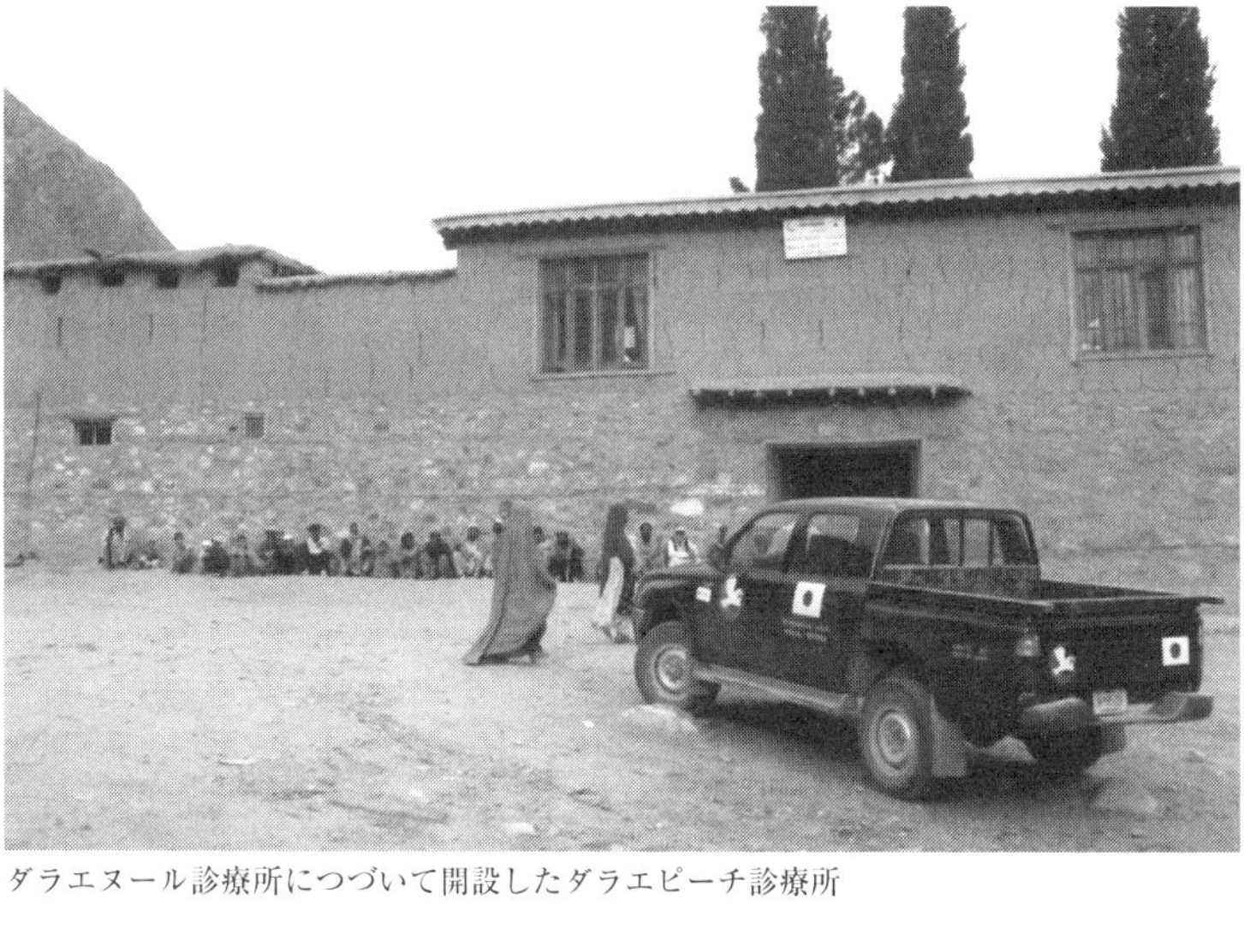

ダラエヌール診療所につづいて開設したダラエピーチ診療所

は、診療所赴任を嫌がって拒否、これに対してダラエヌール出身職員は怒り、診療チームは初めから波乱含みであった。

カブール出身の医師たちは、都市ジャララバード近郊に開設を主張したが、私はあっさりと退け、予定に変更なしと指示し、「山村無医地区診療」を修正させなかった。計画が見世物であってはならなかった。赴任拒否をした医師らが「辞職」をちらつかせて抵抗したので、十数名を全員解雇、皆に意外の感を与えた。この頃の外国NGOは数年で引き揚げるものが多く、協力するアフガン人たち、特に首都カブールから逃れてきた知識層も、それを知っていて、「外国人は一時的に満足させておいて利を得ればよい」と考えている節があったからだ。

これによって動揺を鎮めたものの、強固な偏見は説得ですぐに消えるものではない。私自ら先頭に立って、ともかく診療を強行させた。「習うより慣れろ」である。実際の診療を続けるうちに、職員たちは次第に現地にうちとけ始め、偏見が消えていった。こうして、自信をつけたわがアフガン人医療チームは、さらに奥地のダラエピーチへと進出した。

一九九二年十一月四日、開設予定地の住民との具体的交渉を開始するため、主要メンバーを伴って私はダラエヌールから現地に向かった。クナールの州都チャガサライ（アサダバード）まで八時間、ここからクナール河は二つの支流に分かれ、その北西山岳地帯を這う長大な渓谷がダラエピーチである。同渓谷の面積はダラエヌールの数十倍、広大な領域で、さらに奥地はヌーリスタンの心臓部に当たる。大小無数の山塊が延々と連なり、「ダラエピーチ（曲がりくねった谷）」の名の通り、長蛇がくねるように川が続き、無数の支流が注ぎ込む。例によって主要河川沿いの盆地はパシュトゥン部族が占め、高地山岳部にヌーリスタン諸部族が居住する。

渓谷を遡行するにつれて水は清流となり、人々は素朴となった。川沿いの耕作地は稲刈りが終わったばかりで、晩秋の寒気で木々の紅葉もちらほら見られた。およそ一キロメートル毎に数十戸から一〇〇戸くらいの村落があり、道路が補修されて交通が可能となったところではほとんどの農民が帰郷していた。しかし、戦争で荒れて交通事情が悪いところでは、廃墟のような村落群が至る所で痛々しい残骸をさらしていた。こんな平和な山奥で何の必要があって、かくも徹底した破壊が行われたのであろう。この途方もない山道を徒歩でパキスタンに難民として逃げていった人々の苦労を思わずにはおれなかった。

同一九九二年十二月より徐々に機材の輸送を開始し、現地から人材の抜擢を始めた。そしてその二年後には、アフガニスタン第三の診療所となるヌーリスタンのワマに進出、二〇〇五年一月に米軍の「テロリスト討伐」活動で通行が不可能になるまで十数年、ダラエピーチとワマの診療所は継続され、住民たちの信頼は絶大なものとなった。

この当時診療所建設に共鳴して協力した職員たちが、その後も強力な味方となった。時には生死を分ける場面でさえ行動を共にして、困難を切り抜けることができたのは、ひとえに誠実な人間の絆であった。

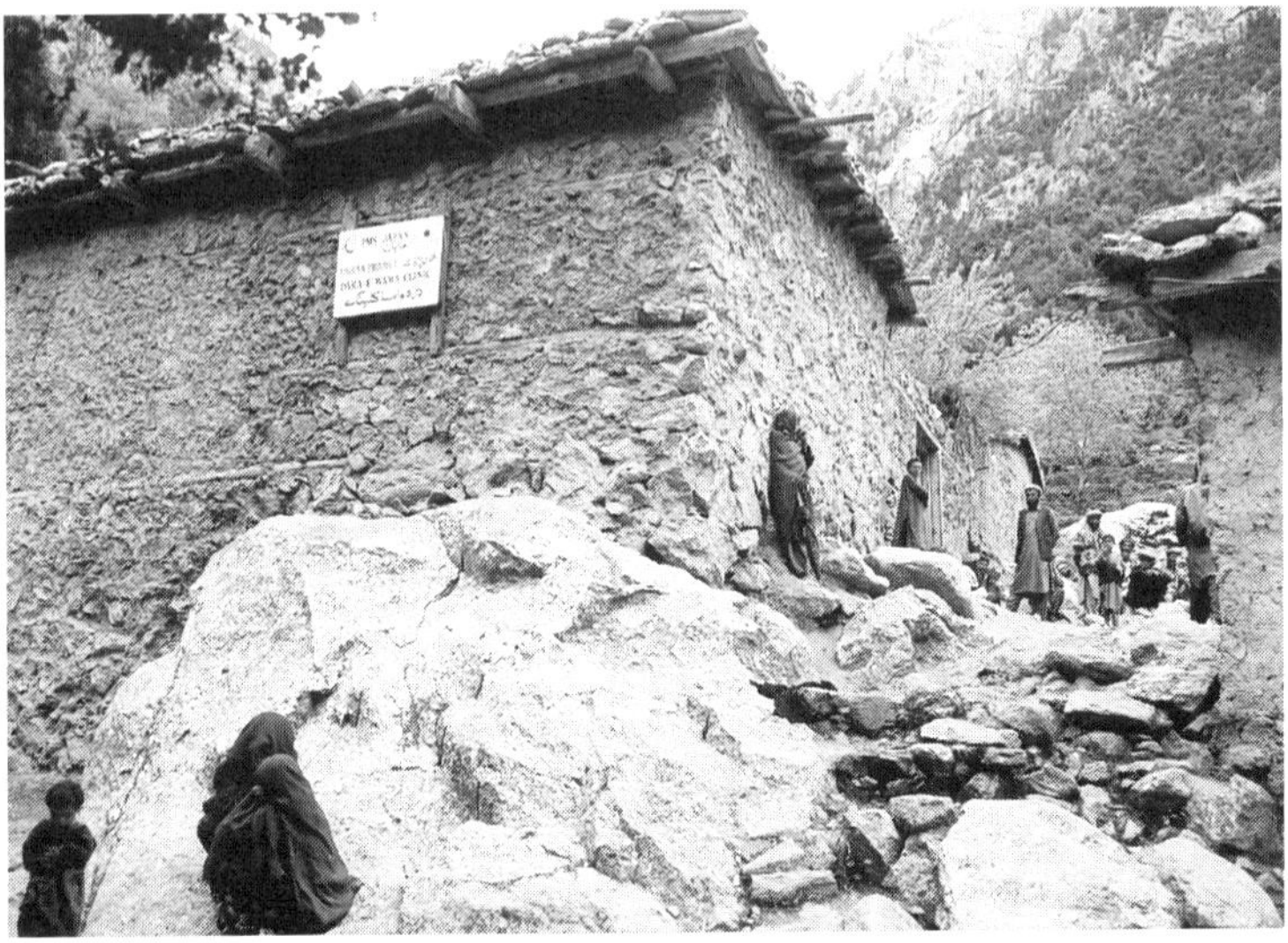

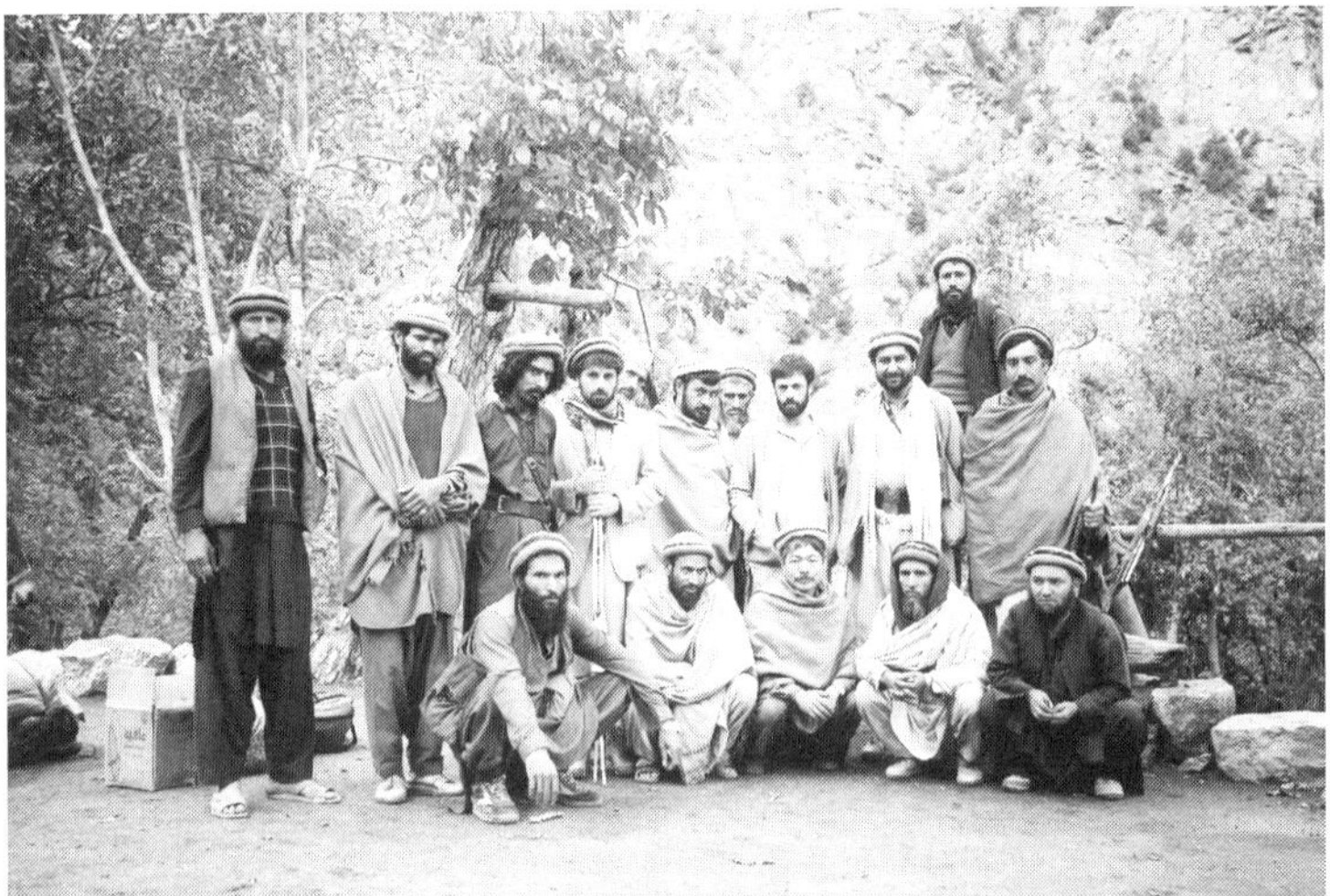

3つの診療所のうち最も奥地にあるワマ診療所。下は、開設前年に現地を訪れたときの写真で、前列中央が筆者

第四章
大旱魃と空爆のはざまで

アフガン大旱魃

ペシャワールでは、ミッション病院のハンセン病棟改善が一段落した後、「ハンセン病・根絶計画」を実施する人々の間で対立が起きた上、政治的な配慮で「根絶達成宣言」が出された。当然、外国諸団体に頼る基金が途絶え、ミッション病院そのものが壊滅の危機に瀕《ひん》した。そこで、他団体の軒先を借りる活動は危ういと判断し、一九九八年、現地活動十五年を機として、ペシャワールに七〇床のPMS（ペシャワール会医療サービス。後に「平和医療団・日本」）病院を自前で新設、「社会福祉法人」として地元に土着化する方針を採った。これによって、日本側ペシャワール会の続く限り、パキスタン・アフガニスタン両国にまたがる安定した活動が可能となった。

アフガン側では、ソ連軍撤退後、混乱した政情が続いていたが、一九九六年、宗教勢力「タリバン」がカブールを陥落させ、一挙に国土統一の機運が高まり、内戦終結の兆しが見えたかに思えた。

二〇〇〇年春、中央アジア全体が未曾有の旱魃にさらされた。五月になってＷＨＯ（世界保健機関）が注意を喚起した内容は、鬼気迫るものがあった。アフガニスタンの被害が最も激烈で、人口の半分以上、約一二〇〇万人が被災、四〇〇万人が飢餓線上、一〇〇万人が餓死線上にあり、国連機関が警鐘を鳴らした。食糧生産が半分以下に落ち込み、農地の沙漠化が進んだ。家畜の九〇パーセントが死滅し、農民たちは続々と村を捨てて流民化した。これがアフガン戦争に次ぐ第二次大量難民発生で、その数、一〇〇万人を下らないと言われる。

これに加えて、診療所をはさんで反タリバン勢力とタリバン軍が対峙、一進一退の攻防が続いていた。その様は、終末を思わせた。

水を求めて

この状態の中で、死にかけた幼児を抱いた若い母親が診療所にくる姿が目立って増えた。旱魃の犠牲者の多くが幼児であった。「餓死」とは、空腹で死ぬのではない。食べ物不足で栄養失調になり、抵抗力が落ちる。そこに汚水を口にして下痢症などの腸管感染症にかかり、簡単に落命するのである。若い母親が死にかけたわが子を胸に抱き、時には何日もかけて歩き、診

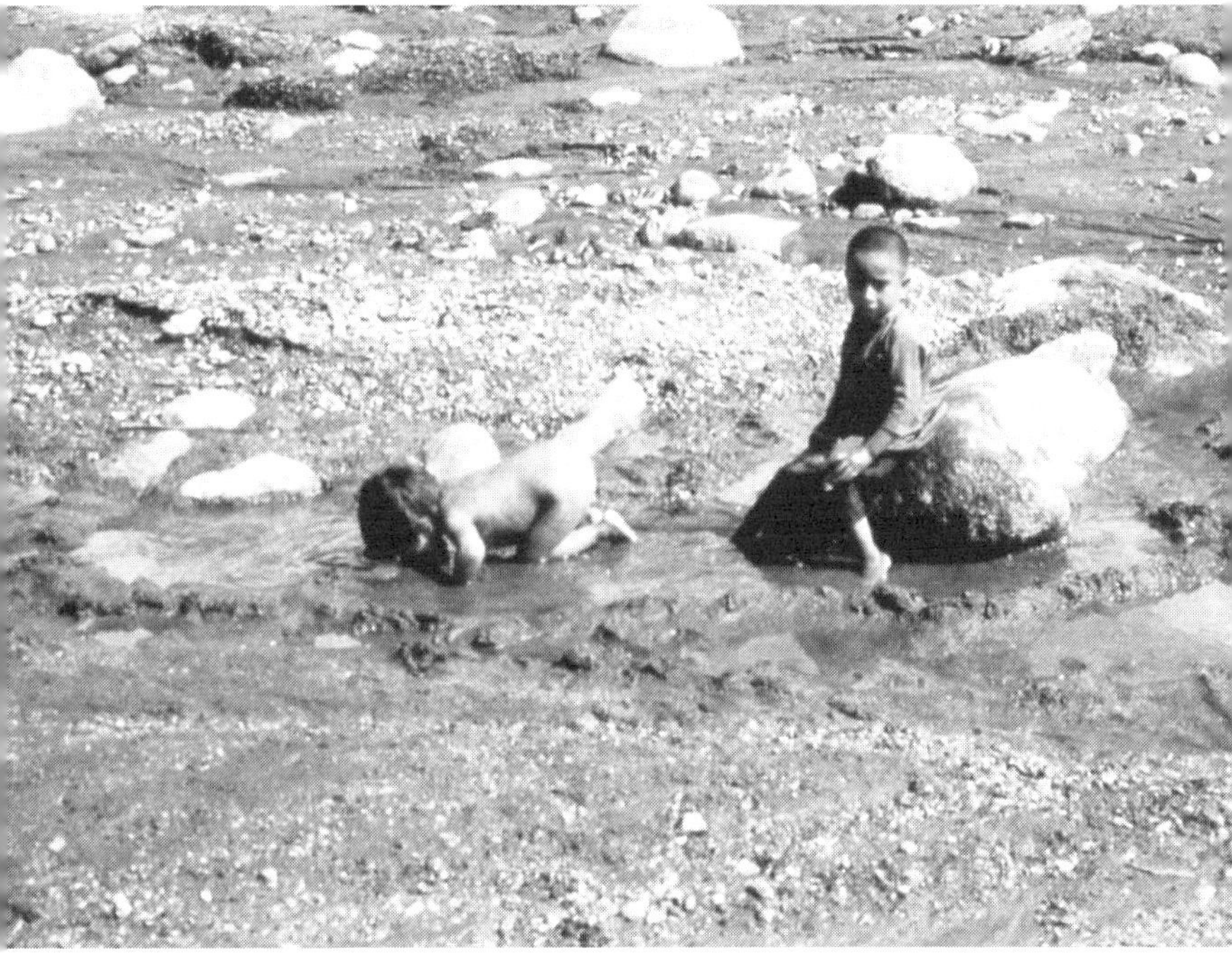

川にかろうじて残った泥水を飲む子供。水不足が多くの子供たちの命を奪った

療所を目指した。生きてたどり着いても、外来で列をなして待つ間にわが子が胸の中で死亡、途方にくれる母親の姿は珍しくなかった。その姿は、およそ子供をもつ親なら涙を誘わずにはおれぬものであった。

こうして、二〇〇〇年七月、ダラエヌール診療所で悲鳴を上げていたアフガン人医師の建言を容れ、「もう病気治療どころではない」と、診療所自ら率先して清潔な飲料水の獲得に乗り出した。実際、病気のほとんどが、十分な食糧、清潔な飲料水さえあれば、防げるものだったからである。残った村人たちを集め、深い井戸を掘る作業が始められた。

八月、この問題対処のため、ジャラランバードに「PMS水源対策事務所」が設けられ、本格的な「井戸掘り事業」がナンガラハル州全体の渇水地帯に展開されるようになった。私の意を体して先頭に立ったのが、当時ペシャワールのPMS病院で有志として働いていた蓮岡、目黒ら、日本人青年たちである。

この活動を可能にした背景には、会計担当や看護担当ら、長期にかかわる日本人ワーカーたちの並々ならぬ努力で、新設されたばかりの病院の混乱が克服され、ようやく機能し始めたPMS病院の安定があった。また、日本側では世の無関心をよそに、必死に実情を訴えて駆け回る事務局員たち、多大の寄付もいとわぬ会員たちの財政的な支えがあったことはいうまでもない。これらが一体となって、新たな事業展開を可能にしたのである。

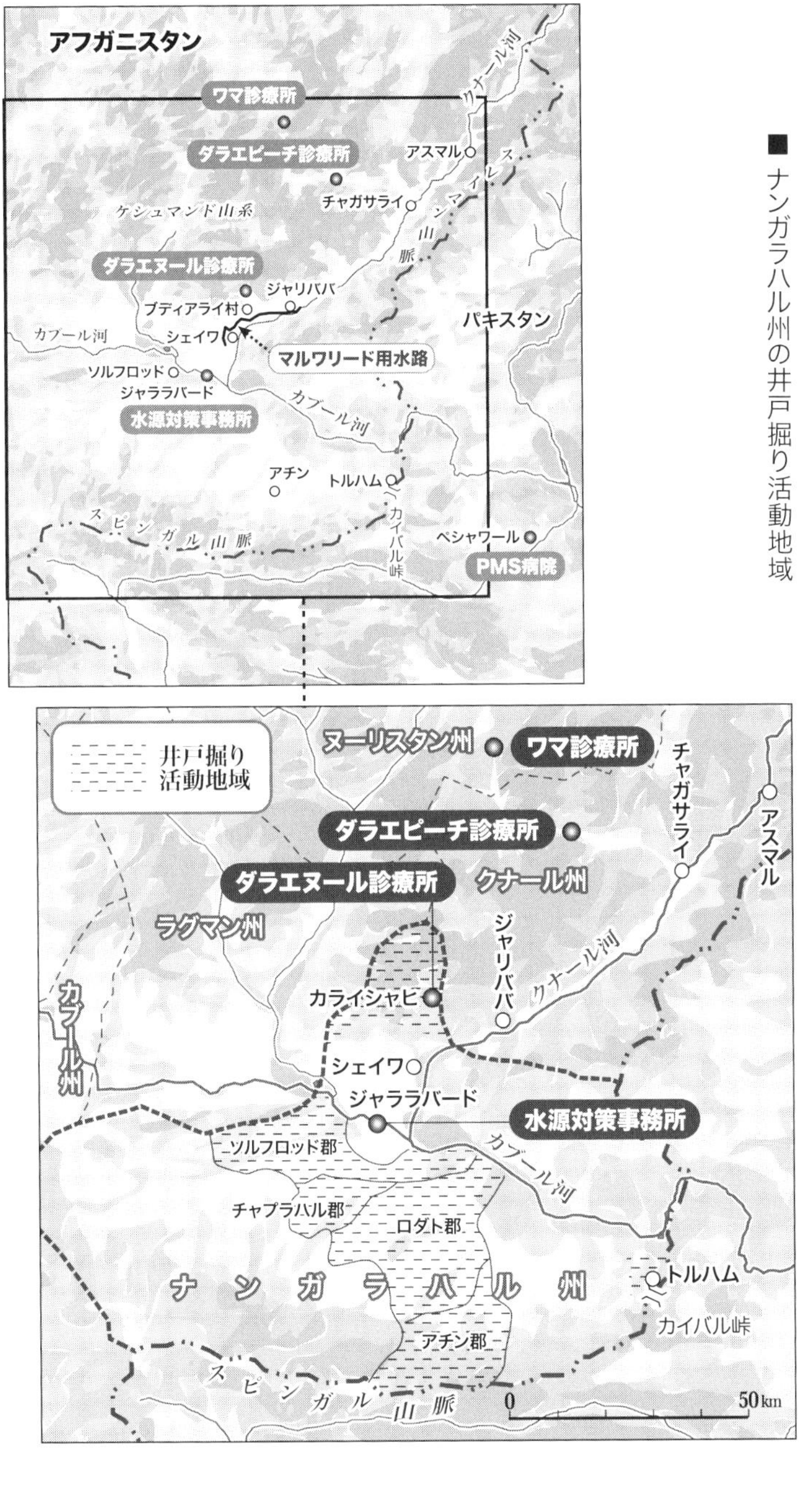

■ナンガラハル州の井戸掘り活動地域

ほとんど絶望的な状態に陥っていた人々は、タリバン、反タリバンを問わず、こぞって協力した。井戸掘りといっても、井戸そのものは昔から現地にあった。それが涸れ、農民たちがさんざん努力して水が出ないというのであるから、一工夫が必要である。深くできない理由は、地面を掘ると、すぐに分かった。現地の地層は、二〇メートルも掘らぬうち、巨礫《きょれき》の層に突き当たる。子牛くらいの大きさの石が重なると、とてもツルハシでは無理である。苦労に苦労を重ねて、結局、削岩機で巨石に穴をあけ、爆薬をつめて粉砕する方法が最も奏功した。我々は、ロケット砲や地雷の不発弾を見つけては、火薬を掻き出し、「平和利用」した。また、良くしたもので、内戦中爆破が得意であった元農民兵（ゲリラ）なども いて、大いに力になった。

日本人青年たちは地元の若い職員数十名を率いて、作業地をあっという間に拡大した。二〇〇〇年十月までに二七四ヶ所、翌二〇〇一年九月までには六六〇ヶ所となり、その九割以上で水を出した。この活動は、後に述べる米国の「アフガン報復爆撃」中も休みなく続けられ、彼らが去った後も引き継がれた。二〇〇四年には一〇〇〇ヶ所を超え、最終的に二〇〇六年までに約一六〇〇ヶ所に達し、数十ヶ村の人々が離村を避け得るという大きな仕事に発展していった。

灌漑用水

だが、飲料水があるだけでは生活できない。ほとんど自給自足のアフガン農村で、農業がで

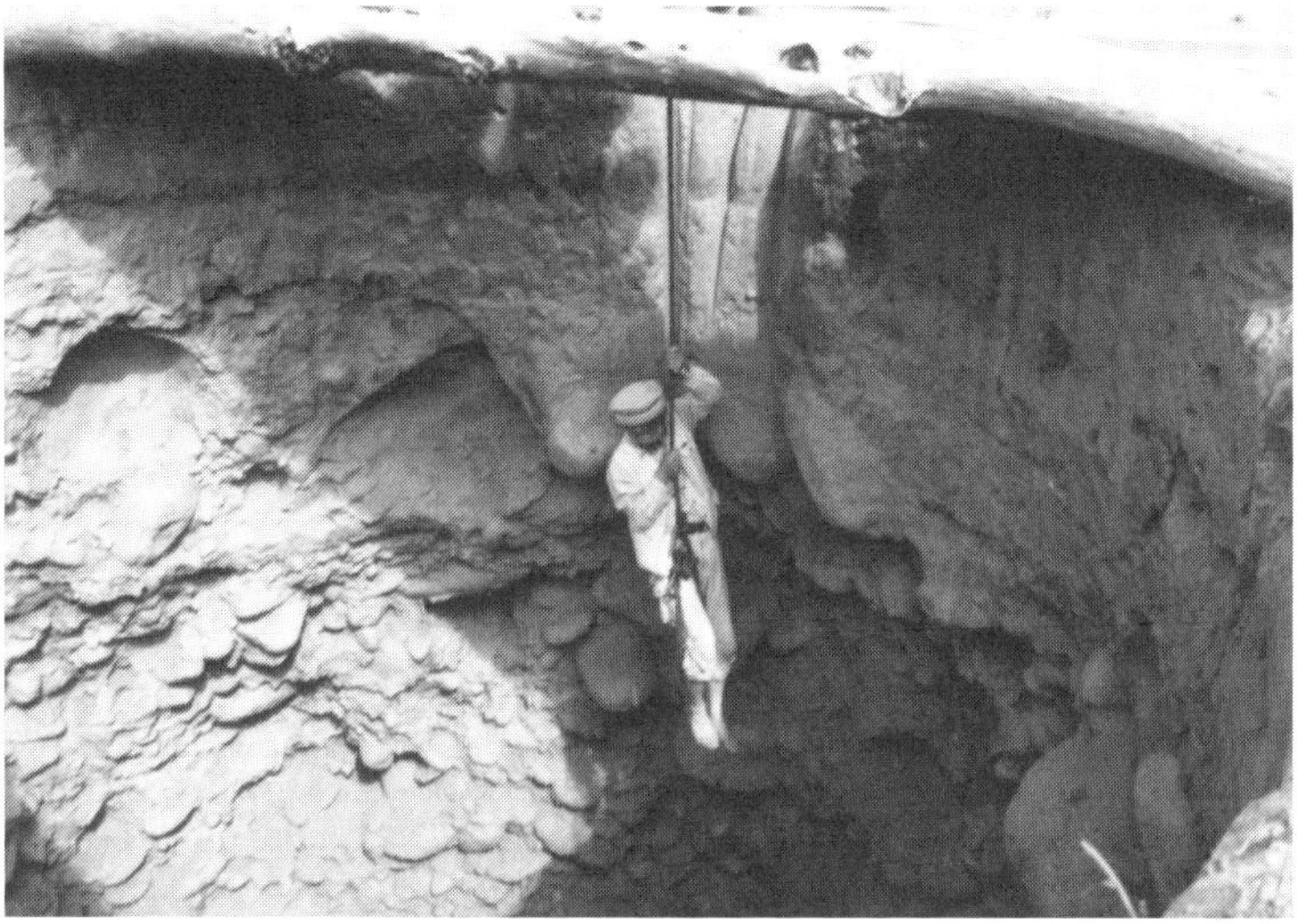
自らが手がけた灌漑用井戸の底に下りる筆者

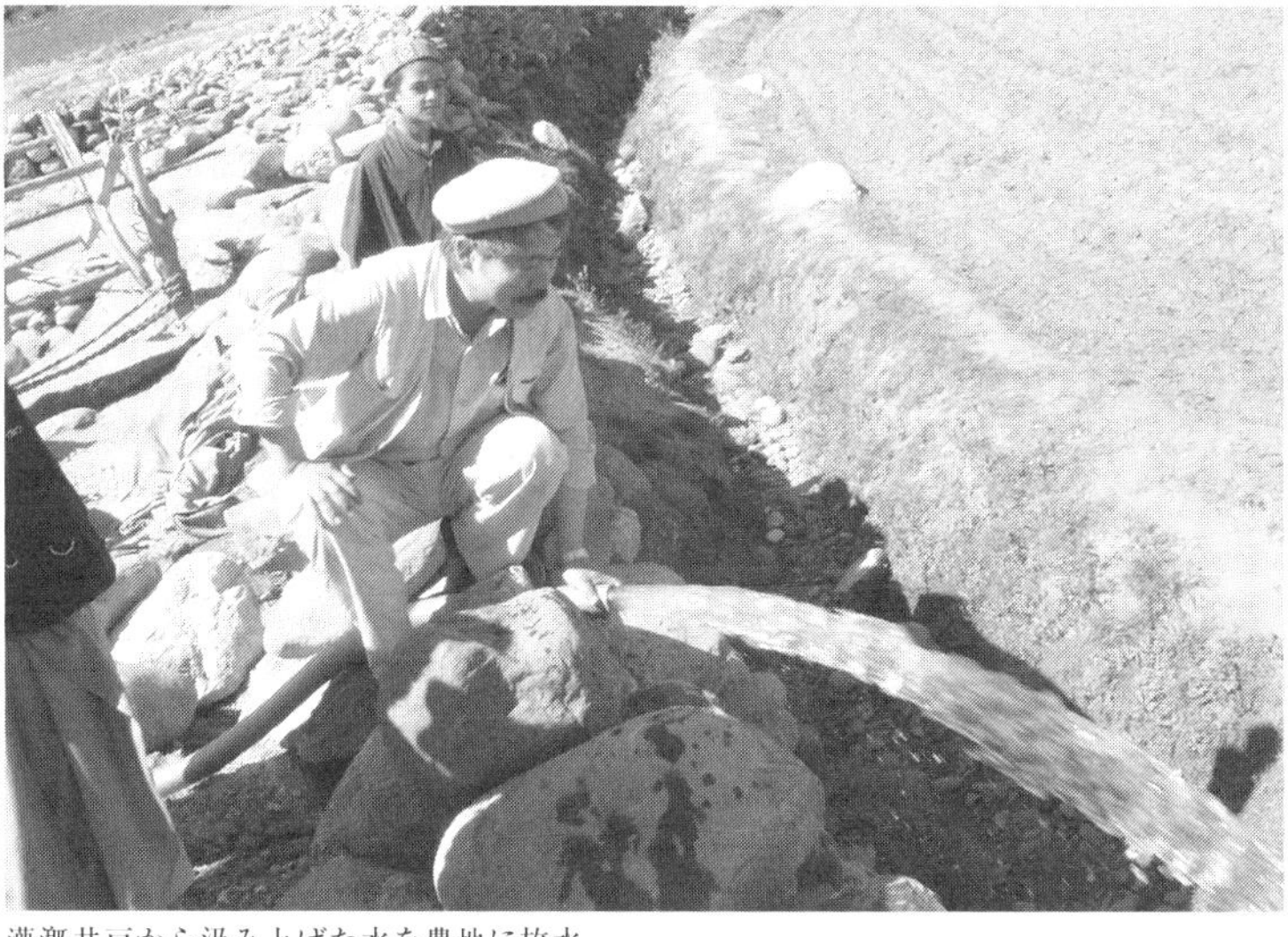
灌漑井戸から汲み上げた水を農地に放水

きないのは致命的である。現金収入を求める出稼ぎ難民は少しも減らなかった。中には傭兵として、内戦の矢面《やおもて》に立つ者も少なくなかった。そこで、ＰＭＳとしては、元来のアフガン農村の回復こそ健康と平和の基礎だと唱え、沙漠化した田畑を回復する努力が行われた。ダラエヌール渓谷を中心に、灌漑用水を得ることが大きな目標となった。

伝統的な灌漑用水路「カレーズ」の復旧が手がけられ、四〇本のうち三八本を再生した。これは地下水を百数十メートルの横穴から導き出す一種の横井戸で、偉大な威力を発揮した。診療所周辺の沙漠化した田畑が短期間でよみがえり、約一〇〇家族が帰農するという奇跡も起きたのである。このとき、指示を出した私自身が驚くほど、水の恵みの偉大さを知った。

さらに、カレーズも限界があると見た我々は、直径五メートル以上の灌漑用井戸を手がけ、さらに数十町歩を緑化した。診療所周辺の渓谷は少しずつ畑を取り戻し、帰農する村人がさらに増えた。

それでも、今度は地下水位が低下し始め、この旱魃が並みのものでないことを思い知り、危機感は深まっていった。

九・一一

旱魃に対する国際救援が動く気配はなかった。加えてタリバン政権の匿《かくま》う「アルカイダ」は厄介な存在となった。米英は矛先をアフガニスタンに向け、二〇〇一年一月、国連制裁が強化された。旱魃と飢餓は世界に知らされず、初めの頃、食糧まで制裁項目にあったので、実情を知る現地国連職員が猛反対した。

「これが転回点であった。タリバン政権内部では自重する声が主流であったが、一転して過激な主張が力を持つようになった」（モタワキル元外相の証言）。バーミヤンの仏像破壊が行われたのは、この直後である。飢えた人々の群れがさらに越境して難民が増加した。

首都カブールでは、流民に等しい旱魃避難民の群れに対して、国際支援が与えられるどころか、欧米各団体が続々と撤退していた。市内では、東部と同様、井戸の水位が急速に下がり、水欠乏が至る所で見られていた。特にハザラ族の多く住むダシュテバルチーなどの地域は、人口が密集し、不衛生による赤痢などの腸管感染症、リーシュマニアなどの皮膚感染症が圧倒的に多かった。二〇〇一年三月、巨大な無医地区と化したカブールに、ＰＭＳは急遽、五ヶ所の臨時診療所を設け対処した。

だが、五ヶ所の臨時診療所では焼け石に水である。年内に十ヶ所に増やすべくお膳立てをすると共に、ナンガラハル州で完成した六六〇ヶ所の水源を更に一〇〇〇ヶ所に急増するよう指示し、一旦ペシャワールに戻ったのが九月十日であった。ところが、翌十一日、ジャララバードから緊急の電話があり、ニューヨークの同時多発テロ事件を伝えられた。

井戸事業を担当していた蓮岡、目黒の両名も、直ぐに出国する気は全くなかった。地元ジャララバードも、戦乱、空爆には慣れている。海外ニュースが伝えるほど混乱はなく、平静であるはずだ……。

私たちは帰って来ます

九月十三日、ジャララバードに急遽戻り、八七名の職員を集め、今後の方針を説明、蓮岡らには三日以内に準備を済ませ、ペシャワールで待機するよう伝えた。

大規模な軍事報復を予想して、車両・機材を安全地帯と思える場所に移動させ、薬剤はPMS診療所があるダラエヌール渓谷に移し、数ヶ月の籠城《ろうじよう》に耐えるように指示した。五ヶ所に診療所をもつカブールには伝令を送り、ペシャワールに家族のある職員はペシャワールに戻らせ、カブール市内に家族のある者はその意思に委《ゆだ》ねた。

旱魃対策の要であった水源確保の事務所はジャララバードに置かれており、若い日本人ワーカーたちもここに寝起きしていた。「PMS水源対策事務所」の全職員は、金曜日の休みであったにもかかわらず、同日午前七時に異例の召集をかけられて集結していた。

意外に町は平静であった。黙々と日々の営みが行われていたが、それは事情を知らないからではない。相変わらずBBCはパシュトゥ語放送で米国の動きを伝えていたし、職員の誰もが日本人大衆よりは驚くほど正確に事態を判断していた。実際、ジャララバードには三年前にも米国の巡航ミサイル攻撃が集中した。今度は更に大規模な空爆が行われるだろうとは百も承知の上のことである。

粛々と何かに備えるように……といっても、米国憎しと戦意をたぎらすわけでもなく、ただひたすらその日を生き、後は神に委ねると述べるのが正確であろう。緊迫した決意であっても、そこに騒々しい主張や狼狽《ろうばい》はいささかも感じられなかった。

私は集まった職員たちに手短に事情を説明した。「日本人ワーカーを帰すべき言いわけを述べ、かつ志気を保つように」との水源事業担当の蓮岡の求めだったが、感傷的になっていたのはおそらく私の方だったろう。

「諸君、この一年、君たちの協力で、二十数万名の人々が村を捨てずに助かり、命をつなぎえたことを感謝します。すでにお聞きのように、米国による報復で、この町も危険にさらされています。しかし、私たちは帰って来ます。ＰＭＳが諸君を見捨てることはないでしょう。死を恐れてはなりません。しかし、私たちの死は他の人々のために意味を持つべきです。緊急時が去ったあかつきには、また共に汗を流して働きましょう。この一週間は休暇とし、家族退避の備えをして下さい。九月二十三日に作業を再開します。プロジェクトに絶対に変更はありません」

長老らしき風貌の職員、タラフダール氏が立ち上がり、感謝を述べた。

「皆さん、世界には二種類の人間があるだけです。無欲に他人を思う人、そして己の利益を図るのに心がくもった人です。ＰＭＳはいずれか、お分かりでしょう。私たちはあなたたち日本人と日本を永久に忘れません」

これはすでに決別の辞であった。

家族をアフガン内に抱える者は、誰一人ペシャワールに逃れようとしなかった。その粛然たる落ち着きと笑顔に、内心忸怩たるものを感ぜずにはおれなかった。再会する可能性がないと互いに知りつつ敢えてカブールへと旅立つ一人の医師を、「神のご加護を」と抱擁して見送った。

帰国してから、日本中が沸き返る「米国対タリバン」という対決の構図が、何だか作為的な気がした。淡々と日常の生を刻む人々の姿が忘れられなかった。

「有害無益」発言

かくて米英の主張する「アフガン報復爆撃」は過熱し、日本政府も「テロ特措法（テロ対策特別措置法）」を成立させて自衛隊派遣を決定、進んで米英に協力を申し出てイージス艦をインド洋に派遣するなど、事態はあらぬ方向へ展開していった。

テロ特措法成立前の二〇〇一年十月十三日、私は縁もゆかりもなかった日本の政治中枢たる国会の衆議院特別委員会で、話をすることを求められた。政治の世界に接点を持つのは、我々の禁じ手であったが、旱魃の実態を伝え、食糧配給計画をアピールするには千載一遇の機会だと考え、快諾した。私の意図は、目前にした事実を伝え、平和を願う善意を理屈から力に転化することであった。観念の戦いは不毛である。平和は戦争以上に積極的な力でなければならぬ。アフガンでは、飢餓地獄の巷《ちまた》に凍てつく冬将軍が迫っていた。緊急のアフガン問題は、政治や軍事問題ではない。パンと水の問題である。命の尊さこそ普遍的な事実である。これが私の言いたかった全てである。

当時、「難民キャンプで救援活動するNGOなどを守るために、自衛隊を派遣する」という名目で議論が行われていた。そこで私は、抽象的な議論は一切せず、アフガンの現状、特に大旱魃による人々の惨状とアフガン難民の実態を述べ、自衛隊派遣よりも飢餓救援を訴えた。

実際のところ、カブールで見てきたのは、大半が農村からの流民とも呼べる人々であった。元からいた中流市民層はすでにペシャワールなど、パキスタン側へ難を避けて久しかったのである。つまり、国外へ難民として逃れることさえできぬ人々がひしめいていたと言ってよかった。

「……こうして、不確かな情報に基づいて、軍隊が日本から送られるとなれば、住民は軍服を着た集団を見て異様に感ずるでありましょう」

「よって自衛隊派遣は有害無益、飢餓状態の解消こそが最大の問題であります」

この発言で議場騒然となった。私の真向かいに座っていた議員が、突然ざわめいて野次を飛ばし、嘲笑や罵声《ばせい》をあびせた。司会役をしていた代議士が、発言の取り消しを要求した。あたかも自衛隊派遣が自明の方針で、「参考人招致」はただの儀式であるかのようであった。「対日感情は一挙に悪化するだろう。これは過去先輩たちが血を流して得た（平和主義という）教訓を壊《こぼ》つものである」

「最後に、党派を問わず、一人の父親、母親としての皆さんに訴える。くりかえすが、大旱魃と飢餓対策こそが緊急課題である」と、食糧支援計画をアピールして、締めくくった。

空爆下の食糧配給

実際、戦争協力を厭《いと》い、本当は何が起きているのか耳を傾けてくれる人々も、大勢居たのである。ペシャワール会が「緊急食糧支援」を訴えると、かつてない反響が巻き起こった。当初、「一、二億円もあれば当面の餓死者は減らせる」との私の公の発言に、財政担当は驚き、絶句したが、これは杞憂《きゆう》だった。十月末までに目標額の二億円以上が寄せられ、翌二〇〇二年一月には六億円に迫った。

かくて財政基盤は磐石の備えを固め、「予算を気にせずどんどん送れ」と檄《げき》を飛ばし、十月十八日現地に戻った。肝心の緊急食糧支援の計画は、ペシャワール側ですでに小麦粉と食用油の買い付け、輸送の段階に入っていた。できるなら空爆が始まる前に大量に送り付けたかった。

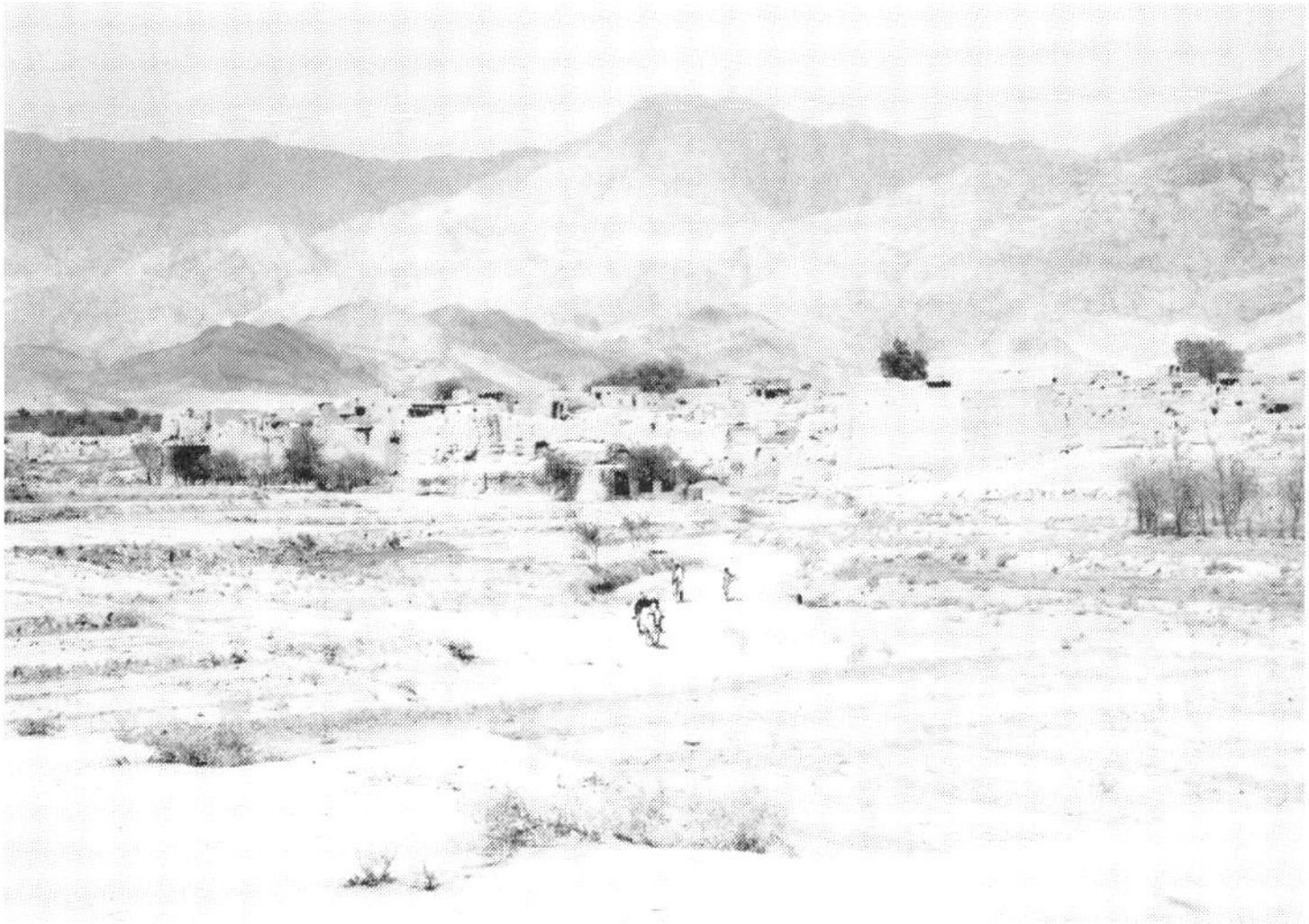

旱魃の村を去る村民たち

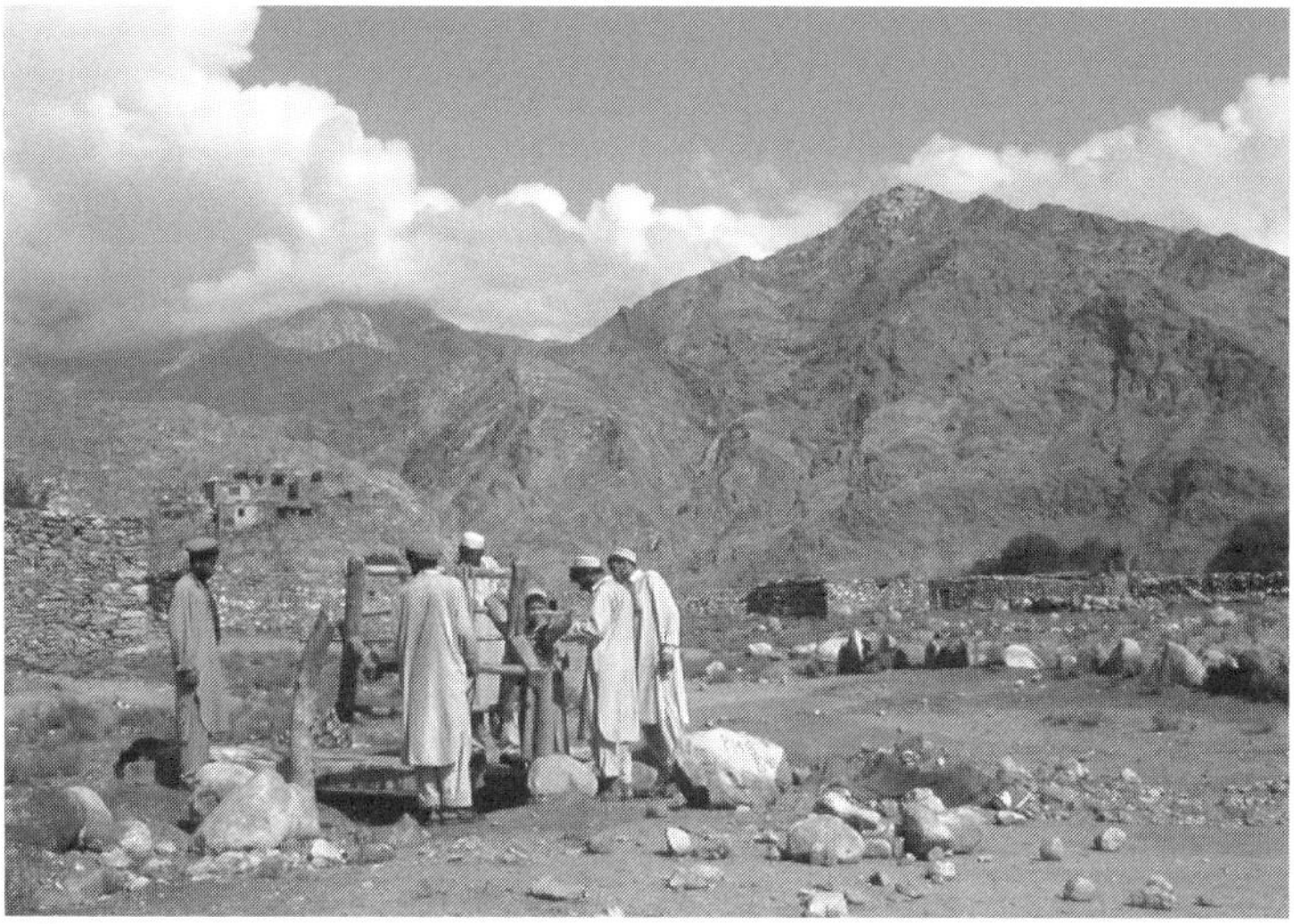

空爆下においても井戸掘りは続けられた

しかし、もたもたしているうちに、とうとう空爆が始まり、十月七日、ジャララバードが空襲された。カブールの本格的攻撃は時間の問題であった。この中で誰が配給に携わるか、多少不安があったが、二〇名の職員が志願し、副院長のジア医師、元軍学校教師の職員・タラフダールがその指揮を執っていた。

飢えた人々が殺到する食糧配給は、多くの困難がある。誰が本当に困っているか、見分けがつかない。また、日本でまことしやかに報道された「ピンポイント攻撃（テロリストの場所だけを攻撃して市民に被害を与えない）」の実態は、無差別爆撃であった。ただし計画的に爆撃地区が選ばれたのは事実で、一地区を集中的に襲って人々が逃げると、今度は安全と思われた別の場所が襲われる。市民たちは徒歩、タクシー、馬車で市中を日夜逃げ惑い、神経をすり減らした。無論、多くの死傷者が出た。この戦《いくさ》そのものが、全くの一方的な殺人ゲームの様であった。対するタリバン政権は極貧の状態で、ライフルや刀剣、対戦車砲以外に大した武器もなかった。数少ないヘリコプターがあるだけで、航空戦力はない。「米、制空権を確保」、「日本占領をモデルとして、占領後の政策検討」など、大真面目の見出しが紙面を飾ったが、軍事的には、ほぼ無抵抗の者を相手に、戦争が演出されたといえる。

上空から明らかに識別できる国際赤十字施設も直撃弾を食らって大破し、唯一残って空爆の報道を続けるアルジャジーラ放送局も壊滅した。有志職員宿舎が一発の爆弾で全滅すれば、配給が不可能になる恐れがあった。

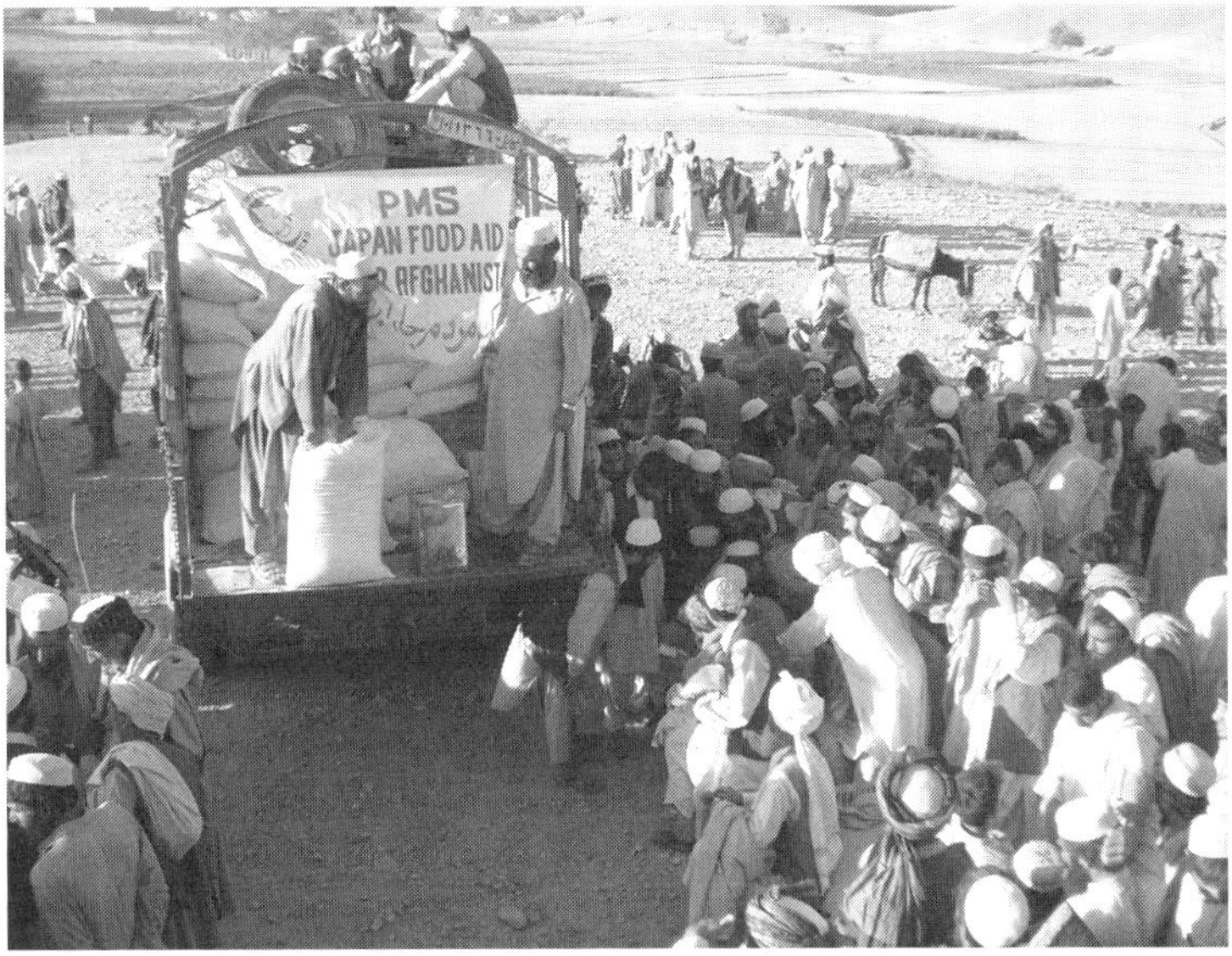

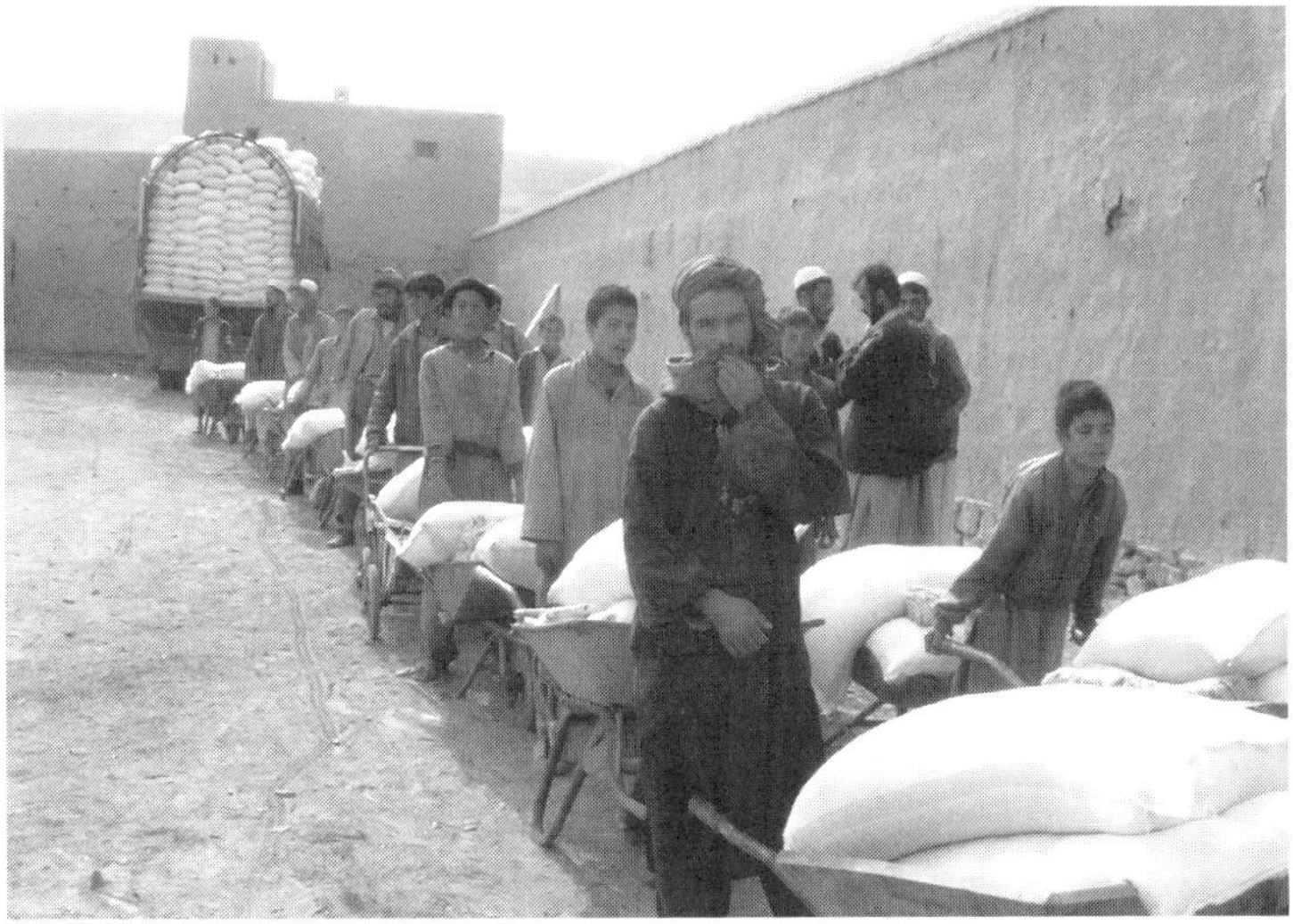

飢餓難民を救うために、空爆下に行われた小麦と食用油の食糧配給

そこで、わが配給部隊を市中の三ヶ所に分宿させ、一チームが壊滅しても残る二チームが任務を継続するように厳命、ハザラ族の住むカブール郊外のダシュテバルチーを中心に、三方面から配給を開始した。ミクロヤーン地区に配属されたチームの宿舎の至近距離に爆弾が投下されて多数の市民が死傷したが、わがＰＭＳチームはひるまずに任務を継続、五ヶ所の診療所も休みなく仕事を続けて人々を励ました。

カブール陥落と「解放軍」の進駐

十一月十二日夜、タリバン政府筋から速やかにカブールを退去するよう勧告があり、翌十一月十三日、タリバン部隊、政府関係者は忽然《こつぜん》と姿を消した。明らかに計画的な行動であった。実際、空爆前に拘束されていたキリスト教団体やジャーナリストの外国人たちは、この直後にトルハム国境で申し合わせたように釈放されている。

これと前後して帰国した折に報ぜられたアフガン情勢は、目前にしたものと全く異なるものであった。最も誤解を与えた映像は、「タリバンの圧制から解放され、北部同盟軍の進駐を歓呼して迎える市民たち。ブルカを脱ぐ女性たちの姿」である。これが嫌というほどくりかえし流された。これは錯覚だった。わずか五年前の一九九六年九月、タリバン軍がカブールを陥《お》として進駐した時も、同じ市民が歓呼して迎えたのである。ジャララバードでも同様で、私はその場にいた。ほとんどの人々にとっては、「争いません」という意思表示以上のものではなかった。地域によっては、カルザイ政権の旗、北部同盟の旗、タリバンの旗が仲良く並んで立てられていた。それに空爆で多くの肉親が殺されたとあっては面白いはずがない。むしろ冷ややかな目で見ていた。

私もその一人であった。世界が捏造《ねつぞう》と錯覚で成り立っていることに愕然《がくぜん》とせざるを得なかった。もはや実情を語るのに疲れたのである。いかに粉飾しようと、この戦争のツケは、暴力的報復として、やがて現れるだろう。爆風で散乱した肉親の死体を拾い集め、両親の屍《しかばね》に取りすがって泣いていた子供たちの姿が心に焼きついて離れない。彼らが長じたとき……不憫《ふびん》な思いと共に、うそ寒いものを感ぜざるを得なかった。

復興支援ブーム

二〇〇二年一月、東京で「アフガン復興支援会議」が開かれ、NGOの関与が話題となり、日本中が明るい「アフガン復興ブーム」で沸いた。米国に擁立されたカルザイ議長、各国外相レベルの要人が集まり、援助額などが取り決められた。総援助額四五億ドルのうち、五億ドルを日本が拠出すると報道された。NGOの出席をめぐって当時の田中真紀子外相が更迭《こうてつ》される事件もあって、官民あげて大きな話題となった。

しかし、これには素直によろこべないものがあった。「自由とデモクラシー」という錦の御《み》旗《はた》のもと、まるで未開の蛮族を文明化してやるような驕《おご》りが、先進国側になかったとはいえない。最も不満だったのは、沙漠化による農村の崩壊がおろそかにされ、外国のアイデアが重視されたことだった。都市化された空間で育った先進諸国民は、飢餓の辛さを体験したものが少ない。電気や電話はどこにもあって、カネさえあれば何とかなると思っている節《ふし》がある。

既述のように、アフガニスタンは自給自足の農業国で、農民と遊牧民が九割を占めるといわれる。所得こそ少ないが、決して貧しい国ではなかった。当然、食糧自給率は一〇〇パーセントに近かった（日本の穀物自給率は二八パーセント）。それが沙漠化の進行で耕地が極端に減り、主に農村部から出稼ぎ難民が急増していた。アフガン難民問題は、簡単に言えば、みな食えなくなったからである。決して政治体制や教育だけの問題ではなかった。ソ連軍撤退後に起こった、一九八八〜九〇年の「アフガン難民帰還、復興援助ラッシュ」の再来に過ぎない。いきおい私のコメントは、そっけないものであった。「何が何でもまず生きることを可能にすることだ。アフガン問題は忘れ去られるだろう。しかし、これまで我々の方針に変更はなかったし、今後もない」

復興ブームと合わせるように、二〇〇二年春、ＵＮＨＣＲ（国連難民高等弁務官事務所）が始めた「難民帰還プロジェクト」は、当初から大きな困難を背負わされた。パキスタンに居た二〇〇万人の難民を一年間一〇〇万人のペースで帰すようにすると発表し、米国に擁立された政権は「衣食住を保障する」と約束した。ＵＮＨＣＲは一年後の二月、「予定を上回って二〇〇万人中、一四〇万人が帰還した」としたが、結末は数字が雄弁である。二〇〇五年になってパキスタン政府が「三〇〇万人のアフガン難民の存在」を訴えた。すなわち、この三年間で多くの帰還難民がＵターンしてパキスタンに戻り、さらに一〇〇万人が新たに難民化したことを示している（ＵＮＨＣＲは二〇〇六年に二〇〇万としたが、結局、難民の数はほとんど減らなかった）。

それでも、ＵＮＨＣＲの努力はまっとうだといわねばならない。少なくとも「生きること」を視野にした計画である。多くの救援団体は首都カブールだけに集中し、学校教育のあり方、男女平等の徹底などを論じる傍らで、多くの人々がその日の糧《かて》にも喘《あえ》いでいることを知っているとは思えなかった。

教育や男女平等が無用と言うのではない。死にかけたわが子を抱きしめて診療所に急ぐ母親、一家の働き手を空爆で失って途方に暮れる主婦、延々数キロの道のりを水汲みで往復する農村の女性たち、彼女らの声が反映されているとは言えなかったからだ。

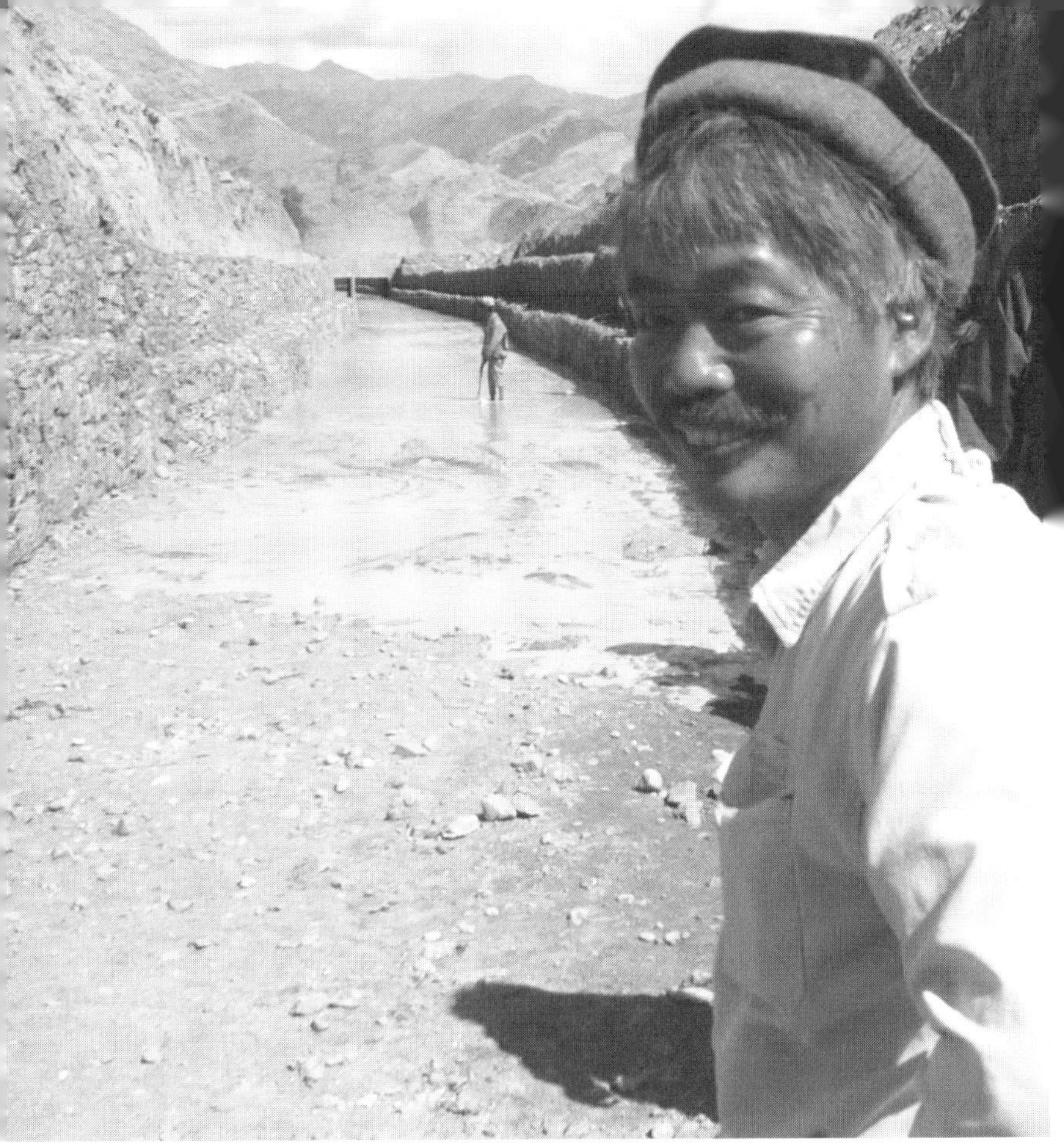

第三部
緑の大地をつくる
2002〜2008

第五章 農村の復活を目指して

ＰＭＳ奥地診療所の閉鎖

わがＰＭＳ（平和医療団・日本）では、二〇〇二年六月にカブールの五つの臨時診療所を閉鎖、アフガン東部農村地帯に集中する方針を固めた。しかし、「復興支援ラッシュ」は大きな打撃を我々に与えた。まず物価高騰である。ものがないところに外国諸団体が気前よく大金を落とすから、カネだけがだぶつく。インフレは甚だしいものがあった。家賃が十倍以上に跳ね上がり、外国人が困るならまだしも、基本物価の上昇は、ただでさえ貧しかった人々を苦しめた。

次に人材の流出である。特に医師層や技術者は他のＮＧＯに高給で引き抜かれ、診療所の維持が危機に瀕した。多くはカブールで五倍、十倍の給与を保障され、我々の許《もと》を去った。ＰＭＳ病院で重きをなしていた医師たちの少なからぬ者が、他の国際団体で十倍以上の給与で雇われるという、笑えぬ話もあった。以後、医療事業に慢性的な不振の時期が続く。

最も精神的な打撃になったのは、一九九一年以来活動を続けていたアフガン国内診療所のうち、クナール州のダラエピーチ診療所、ヌーリスタン州のワマ診療所の二つを失ったことである。いずれもアフガニスタンでも最も奥地にあり、まともな医療設備が皆無な地域である。そのため、地元住民から頼りにされる存在であった。

しかし、医師層が次々と辞職、高給を求めてカブールに移り、二〇〇四年十二月までに一八名が去り、四名を残すだけとなった。古参の検査技師たちも同様であった。新規採用を行っても、若い医師たちは僻地《へきち》勤務を嫌がって辞めてゆく。人材不足で管理困難に陥った。

人材不足だけではなかった。新政府の場当たり的な方針、米軍とその同盟国の軍事活動が及ぼした悪影響は計り知れない。まず「復興支援」の一環で、医療設備の拡充が図られたのは良いが、カブールに集中するNGOと新政府との間の取引で事が運ばれたのが問題であった。

ISAF（国際治安支援部隊）と同様、カブールをほとんど出ないNGOに対して、新政府内部でも批判の声が上がり、二〇〇四年九月の新組閣の直後、外国NGO担当の大臣が約二〇〇〇団体の活動停止処分を行った。この強硬措置に諸外国や利を得る団体が反応したのか、選ばれたばかりの大臣が突然辞任してしまった。この頃まで、いくら米国に擁立された政権といえども、「復興支援資金」の七割以上が外国NGOや国連団体を通して与えられ、政府は官吏の給与にさえ窮するありさまであった。

もっとも、行政機構の整備が進んでいない中でやむを得ない面もあった。しかし、援助団体の大半は基金拠出が中心で、書類審査だけで決定することが多かったので、実効を評価できないでいた。もし技術団を送り込んで実事業に直接関わっていれば、かなり改善したと思われる。この状態は後々まで尾を引き、後にアフガン政府主導に移っても、中身より書類が重視される弊風《へいふう》を生んだと言える。

医療福祉拡充を急いだ政権は、外国医療NGOに地域を割り当てて活動を命じた。わがダラエピーチ診療所のあるクナール州は、EUの出資する民間団体に割り当てられ、政府規定に従って全ての医療機関を統括することになった。この割り当ては落札で行われ、出資団体が一定地区を担当することになっていた。こうして、AMI（国際医療援助）という団体がクナール州全土で診療設備の投資を行い、PMS診療所は、その傘下で新規定に基づいて活動することが求められたのである。しかし、彼らは医療団体ではなく、基金団体であった。その「規定」の大半はUSAID（米国国際開発局）のコピーであった。診療時間が午前八時から十二時まで、地元出身者を雇用し、分娩室を設置することが決められた。これは我々には無理である。我々は午前八時から午後三時まで診療、急患は夜中でも診ていた。また、一ヶ月ごとに医療職員の交代を行い、ペシャワール基地病院での定期研修で質の向上を義務づけていた。これらが認められなくなったのである。また、農村では家庭分娩が普通で、診療所が産院の役目をする習慣はなかった。

更に、米軍のクナール州やヌーリスタン州での「タリバン掃討作戦」が次第に活発化し、米軍民生局が関与してきた。外国団体に悪意がなくとも、米軍の住民懐柔策の一環と誤解されることも稀でなかった。これを裏づけるように、二〇〇四年秋から外国団体が路上で襲撃される事件が相次いだ。

かくて二〇〇五年一月、内憂外患《ないゆうがいかん》の中でも続けられていたPMSのダラエピーチ、ワマの二診療所は遂に一時撤退を余儀なくされた。いずれも新築改装した直後である。AMI＝新政府に「譲渡・移管」という形をとったものの、まともな診療が行われないことは分かり切っている。

最後のチームをペシャワールから送り出したとき、十五年間の労苦に思いを馳せ、生木を裂かれるような感情をぬぐえなかった。同時に、心ない軍事活動や外国団体の場当たり的なやり方に嫌悪感を抱かざるを得なかった。住民たちは悲しみ、PMSによる診療所再開を求める陳情が、ひっきりなしにジャララバードの事務所に届けられたが、「今は待て」としか言えない。内心穏やかではなかった。

辛うじて医療行政側の好意でダラエヌール診療所だけを確保し、現在に至っている。

進行する旱魃

旱魃は少しも収まらなかった。二〇〇四年五月に利用できる飲料水源（主に井戸）が一〇〇〇ヶ所を突破、さらに増えつつあったが、その多くは地下水位低下のため再掘削を余儀なくされた。最終的に二〇〇六年までに一六〇〇ヶ所に飲料用井戸を確保、二〇万人以上の難民化を辛うじて防いだものの、維持に追われる上、医療活動と同様、技術者たちの流出で組織の停滞が危ぶまれるようになった。大井戸やカレーズの復旧による灌漑用水源にいたっては、ほぼ限界に達した。地表だけでなく、地下水も枯渇《こかつ》し始めたからだ。カレーズの水量が激減したので、灌漑用井戸を一一本掘って、辛うじてダラエヌール下流のソレジ村、ブディアライ村の一部、計百数十町歩の田畑を回復したものの、これは稀な幸運例だった。他地域では、進行する沙漠化に比例して難民となって流出する者が後を絶たなかった。

東部アフガニスタンの中心都市がジャララバードである。この町があるナンガラハル州は、かつて豊かな穀倉地帯をなしていた。州は北にケシュマンド山系、南にスピンガル山脈をひかえ、両山脈に挟まれるような地形になっている。ダラエヌール渓谷はこのケシュマンド山系の南面に相当する。いずれも標高四〇〇〇メートル以上、その万年雪が夏に解けだして山麓を潤

■ アフガニスタンの水循環・水利用と旱魃の原因

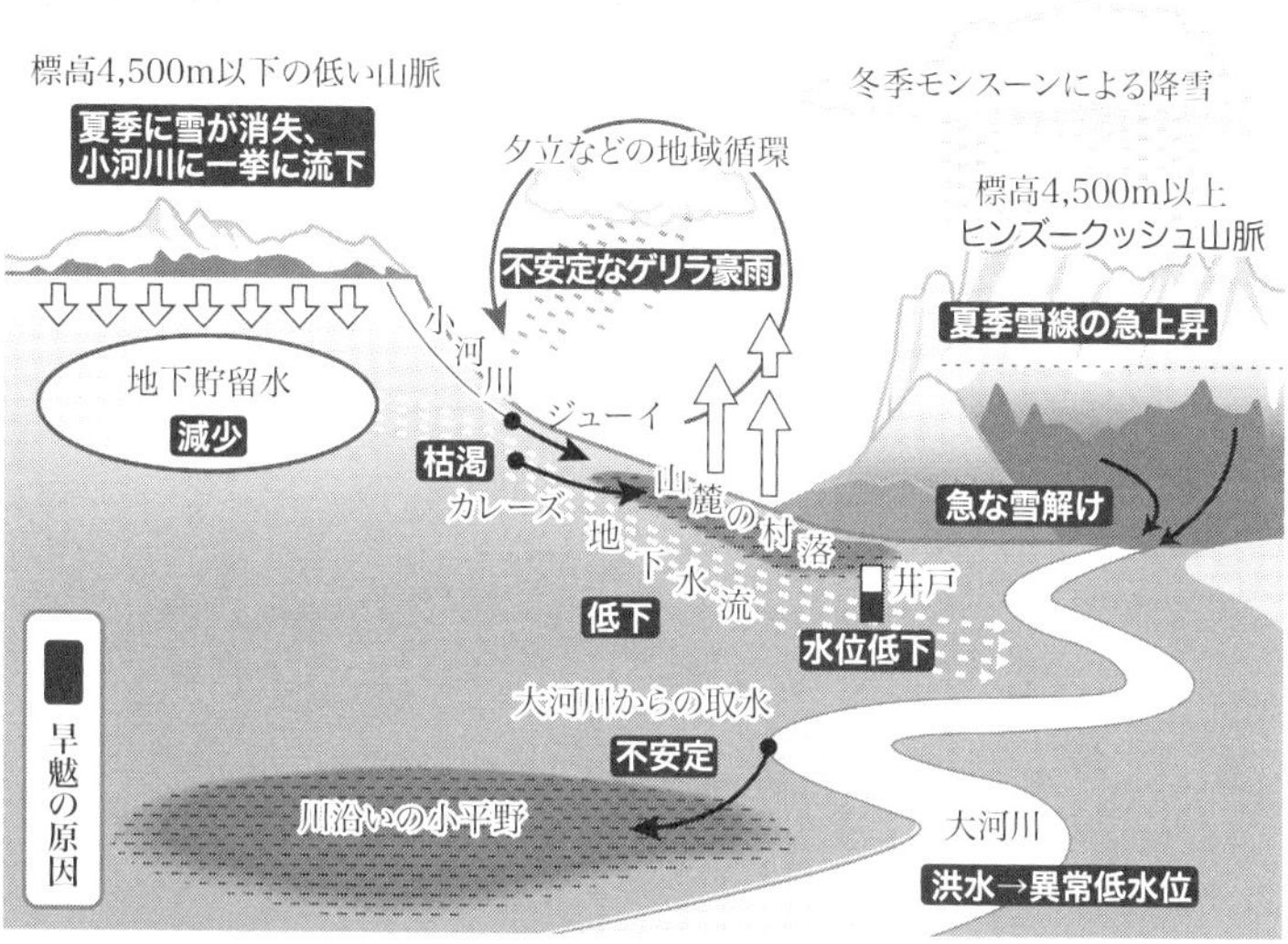

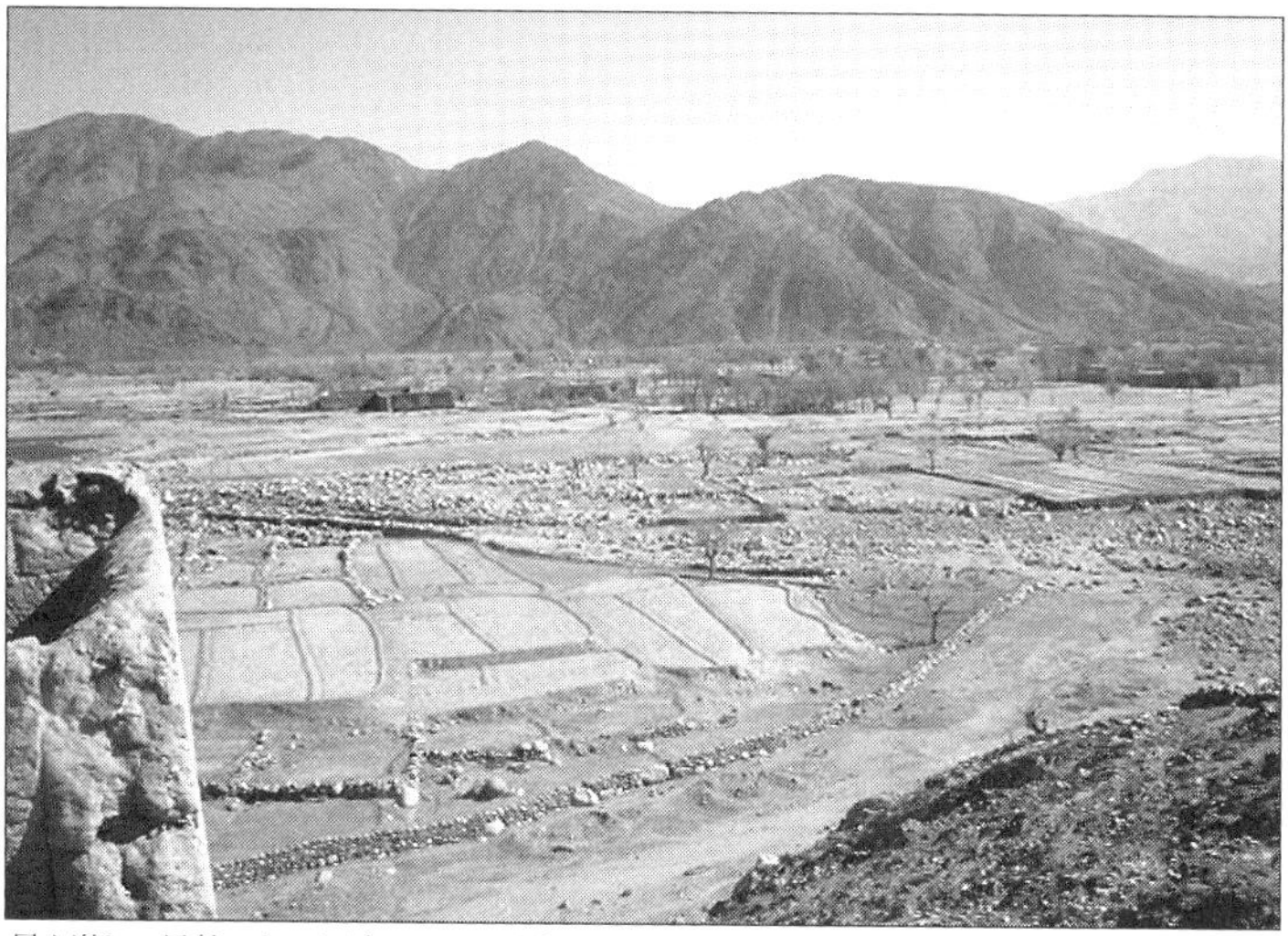
最も激しい旱魃にあったダラエヌール渓谷下流域

してきた。更に、西からカブール河、北からクナール河が注ぎ込み、これら大河からの取水で広大な田園地帯を擁し、東部アフガンの一大穀倉地帯を成していた。

このうち、最も激しい旱魃にあったのは、スピンガル・ケシュマンドの両山麓地帯である。すなわち、巨大な貯水槽を成していた万年雪が年々減少し、夏の雪線は四〇〇〇メートル近くとなって枯渇寸前であった。これに少雨が加わると、水欠乏は極限に達した。それでも、降雨・降雪の絶対量が極端に減ったわけではない。年によっては、あたかも往時の白雪を取り戻したかのように思える。問題は気温上昇であった。積雪の多い分だけ春から夏にかけて急激な雪解けが洪水を成し、あっという間に雪が消えてしまう。

しかし実は、旱魃は我々が水源事業に取り組み始めた二〇〇〇年夏に突然起きたものではなかった。ヒンズークッシュ山脈に隣接するカラコルム・ヒマラヤ山脈でも、雪線の上昇、氷河の消失が観察されて久しかった。

ダラエヌール渓谷では、PMSの診療所が一九九一年に開設されたとき、一年を通して流れる中河川が東西に二本あり、同山麓平野部で広大な農地の水供給源をなしていた。これらと、クナール河からの取水でナンガラハル州北部は豊かな穀倉地帯が広がっていたが、年々ダラエヌール渓谷からの水が枯れ、一方クナール河は初夏に来る大洪水が取水口を壊し、ジリ貧に農業生産が低下していた。洪水と渇水の同居、この気候変化に対処することが何よりも優先されるべきであったのに、当初は大方の関心を引かなかった。

■ダラエヌール渓谷

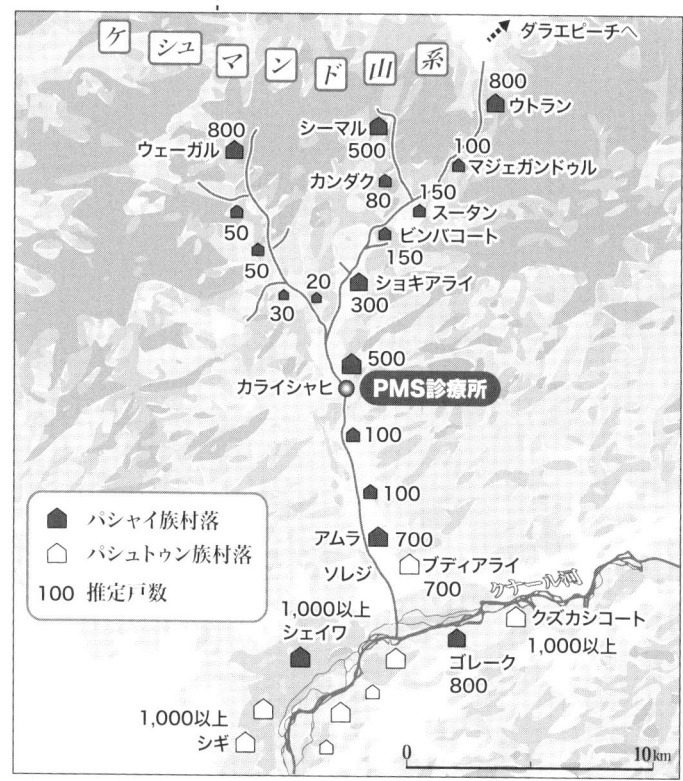

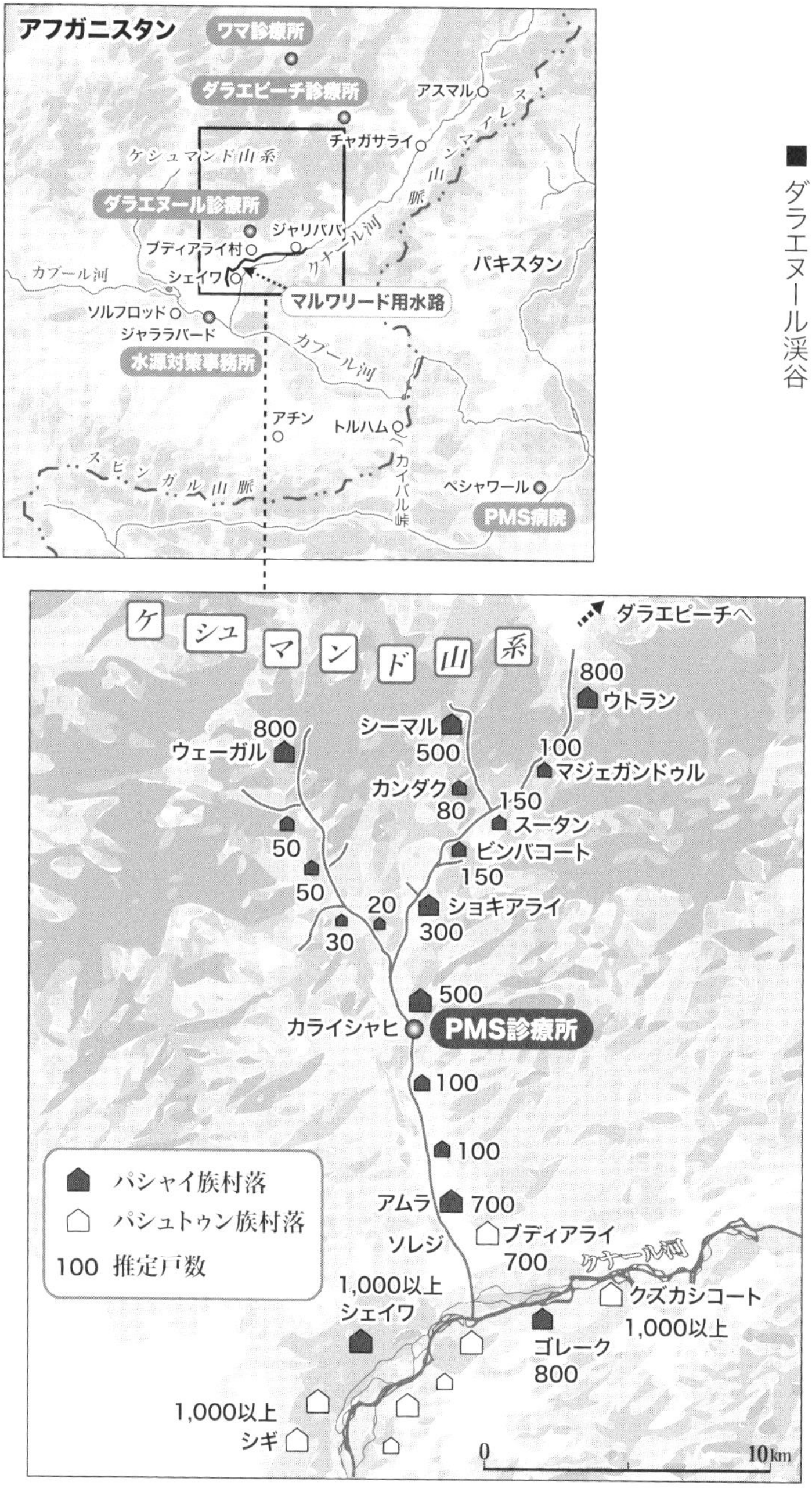
アフガニスタン
ワマ診療所
ダラエピーチ診療所
アスマル
チャガサライ
ケシュマンド山系
ダラエヌール診療所
ジャリババ
ブディアライ村
クナール河
マイレスン山脈
カブール河
シェイワ
パキスタン
マルワリード用水路
ソルフロッド
ジャララバード
水源対策事務所
カブール河
アチン
トルハム
カイバル峠
スピンガル山脈
ペシャワール
PMS病院
ケシュマンド山系
ダラエピーチへ
800
ウトラン
シーマル
500
800
ウェーガル
100
マジェガンドゥル
カンダク
80
150
スータン
50
ビンバコート
150
50
20
ショキアライ
30
300
500
カライシャヒ
PMS診療所
100
100
パシャイ族村落
パシュトゥン族村落
100 推定戸数
アムラ
700
ブディアライ
ソレジ
700
クナール河
1,000以上
シェイワ
クズカシコート
1,000以上
ゴレーク
800
1,000以上
シギ
0
10km

拡大する「対テロ戦争」

タリバン政権時代にほぼ絶滅に追いやられたアヘン栽培が盛大に復活したのは、このためである。ケシは乾燥に強い上、小麦の約一〇〇倍の現金収入を得ることができる。水欠乏に窮した農民たちは、こぞってケシの作付けをしたから、二〇〇三年末までに、アフガニスタン一国で世界の麻薬生産の九割以上を占めるに至った。他方、首都カブールでは、外国人相手の売春が横行し、空爆で稼ぎ手を失った寡婦たちの乞食が増えた。上流階級や外国人の間で華美な風俗がはびこり、心ある人々のひんしゅくを買った。高級ホテルの間近に広がる荒れ果てたスラムの海はあまりに不釣合いである。空爆前のひどい状態はほとんど改善されてなかった。映像が報じた「アフガン復興」は、主に外国人が出入りしやすい首都の一角に過ぎなかったといえる。

治安は悪化の一途をたどり、米軍の「アルカイダ掃討作戦」は、いたずらに反米感情を煽《あお》るばかりで実が上がらなかった。二〇〇二年十一月、隣接するパキスタン北西辺境州（現カイバル・パクトゥンクワ州）では、反米イスラム主義勢力が総選挙で圧勝、州の新政府は公然と米軍を非難し、アフガン国境の軍事作戦に異を唱えた。実際、外国軍の「掃討作戦」は粗雑なもので、モスクや学校の誤爆が後を絶たず、反感と復讐心を人々の間に増幅させた。二〇〇二年に

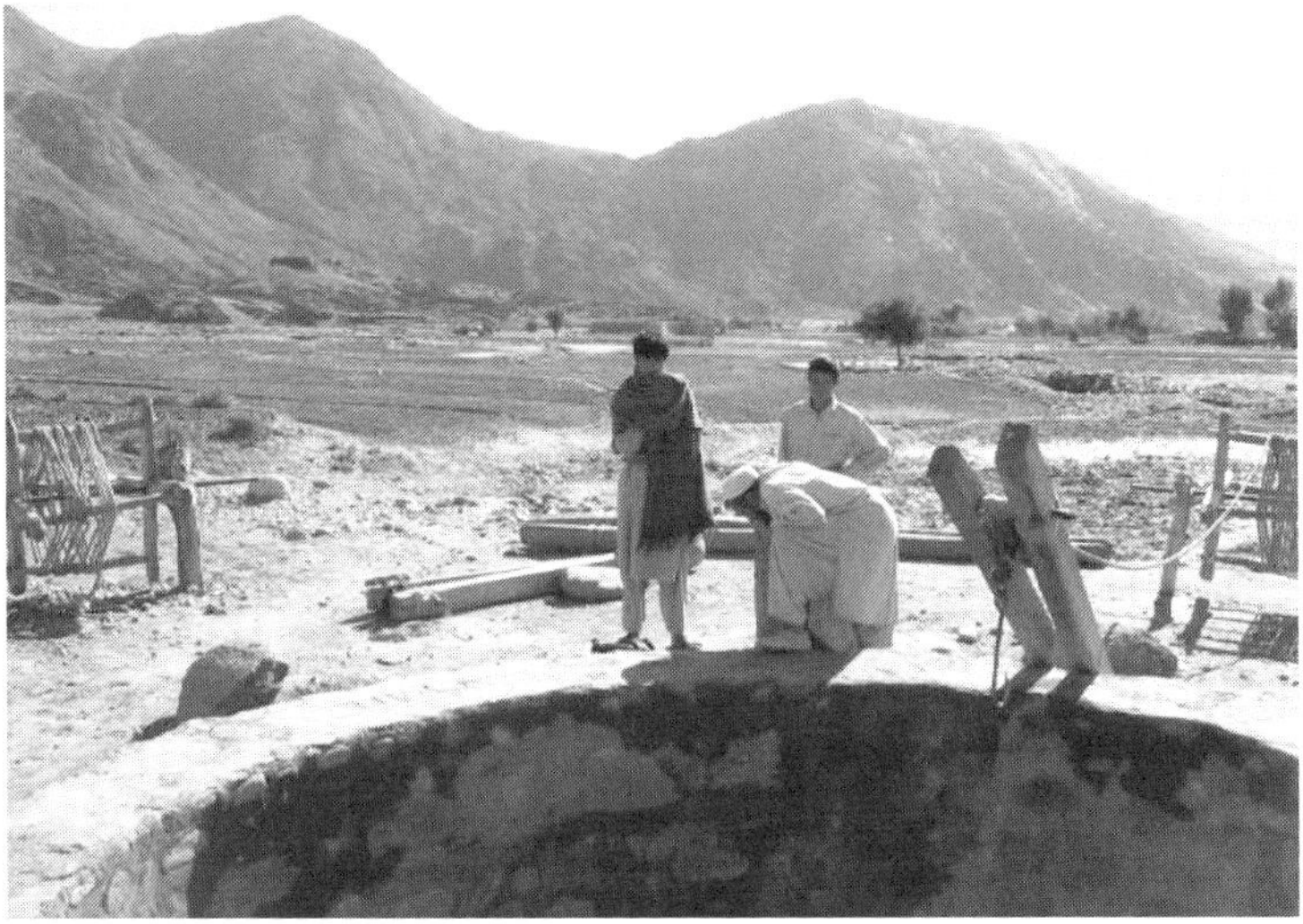

ダラエヌールのブディアライ村には直径5メートルの灌漑用井戸を掘ったが、水位が低下

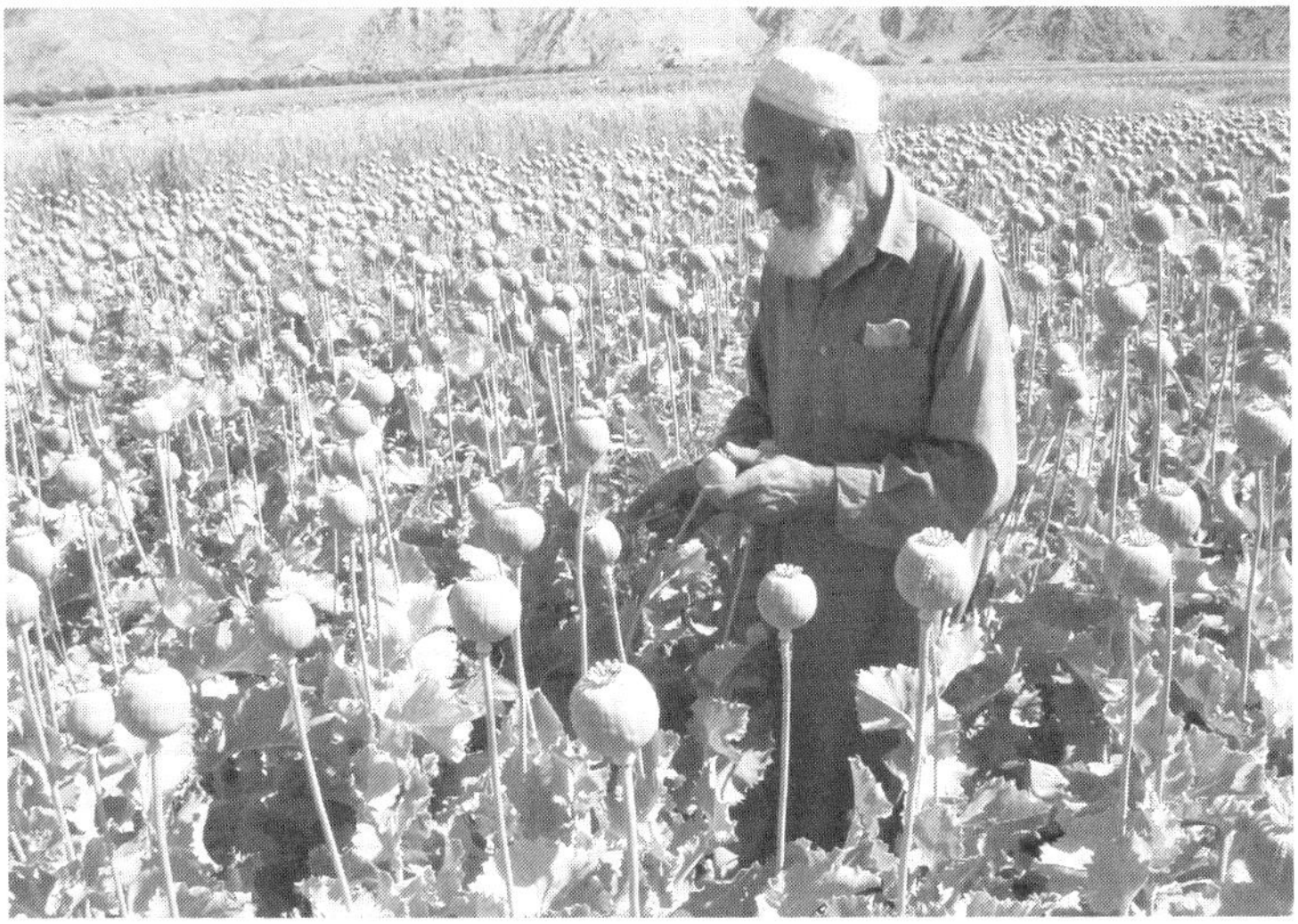

タリバン政権崩壊後に復活したケシ栽培

一万二〇〇〇名だった米軍兵力は、二〇〇四年に一万六〇〇〇名、二〇〇五年に一万八〇〇〇名に増え、更に英国が四〇〇〇名の増派を決定した（その後も増え続け、二〇〇八年までに九万人、二〇一〇年は一二万人に膨れ上がった）。

米軍の地上移動を安全にするため、空からのヘリコプター・パトロールは増えこそすれ減ることがなかった。空爆の回数も年毎に増えていった。

例えば二〇〇三年十一月に、我々ＰＭＳの用水路建設現場が機銃掃射を受けたとき、当局は「疑わしきは攻撃してから、確認する」と述べた。さらに、「戦死した戦友を思う気持ちを分かってほしい」と付け加えた。当方は「空爆で肉親を失った人々の思いを分かってほしい」と言い返したかったが、報復を恐れて公言できなかった。

米軍にとって最大の悩みは、敵と味方の見分けがつかないことである。「民主化」を叫び、法律を変え、タリバン勢力の駆逐《くちく》を図っても、タリバンの生まれた文化的土壌までは抹殺できない。二〇〇三年、米軍の最大の協力者であった北部同盟がジャララバードの実権を握っていたが、他ならぬ反タリバン勢力が「新法律では治められない」としてタリバン時代の法律を復活させた。

用水路開削への道

こうした実情を見るにつけ、心痛まないはずはない。だが、移ろいやすい世の関心は、「何となく落ち着いた」という錯覚を残したまま、アフガニスタンから次第に遠ざかっていった。その頃、アフガン各地から流民の群れが大都市を目指し、さらに国境を越えて続々と難民化している実情は知られることがなかった。

「農村の回復なくしてアフガニスタンの再生なし」という確信を深めた私は、空爆下の食糧配給の訴えに寄せられた「いのちの基金」約六億円を投じて、農業復興に全力をつくす方針を固めた。計画の骨子は以下の通りである。

（一）試験農場――乾燥に強い作付けの研究

（二）飲料水源事業――現在の事業を継続、総数二〇〇〇ヶ所を目指す

（三）灌漑用水事業――①枯れ川になった地域の井堰・溜池の建設、②大河川からの取水、第一弾としてクナール州ジャリババからナンガラハル州シェイワ郡高地まで一三キロメートルの用水路建設（最終的に取水口からガンベリ沙漠まで約二五キロメートルに延長）

二〇〇二年三月、以上を「緑の大地計画」と称し、速やかに準備を開始した。もっとも、これらの計画は、二〇〇〇年八月にジャララバード水源対策事務所が開かれて以来、必然的なな

りゆきだったと言える。新たに加わったのが試験農場だけで、農業用水の確保はそれまでの事業の拡大発展であった。とはいえ、数千町歩灌漑をめざす用水路建設は、これまでPMS＝ペシャワール会が行ってきた事業の中で最大規模のものとなるだろう。しかも、用水路のルートは、その三十年前、国家的な灌漑事業を行った旧ダウード政権が計画段階のうちにダウード大統領自身が暗殺され、その後誰も手をつけなかった地域である。

しかし、全く無謀な挑戦ではなかった。クナール河からの取水口予定地ジャリババからダラエヌールまで、私はかなり地勢を把握していた。過ぎる十数年前、一九八九年にアフガン山岳地帯の診療所開設の下準備を始めたとき、戦火をくぐって頻繁に往来した地域である。地元ゲリラ勢と寝食を共にし、時には山中に身を潜め、時にはパキスタン国境のスレイマン山脈を越えてクナールの大河を筏《いかだ》で渡ったことも一再ではなかった。

それに、二、三ヶ所の難所を除けば、現地の用水路は岩盤沿いの素掘りが多く、ある程度の資金さえあれば、技術的な問題は現地の知恵に頼って実現できると思っていた。荒れ果てた広大な農地、流民の群れ、地下水利用の限界を目の当たりにして、六億円という手持ちの資金を前にすれば、まず実現すべきものと思われた。

かくて持てる知識、経験の総力をあげた挑戦が始まった。

常々、「ペシャワールとアフガニスタンは、アジア世界の抱える全ての矛盾が見える」と述べてきたが、ここに最大の環境問題、温暖化による大旱魃に遭遇し、世界規模で進行する根源的な問題と対峙することになったといえよう。
これは古くて新しい問題であった。百年も前に、渡良瀬《わたらせ》川流域の足尾鉱毒事件の解決に一生をささげた田中正造翁のことばが、印象的に心を捉える。

以上の毒野も、
うかと見れば普通の原野なり。
涙だを以て見れば地獄の餓鬼のみ。
気力を以て見れば竹槍、
臆病を以て見れば疾病のみ。

我々に足りないのは気力と涙である。ＰＭＳもまた、心ある人々の意を体して荒野に緑野を回復し、日本の良心の気力を示そうとするものであった。

第六章
真珠の水――用水路の建設

試行錯誤の開始

かくて賽《さい》は投げられた。米英軍のイラク攻撃の前日、二〇〇三年三月十九日、地方政府の要人、シェイワ郡長老会メンバー、ＰＭＳ（平和医療団・日本）代表を集め、着工式がとり行われた。「ジャリババから約一三キロメートルの用水路建設を数年で完成、沙漠化したシェイワ郡三〇〇〇町歩を回復、用水路は「アーベ・マルワリード（真珠の水）」と名づけ、毎秒六トン（一日五〇〇万トン）の水を旱魃地帯に注ぐ」と公言した。もう後には引けなかった。

しかし、宣言にふさわしい力量があったとは言えない。この時、用水路関係のワーカーに指定した必読文献は、『後世への最大遺物』（内村鑑三）と『日本の米』（富山和子）で、要するに挑戦の気概だけがあった。自分からして、流量計算や流路設計の書物さえ理解できず、高校生の娘から教科書を借りて、苦手な数学を再学習するありさまであった。このとき、笑わずに協力してくれたのが、河川工学の坂本教授、小林技師である。広報担当の福元（現ペシャワール会事務局長）が奔走して、学ぶ機会を作ってくれた。

基礎的なコンクリートの打設作業、セメントや鉄筋組みのイロハも習った。実際に日本の工事現場にも足を運び、本当にゼロからの出発に近かった。しかし、今振り返ってみれば、「専門家だったら決して手をつけないだろう」と思えることである。圧倒的な物量と機械力、精密な測量と理論的研究を誇る日本の公共土木技術は、世界屈指のものである。それだけに、専門分化が著しくて門外漢の入る余地が少なく、医療技術と似た点がないではない。しかし、だからといって日本の土木技師がやってきても、すぐに役立つとは思えない。

医療の場合、日本で優秀な医療技術者といえども、豊富な診療機器とふんだんに必要薬品が使える福祉社会に支えられた技術であって、診断ひとつとっても、聴診器や打腱器など人間の五感だけが頼りでは身動きがつかないことが多い。

農業技術、小さな水利施設の場合は、自給自足で鍛えてきた農民の方が、都会育ちの「エンジニア」殿よりも遥かに呑みこみが良かった。机上論では文字通り食えないからである。しかし、指揮者たる私が医師では、試行錯誤は必至だ。現地医療と同様、近代的な機械力や技術に過度に頼らず、地元農民の手で作業ができ、維持や改修が可能なものを目指すべきだ。ともかく、灌漑施設として自分で手がけたものは、現地のちっぽけなカレーズの改修くらいのもので、「水路」と呼べるものはなかった。

■ マルワリード用水路第1期

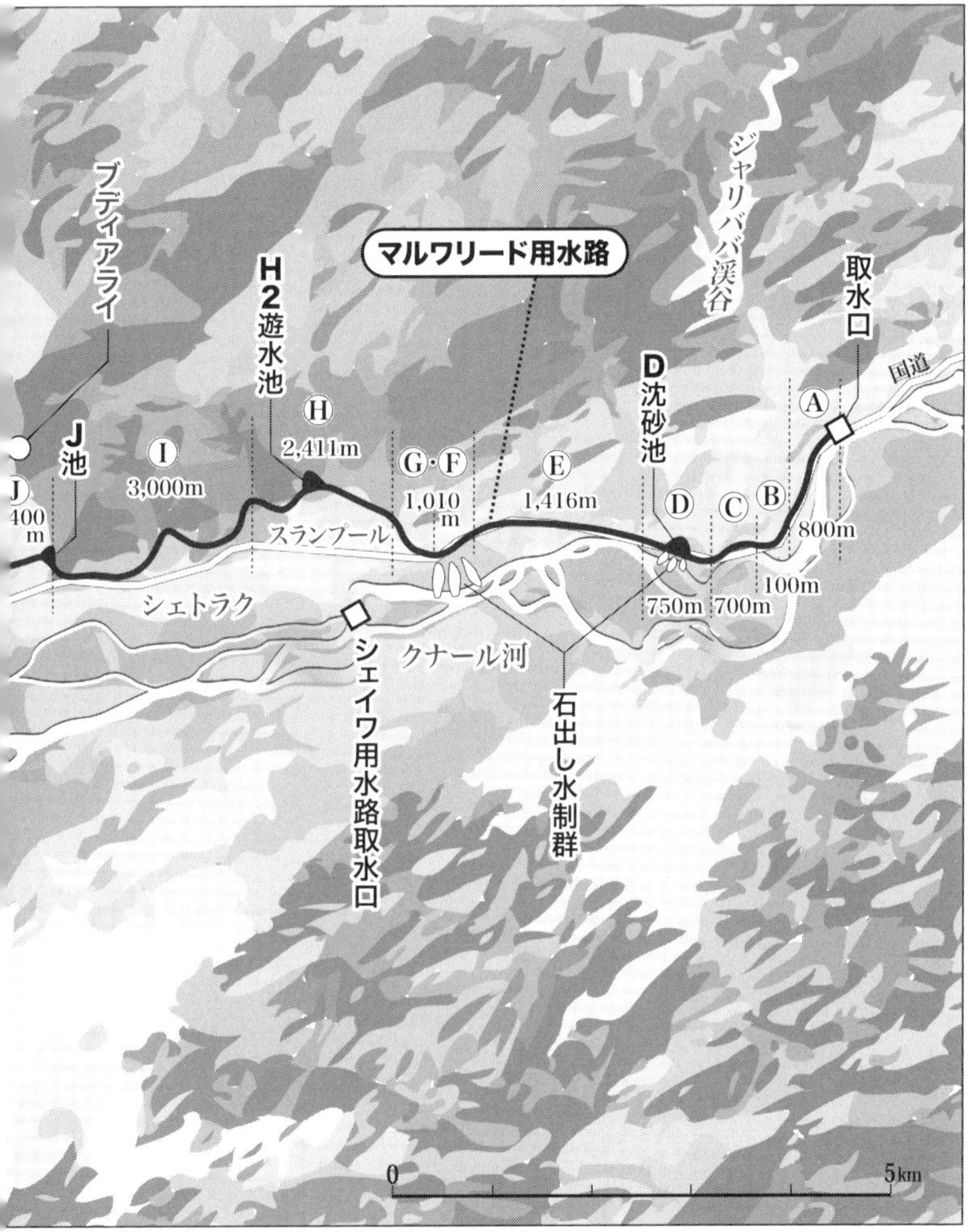
マルワリード用水路
ブディアラライ
H2遊水池
ジャリババ渓谷
取水口
国道
D沈砂池
J池
A
B
C
D
E
G・F
H
I
J
400 m
3,000m
2,411m
1,010 m
1,416m
800m
100m
750m
700m
スランプール
シェトラク
クナール河
シェイワ用水路取水口
石出し水制群
0
5km

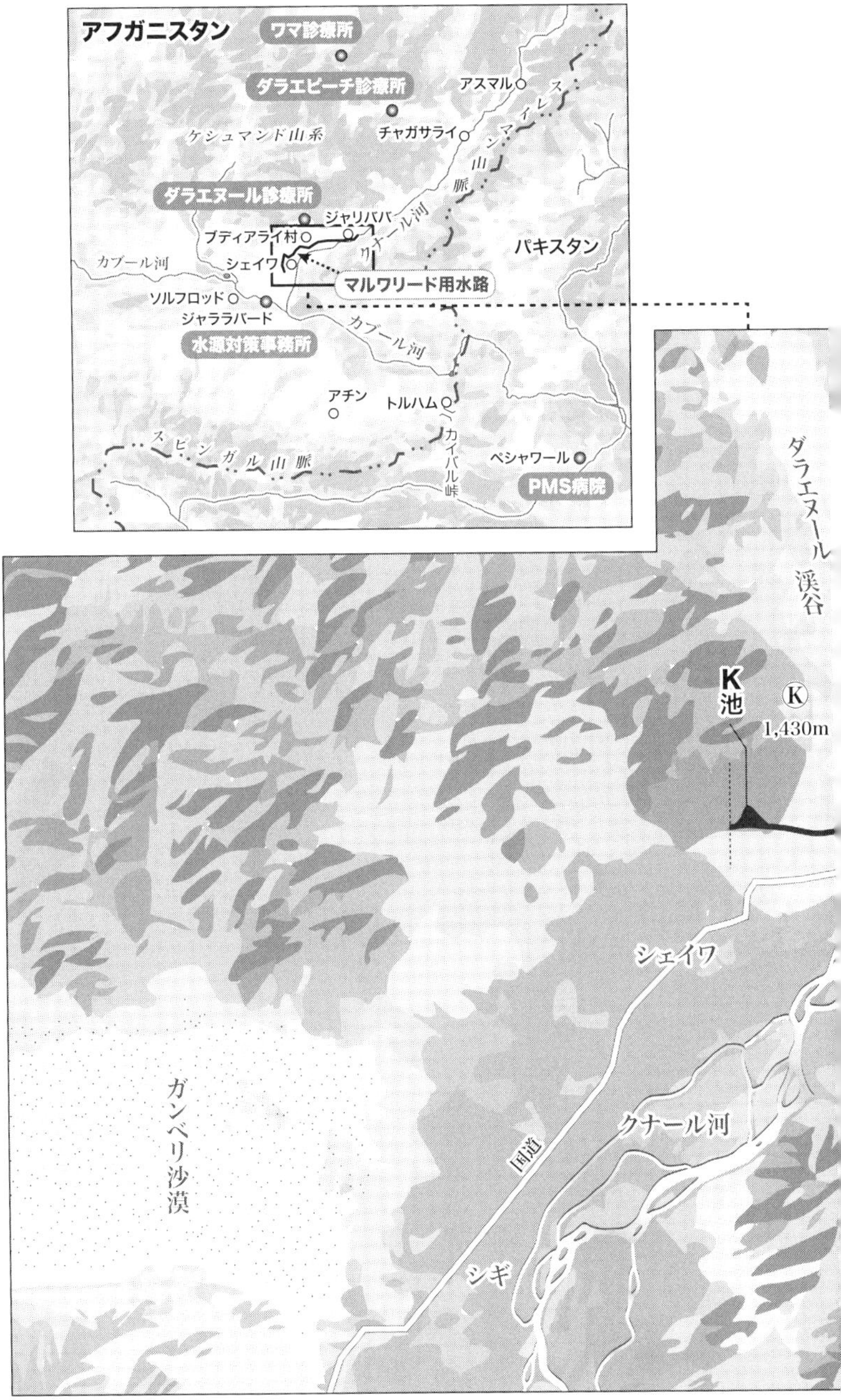
アフガニスタン
ワマ診療所
ダラエピーチ診療所
アスマル
ケシュマンド山系
チャガサライ
スレイマン山脈
ダラエヌール診療所
ジャリババ
ブディアライ村
クナール河
パキスタン
カブール河
シェイワ
マルワリード用水路
ソルフロッド
ジャララバード
水源対策事務所
カブール河
アチン
トルハム
カイバル峠
スピンガル山脈
ペシャワール
PMS病院
ダラエヌール渓谷
K池
Ⓚ
1,430m
シェイワ
ガンベリ沙漠
クナール河
国道
シギ

温故知新——日本の農業土木技術とアフガニスタン

そこで現地はもちろん、帰国して暇さえあれば水利施設を見て歩いた。近辺の小川や堤から始め、「昔から残っているもの」に照準を当て、福岡県の筑後川、矢部川、熊本県の菊池川、緑川、球磨川沿いなどを散策した。いったい昔の人々はどうやって自然の河川から水を取り込み、どうやって水路を作り、多くの開墾地を拓いたのか、身近なところから見て回った。もちろん、アフガニスタンにも多くの用水路・取水口があって、人々が暮らしているのだから、こちらの方も参考にした。しかし、取れるところからは取り尽くし、なお旱魃に喘いでいる。現地方式に新たな工夫を加えなければ見通しが立たないはずだ。それまでの取水技術が気候変動に追いつかなくなっていたからだ。

だが、これによって、新しい世界が開けた。それまで漫然と見ていた田園の光景が一変した。人は見ようとするものしか見えない。一見平地に見える筑後平野の勾配《こうばい》はどのくらいか、どうやって水量を決定したのか。どの経路を経て導水し、季節の水量調節をしたのか。車窓から田んぼや川が見えると、食い入るように見ながら考えるようになった。私の家は福岡と熊本の県境、大牟田市三池の山手にあり、山を隔てると熊本県である。五〇〇メートルほど林道を抜けると熊本県南関町、こちらは別の水系である。これまで、県境がどうして決められたか考えたことがなかったが、やっと分かった。人々の暮らしの単位と言える村落は、当然、異なる水系で隔てられるからだ。

また、わが家の周りは標高約四〇メートル、有明海を望めば長崎県島原半島が真正面に姿を見せる。段々畑が多く、大きな川がない。その代わりに溜池がやたらに多い。自宅から周囲半径五〇〇メートル以内に一一ヶ所もの堤がある。三池には大きな川がないので、人々は昔から梅雨時に水をため、夏や秋の渇水期に開いたという。

こういった水利施設には、稀ならず古い石碑があって、幾世代にもわたって村人たちが自分で守ってきたことが分かる。昭和初期まで、建設・改修工事を行った人々の名に連ね、必ず「〇〇村の者多数、自ら志願して工事を助けた」と感謝の辞が記してある。連綿と続く農業生活の基盤は、村人が結束しないとできない。現在のアフガニスタンがそうで、取水口や主水路の浚渫《しゅんせつ》や整備は、村人総出で行われる。

調べるにつけ、アフガンと日本、一見非常に異なる国が水を介して結びつけられていった。河川を見る限り、類似点もある。

（一）山間部の急流河川が多いこと
（二）冬季と夏季の水位差が大きいこと
（三）大きな平野が少なく、山に挟まれた盆地と小平野で農業が営まれることこれが大平野の連なる欧米諸国と異なる点である。明治時代にオランダから招聘《しょうへい》されたデレーケ技師が、日本の河川を見て、「これは川ではない。滝だ」と評した話はあまりに有名である。

日本の雨季は梅雨前線と台風によってもたらされ、夏に洪水が頻発する。しかし、日本列島全体に森林が覆い、膨大な水量を蓄えて川の水量安定に大きな役割を果たす。四季を通じて川の水や地下水が途絶えないのは、このためである。

これに対してアフガニスタンでは、冬のアジア・モンスーンがヒンズークッシュ山脈に雨と雪をもたらす。日本のような森林はないが、降雪が高山の万年雪を補充し、夏に解け出して河川の水量を安定させる。夏の降雨は局所的な集中豪雨が多く、不安定である。日本列島の森林のように、氷雪が巨大な貯水槽の役目を果たしている。

取水口の工夫

さて、アフガニスタンの山間の田舎でしばしば見かけるのは、「ジューイ」という人工の小川である。ヒンズークッシュやカラコルム山脈の谷を歩いたものなら、岩石沙漠とインダス河支流に沿う小さな村落がいかに苦労して水を引いているかが分かる。これら人里をかろうじて潤しているのがジューイで、たいていは泉や上流の川から、山腹を這うように延々数キロの小川を引く。比較的川に近い平野の村落で見られる大きな水路も、規模が大きいだけで基本的に同じである。

山間部の川沿いの村々は、乾燥地に点在するオアシスというのがふさわしい。何故そんなに離れたところに水を引くのか、年来疑問に思っていたが、水を得て利用する人々の立場で観察してみて初めて納得した。滔々《とうとう》たるインダス河支流の大河川は、人々にとって恵みであると同時に恐怖である。クナール河の場合、夏冬の水位差は川幅が広いところで一・五メートル以上、狭いところは二・五メートル以上、毎年大洪水が起きると考えてよい。少し低いところは、夏の増水が少しでも多いと、人里が容易に濁流《だくりゅう》に呑み込まれ、住めないのである。これは日本も同じで、人々は洪水と戦いながら取水の工夫を積み重ねてきたことも知った。

現地の主食であるナンは、冬に育つ小麦で作られる。したがって、冬の取水は大切であるが、あまり取水口を大きく深く取ると、夏の洪水に脅えなければならない。また、クナール河の夏の濁流は氷雪の解け水で、大小の支流域の土砂を一緒に運んでくる。雨と重なれば、川一面が水というよりも泥土のコロイドというべき状態となり、流路内に入って堆積《たいせき》、水路を浅くするからだ。

これは特に取水口に近い水路ほどひどく、浚渫作業が農事の相当な部分を占める。秋になって水位が下がり始めると、毎日数百名の村の男たちがシャベルを握って取水口付近の土砂を浚

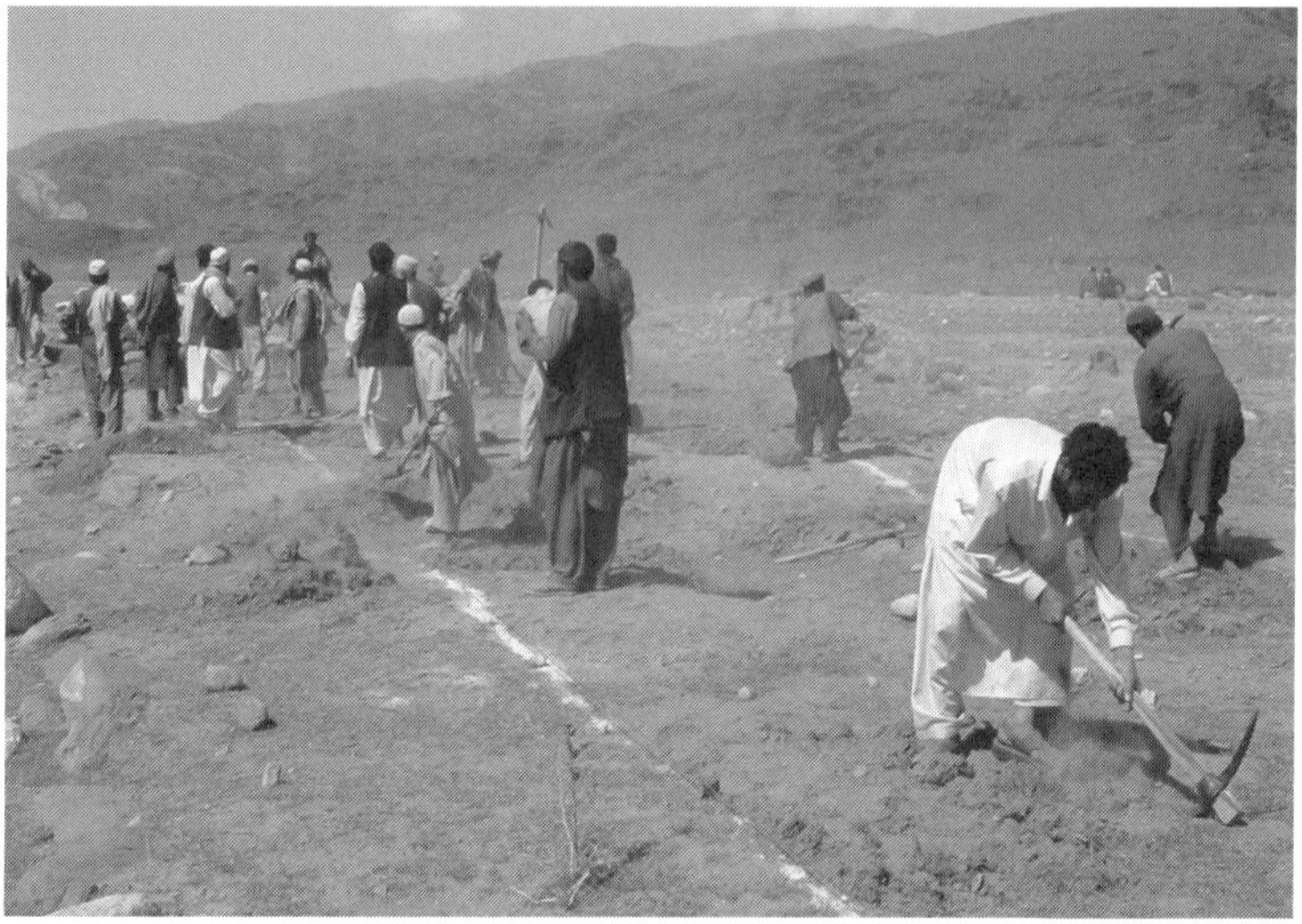

渇いた大地に用水路の掘削が開始された

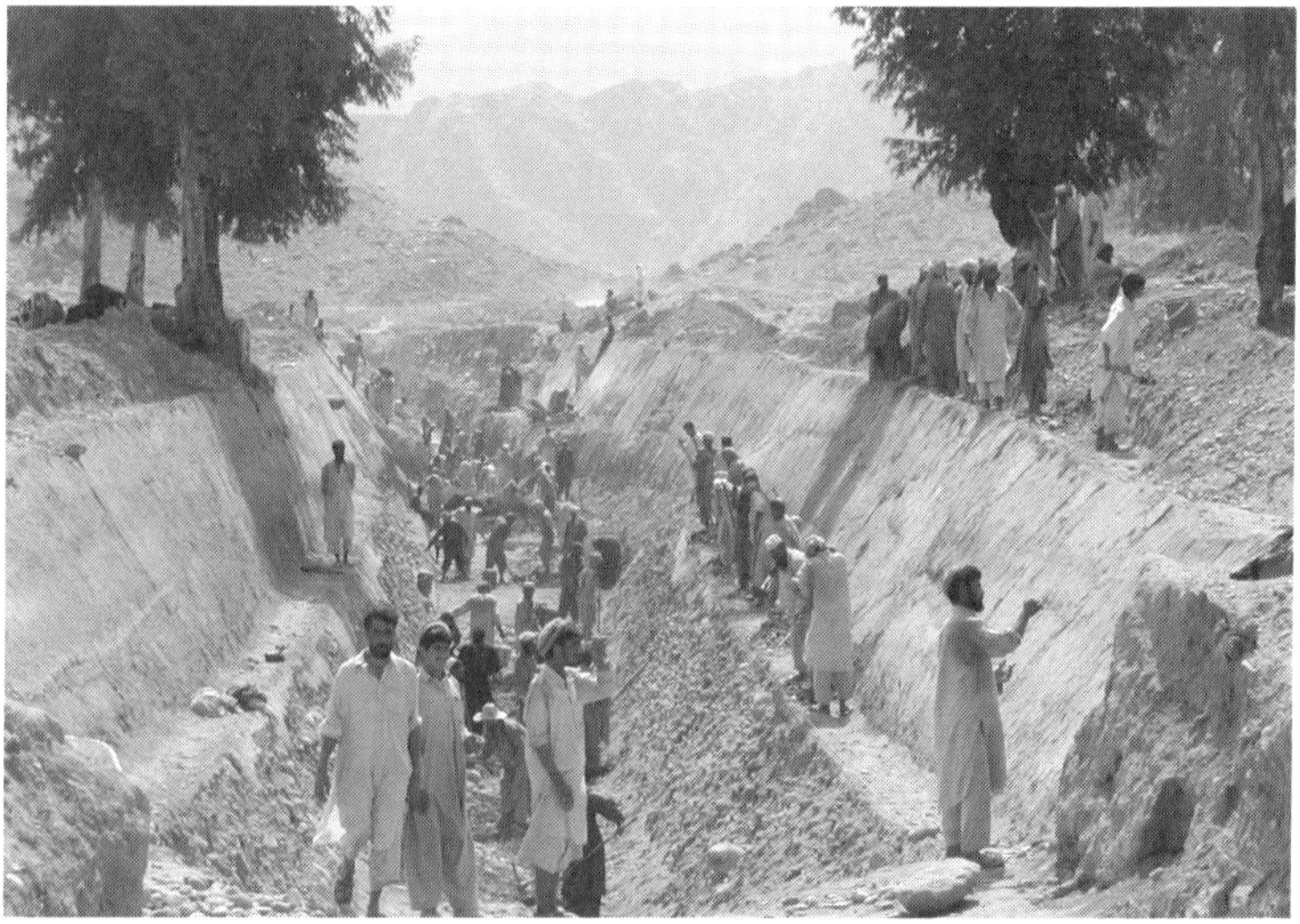

人海戦術で行われた用水路建設

渫する。そこで、農民たちは澄んだ水にあこがれている。浚渫の手間を少なくできるなら、その分の労働を田畑の農作業に回せるからだ。

日本の川の水はアフガニスタンほど濁ってはいないが、人々は同様な問題に遭遇したに違いない。川や池の上水《うわみず》を取る技術が、全国に行き渡っている。コンクリートが入ってくる以前、堤の出口はほとんどが堰板《せきいた》を重ねて作られていた。これは水量調節にも役立ち、泥土を含んで比重が重い水は当然下に沈むから、上段から順に抜いてゆけば、上澄みのあまり濁っていない水を取り入れることになる。起原は分からぬが、豊富な木材に支えられて日本全土で堰板方式が行き渡っていた。もちろん、堰板だけで清水が得られるものではない。一定水量の取水のためには、適度な堰き上げをいかに確保するかだ。

俄然《がぜん》、取水口の研究と設計が最初に与えられた宿題となり、最後まで大きな事業として展開してゆく。

斜め堰——先人たちの知恵と力作

福岡県朝倉市に山田堰《やまだぜき》という取水口がある。斜め堰はかつて全国に見られたらしいが、その原型を留めるものが筑後川流域の山田堰である。筑後川は九州の河川流域面積の三分の一を占める大河川で、九州の穀倉地帯、筑後平野を潤してきた。「日本三大暴れ川」の一つで、坂東太郎（利根川）、四国三郎（吉野川）と並んで、「筑紫次郎」として有名だ。それなら、なおさらクナール河で応用できるものがあるかも知れない。

広大な水田地帯を車窓から眺めると、かつては牧歌的な光景に浸ることができたが、今はそれどころではない。この田んぼを潤す水の源はどこか、どうやって取水し、洪水を避けてきたか、傾斜をいかにとって灌漑面積を拡げたか、その工夫を考える。

たまたま地図を見ていると、我々の取水口と地形が非常に似ている場所があった。わがマルワリード用水路の出発点、ジャリババの場合、右岸の硬い岩盤に阻まれた流水は、左岸方向へ川幅を広げ、ちょうどカタツムリのように湾曲した小さな入り江状になっている。この入り江状の場所は、たくあん石ほどの巨礫が絨毯《じゅうたん》のように河床をなし、その下流側には堆積した砂浜が延びている。

驚くほど似ているので、行って見ると、山田堰の場合は、やはり右岸に岩盤が突き出ている。これが水を跳ね返して同じ地形になったのだ。硬い岩盤は洪水にもびくともせず、左岸に跳ね返す流水が同じカタツムリ状の川の形を作ったのである。

取水口はこの岩盤をくりぬいて得られたものであった。この水を導くのが「堀川」と呼ばれる用水路で、六八〇町歩の美田を潤し、寛文三年（一六六三年）に作られた。岩盤を貫く工事は享保七年（一七二二年）、更にこの水位を一定に保つべく堰の大改修が行われたのが寛政二年（一七九〇年）と記されている。その大きさは堰幅一一〇メートル、堰長二四〇メートルにわたり、

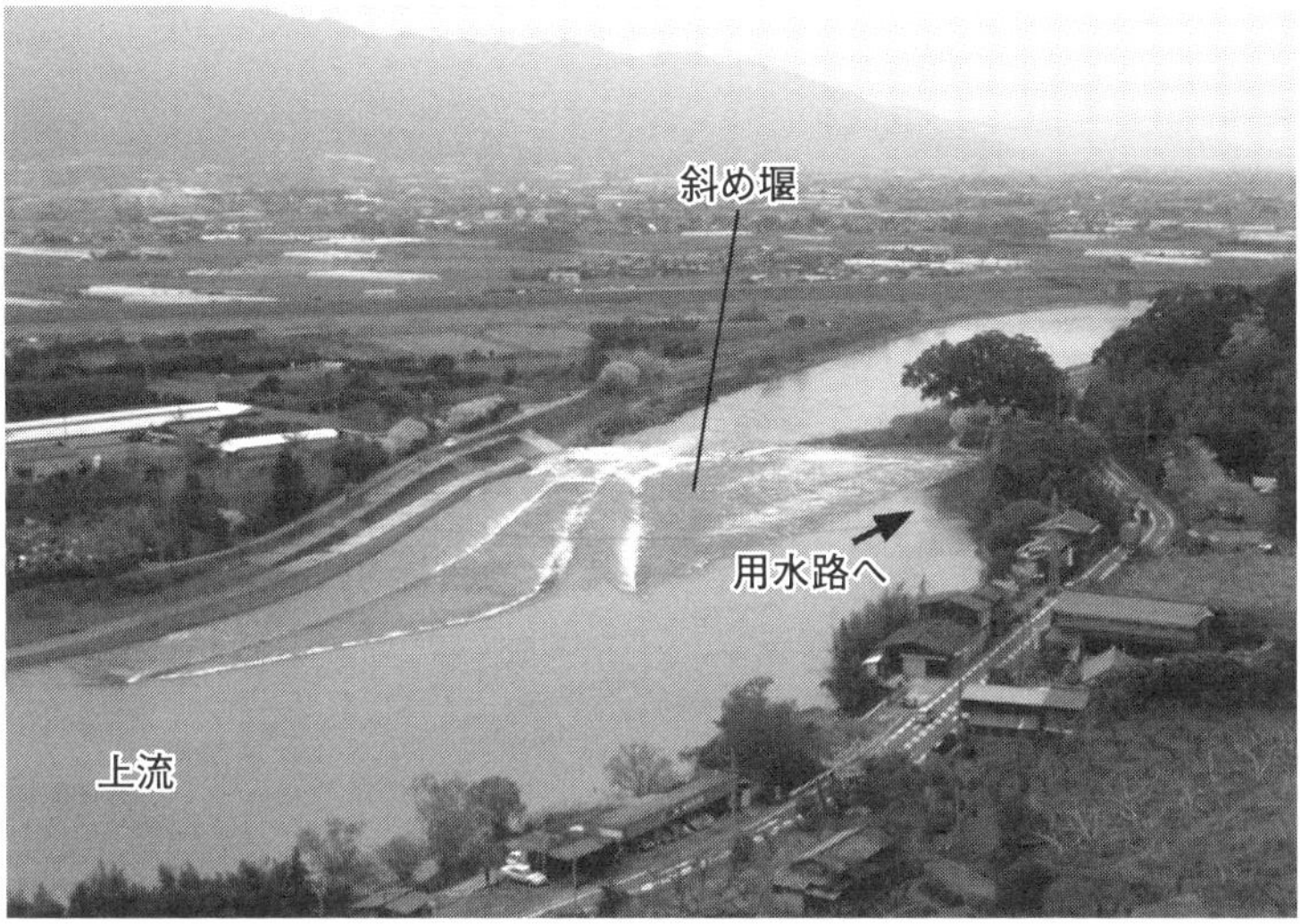

筑後川の山田堰

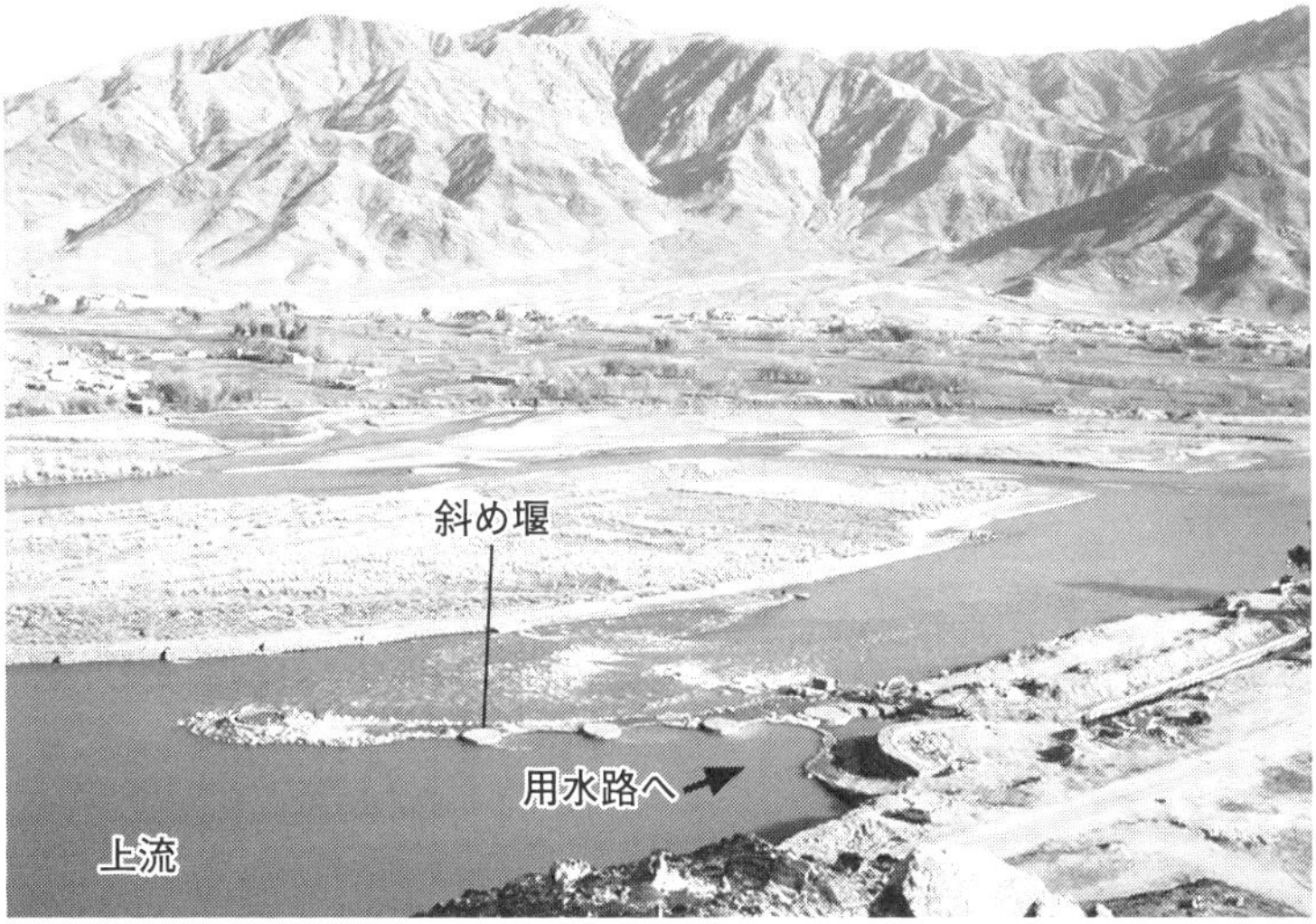

クナール河に設置した斜め堰

巨石を斜めに並べて川全体を数メートル堰き上げ、冬季の増水に対しては堰の中に二本の「舟通し」と一本の「土砂吐き」が作られて安定水位を保ち、夏の大増水に対しては余水が巨石の上を越えてゆく。もっとも、現在はコンクリートで石を固め合わせているが、重機も何もなかった時代に、巨石を筏や牛馬で運んで並べる様を想像し、驚きを通り越して畏敬《いけい》の感にうたれた。

これが山田堰との出会いである。この技術の導入がジャララバード北部の穀倉地帯復活に重要な役割を果たすことになる。このことは後で詳しく触れよう。初めの頃は、そのコピーを建設することに腐心したものの、毎年改修をくりかえしながら、完成度が高くなっていった。

柳緑花紅――水を読む

さて、機械力と物量の貧弱さは、いかんともしがたい。掘削機（ユンボ）一台を調達するのに半年を費やすありさまである。次に、対岸に資機材を渡すには、延々二〇キロメートル下流の橋を渡り、さらに悪路を二十数キロメートルの道程である。右岸片側からだけの工事にならざるを得なかった。

だが、物量と技術の貧弱さは、逆に我々に一つの開眼を促した。アフガン農村は基本的に自給自足で、自治の気風が強い。近代の日本のように、中央政府が灌漑設備の維持を全国的に行うことはあまりない。多くの取水口、用水路の維持補修は、住民自身の手によることがほとんどである。すなわち、住民自身の手で改修できなければ用をなさない。また、補修に莫大なコストが掛かるものであってはならない。

用水路については蛇籠《じゃかご》（ふとん籠）工が採用された。コンクリート三面掩蔽《えんぺい》の水路が日本で圧倒的に多いが、今は反省期に入っている。二〇〇三年の河川審議会では、「生物多様性」と「伝統技術の見直し」が勧告され、中小河川で蛇籠、聖牛、木工沈床らの復活が見られ始めている。中でも水路壁の蛇籠工は、現地で施工する立場から見ると、技術的にはるかに易しく、維持補修も容易である。

（一）割れないこと
（二）自在に屈伸して設置できること
（三）壊れても、籠と石材さえあれば誰でも補修できること
（四）植生がなじみ、他の生物が住みやすいこと
（五）コストが高くないこと

また、柳枝工と組み合わせれば、更に強靭《きょうじん》となる。柳を籠の背面に多数植えると、無数の毛根が石の隙間に入り、「生きた籠」を加える。柳は不思議な植物で、幹が太くなっても硬い

ものを押し壊すことがなく、水に浸っても根腐れを起こさない。

こうして用水路の護岸については、柳枝工と蛇籠工が主流になった。現地に石工は要らない。作業員である農民は、全て有能な石工なのだ。彼らは、畑の境界、家の土台、壁などに、日常的に石を使用し、泥と石で快適な家も作る。石材はタダに近いほど豊富である。蛇籠はPMSが独自に工房を作り、二〇〇三年から二〇一〇年まで、五〇〇トンのワイヤーで数万個の蛇籠が生産された。この作業員も農民たちを訓練したもので、今では熟練工と呼べるほどになっている。

きれいな水を

川の上水を取る「堰板方式」も、アフガニスタンでは画期的なものであった。これによって夏の濁流は、完全でなくとも、上澄みの小さな砂や泥の粒子だけの取り込みに抑えることができる。それでも相当の濁り水である。そこで、これを一・六キロメートル先の沈砂池《ちんさち》に急流で導いて静水にし、更に池の出口で再び堰板方式の水門から流す。すると、直径三五〇メートルの大池を出る頃には、これらの粒子が池の入り口付近に沈殿し、びっくりするほど澄んだ水になる。

沈砂池は、二年間観察して未だに機能しているので、おそらく数年に一度の浚渫作業で済む

■ A区域の蛇籠工と柳枝工の基本図

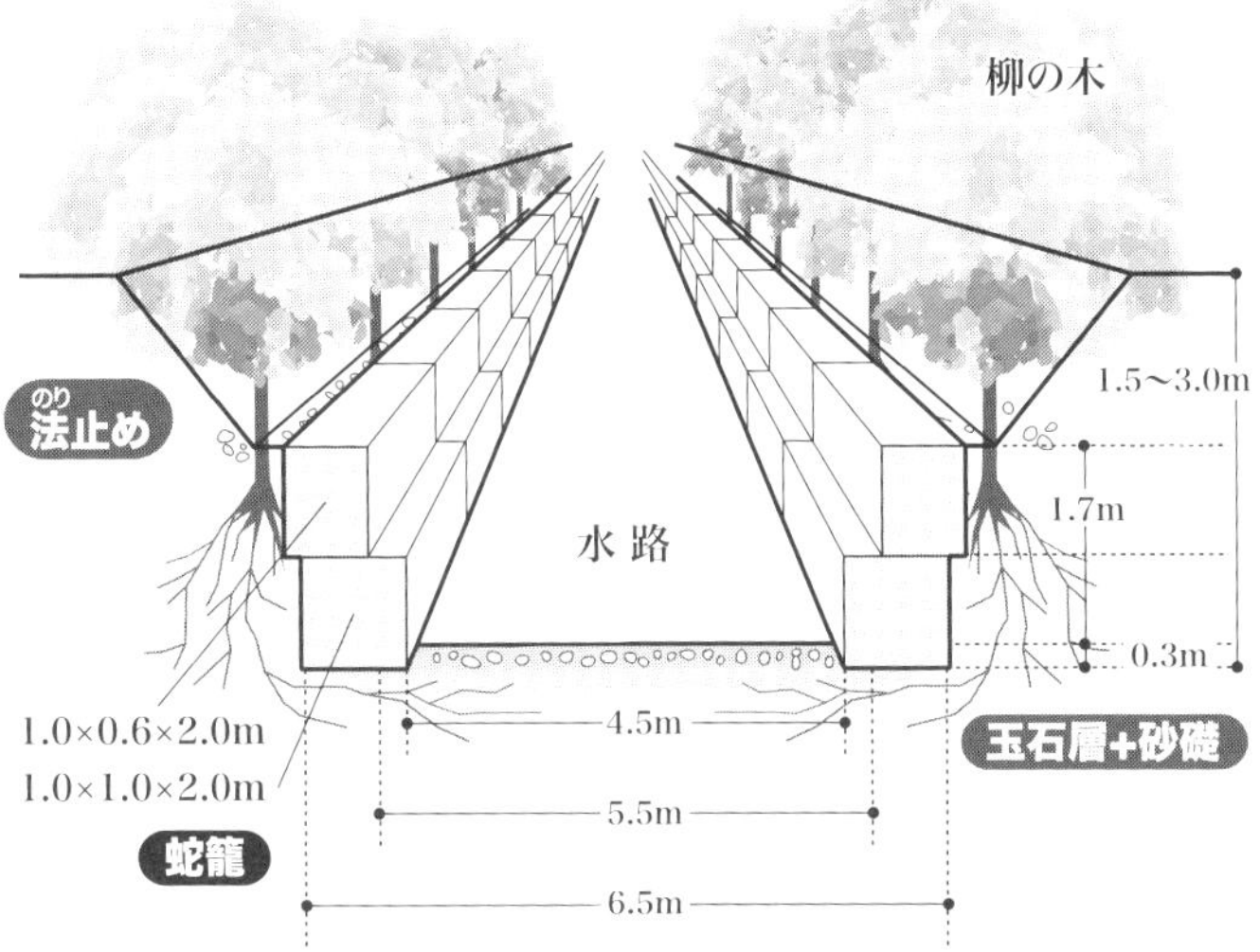

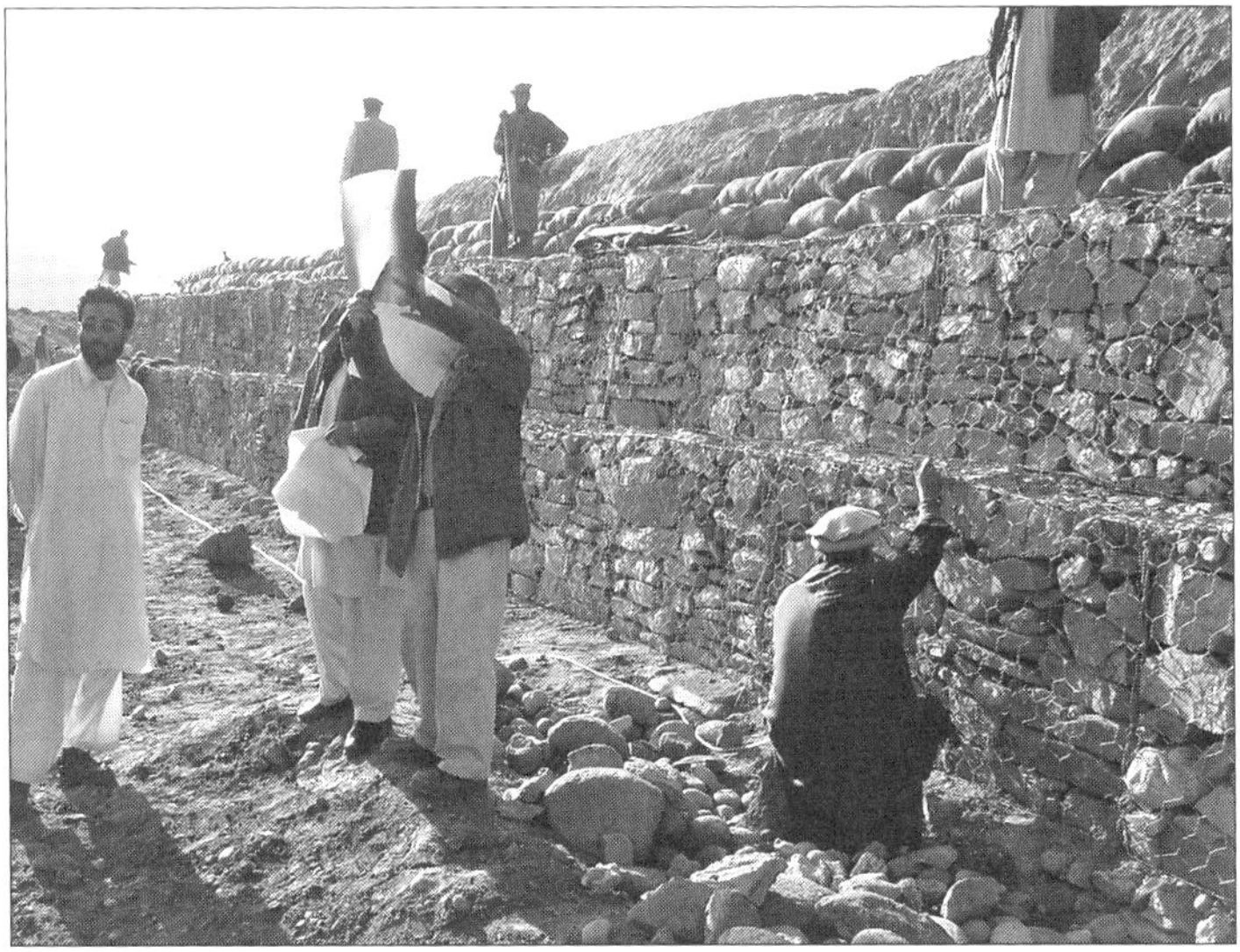

蛇籠工によって作られた用水路の護岸

と当時考えた。急傾斜で土砂を流す方法は、実はネタがあって、加藤清正が熊本県白川上流で、わざと水をかき混ぜて火山土が水路内に堆積せぬよう設計した独特の水路（馬場楠鼻ぐり井手）に示唆を得たものである。

この池の建設は、二〇〇四年四月から十ヶ月をかけて完成した。また、アフガニスタン現地にこれほどの造成貯水池はなかったので、雪の少なくなった地域での「溜池による貯水」が出来ることが実証された。その後は大小一二の貯水池が用水路沿いに造成され、最大のものは用水路二〇キロメートル地点の「Q２大池」で、長径三六〇メートル、短径一八〇メートル、貯水量二〇万立方メートルのものまで登場した。この原型が日本でおなじみの「堤」で、自宅周辺のものを参考にしている。

よみがえる緑

その後の多くの困難と工夫は割愛しよう。まるで精神と気力だけが生きていた七年間であった。数百年ぶりの大洪水、集中豪雨などの天災だけでなく、米軍による誤射事件、地方軍閥の妨害、反米暴動、技師たちの脱走、裏切り、盗難、職員の汚職と不正、内部対立、対岸住民との角逐《かくちく》、用地接収をめぐる地主との対立、人災を挙げれば枚挙に暇《いとま》がない。個人的にもこの間、多くの肉親と友人を失い、家族を置き去りにし、あちこちに不義理をして、気がめげることが

■沈砂池の基本原理

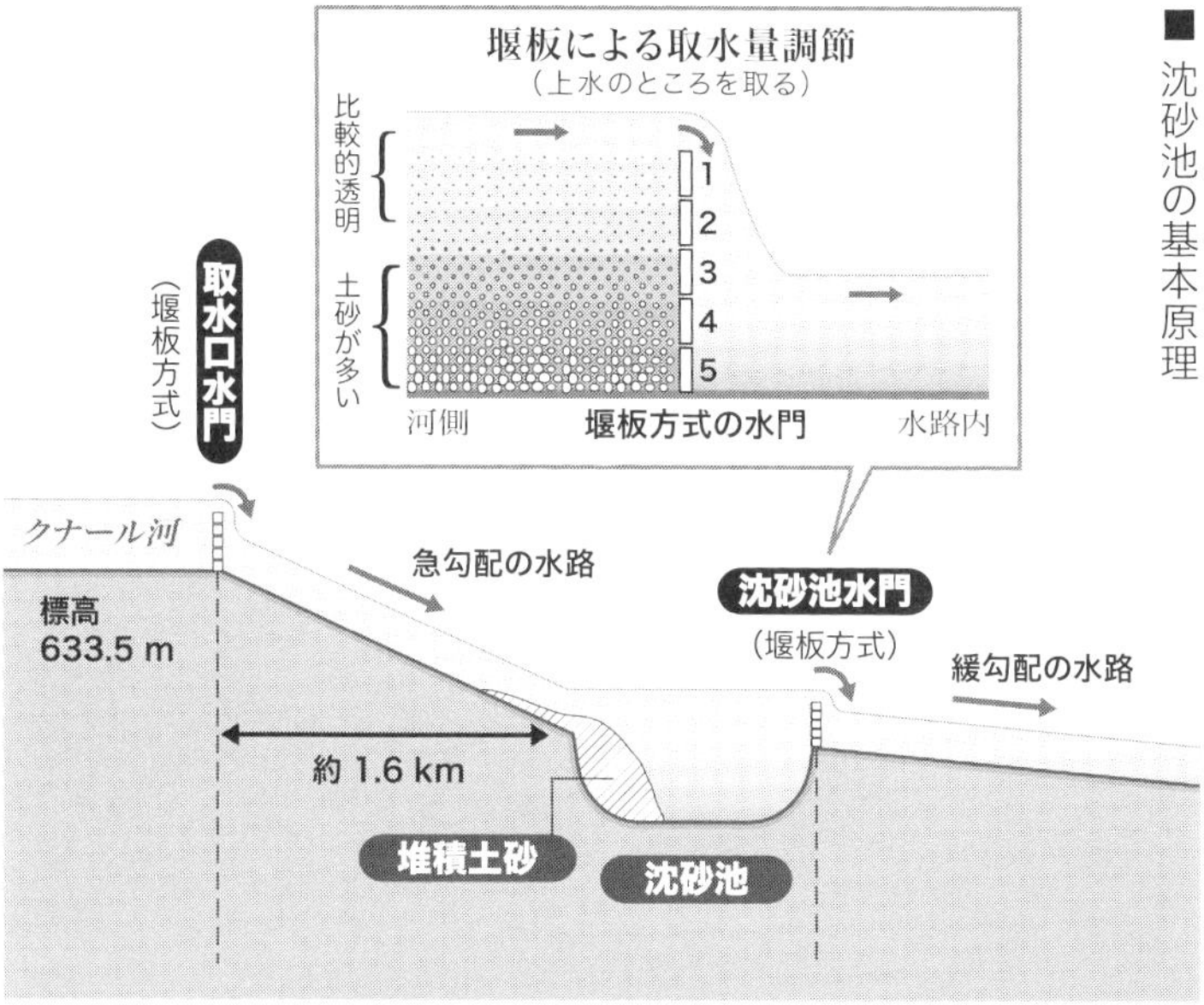

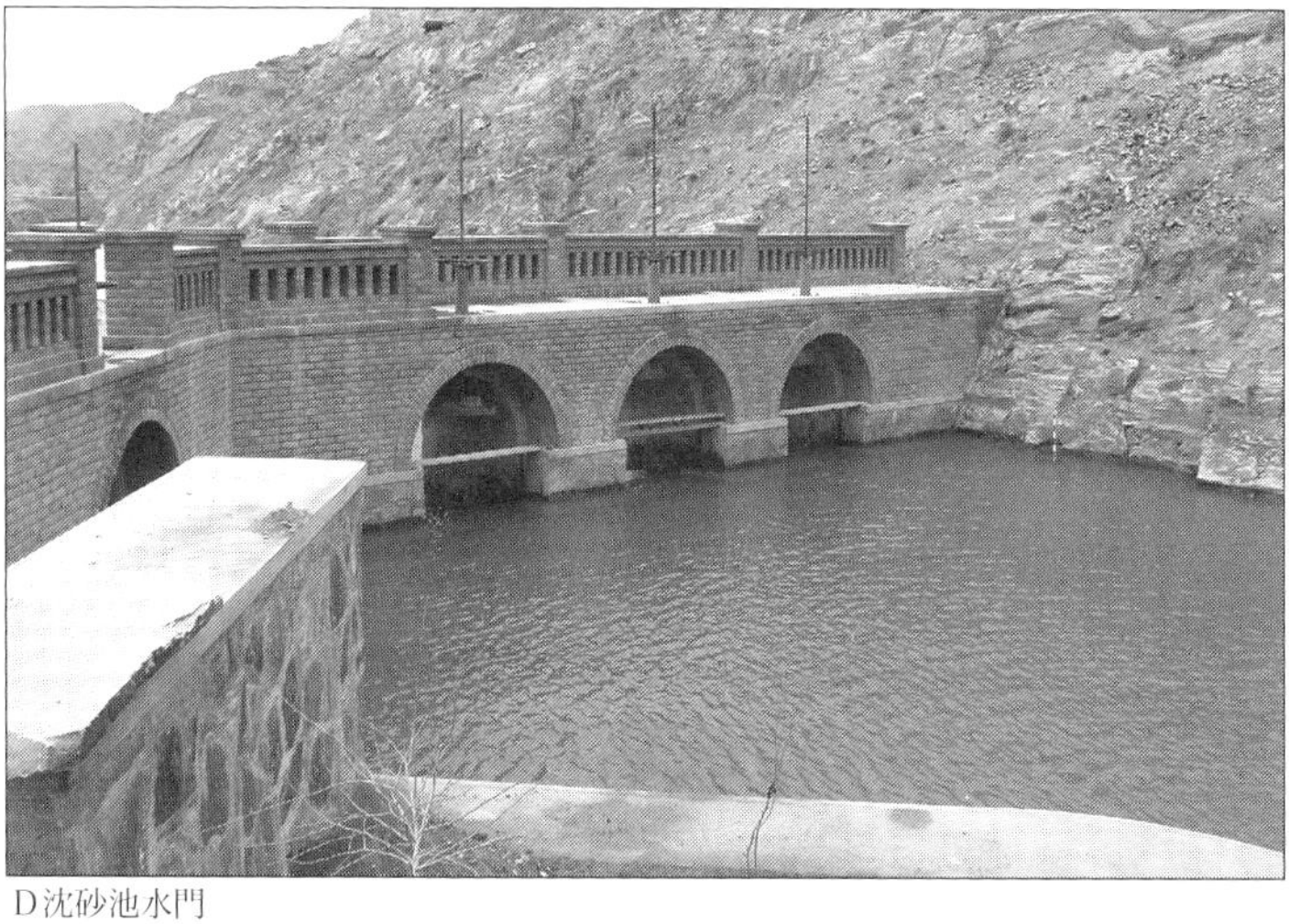

D沈砂池水門

ないでもなかった。絶望的と思えた状況で水路と心中する心境になったこともある。正直、戦場で白兵戦を演ずる兵士の方が楽であったろう。事業完遂のためなら、誇りも捨てた。綱渡りのようなこともやりながら、難局を切り抜けた。巨額をはたいて多くの人々の希望をかきたてて動かし、無数の飢餓難民が水を渇望していることを思うと、泣き言は言っておれなかったのである。

一方日本側では、「アフガニスタン」が忘れ去られた後も、ペシャワール会が血のにじむ努力で、年間三億円の募金を集め続けた。実質寄付会員は二万名と見積もられている。このような無私の善意の協力なしに、用水路事業も成り立たなかったことは、特に強調しておかねばならない。

二〇〇五年四月、最難関の岩盤地帯、四・五キロメートル地点（FG区）を突破、第一の標的であった広漠たる台地（スランプール）を眼下にした。水路とクナール河との落差二〇メートル、高い位置から悠々と水を送れる。こうして悲願であった第一次、四八〇町歩の灌水が開始された。たちまち人家が無人の荒野に立ち並び始め、二十年以上消えていた村々と緑の田畑が忽然と姿を現した。夢でも蜃気楼《しんきろう》でもなかった。難民たちが今度は本当に安心して故郷に帰ってきたのだ。二〇〇七年四月、第一期工事一三キロメートルが開通するまでに、一二〇〇町歩を超える広大な田園が復活、沙漠化の形跡を探す方が難しいほど、一面の緑が埋めつくした。

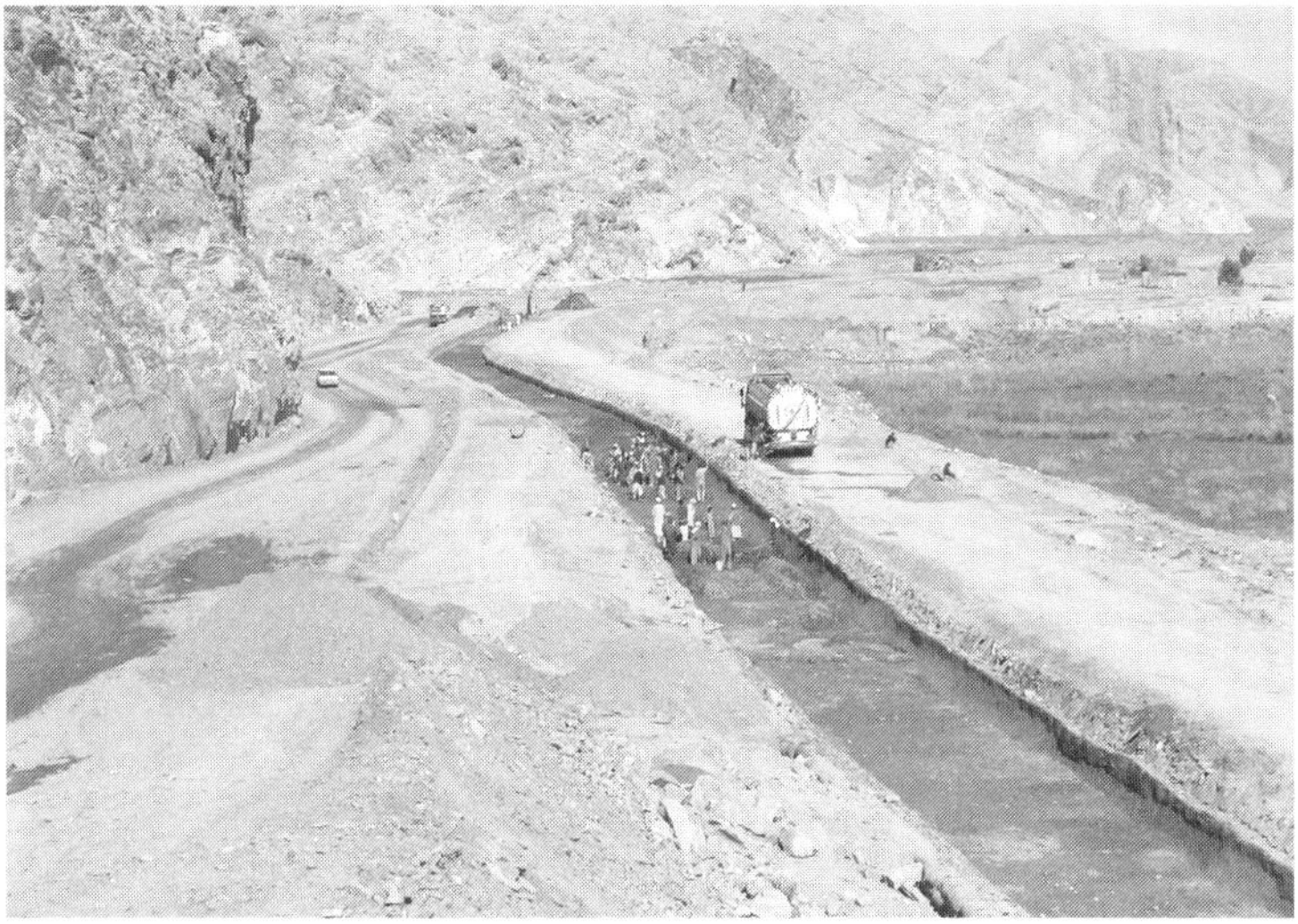
用水路掘削中のFG区（2005年）

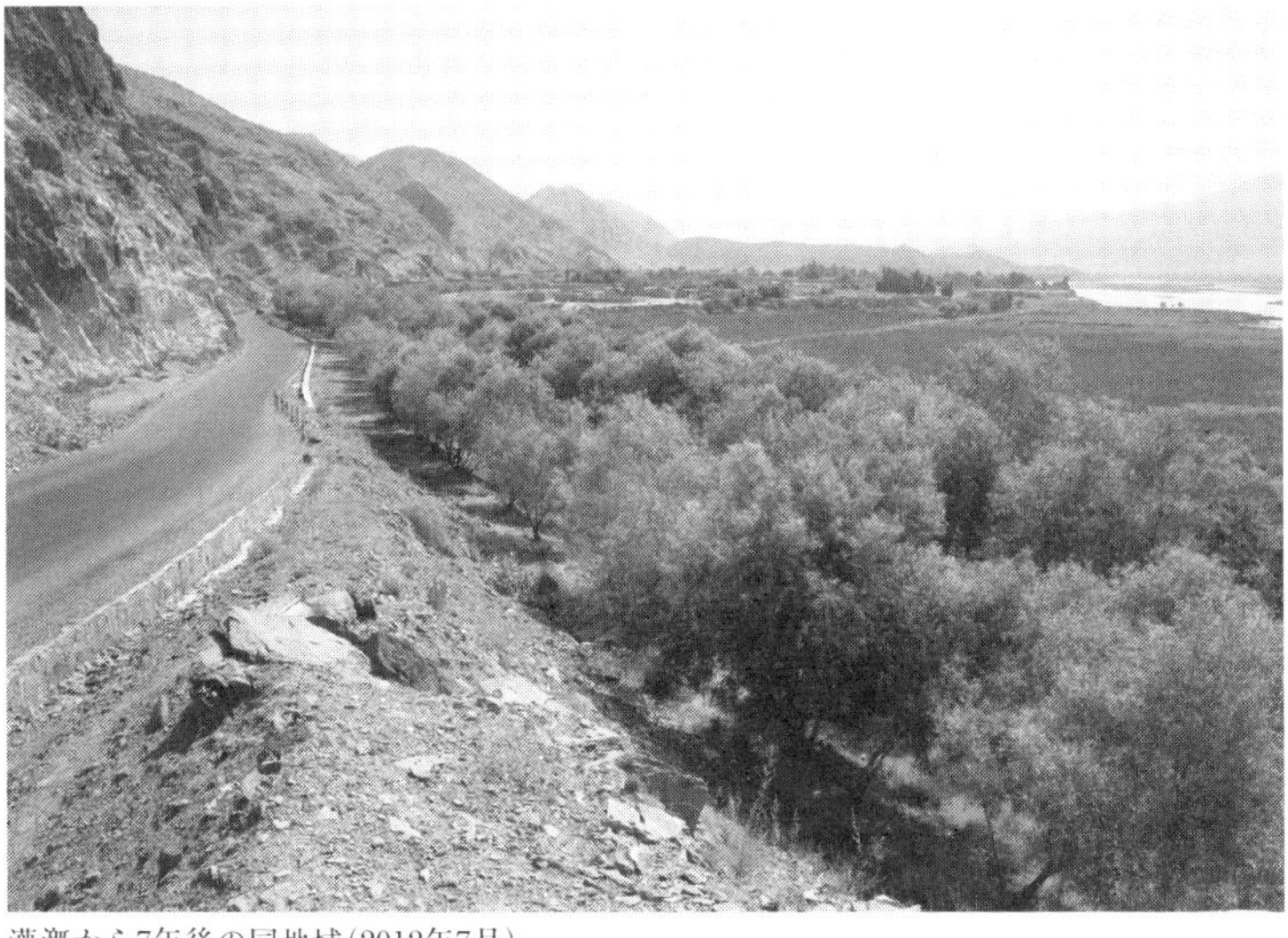
灌漑から7年後の同地域（2012年7月）

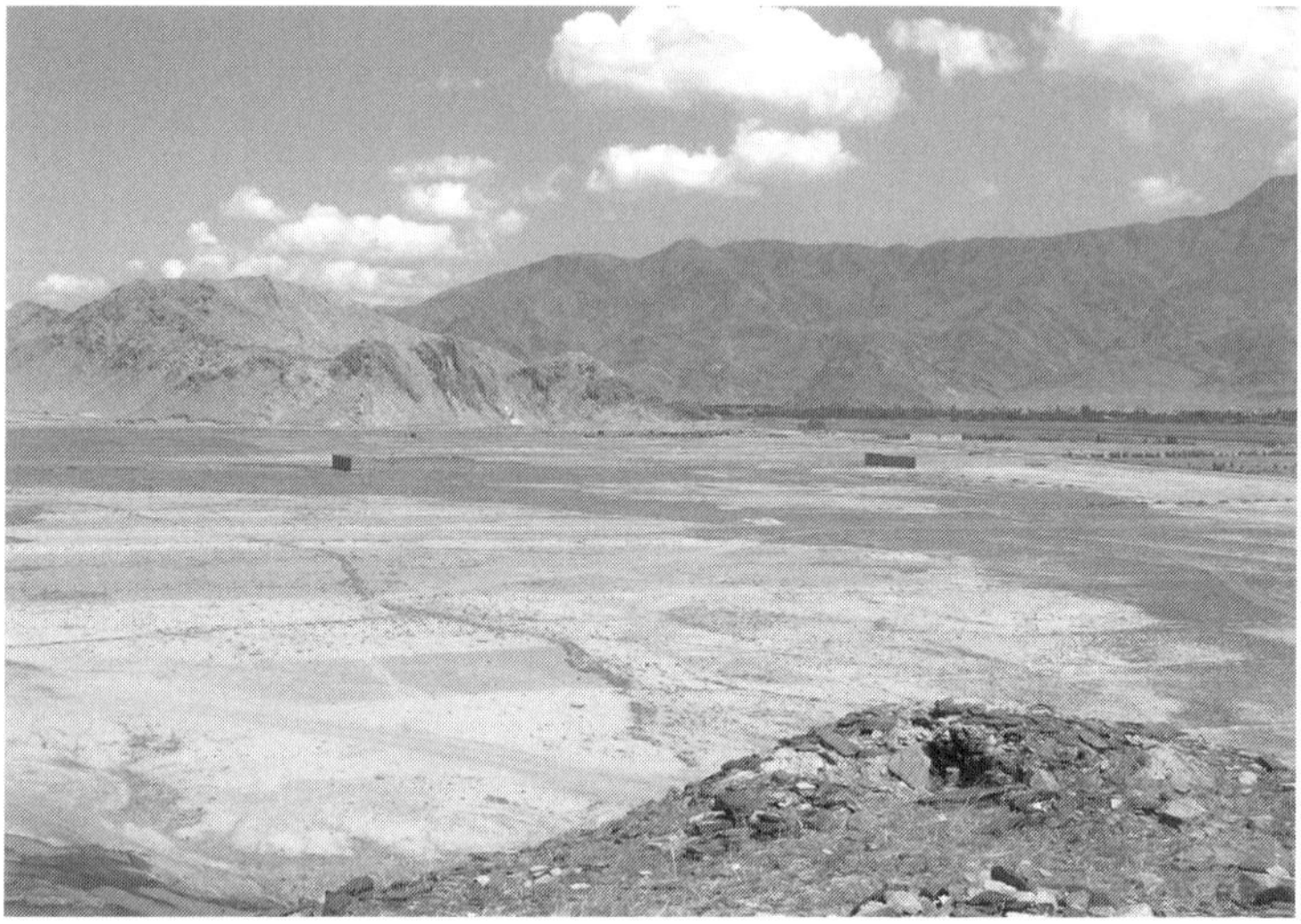
灌漑前のスランプール地区(2005年)

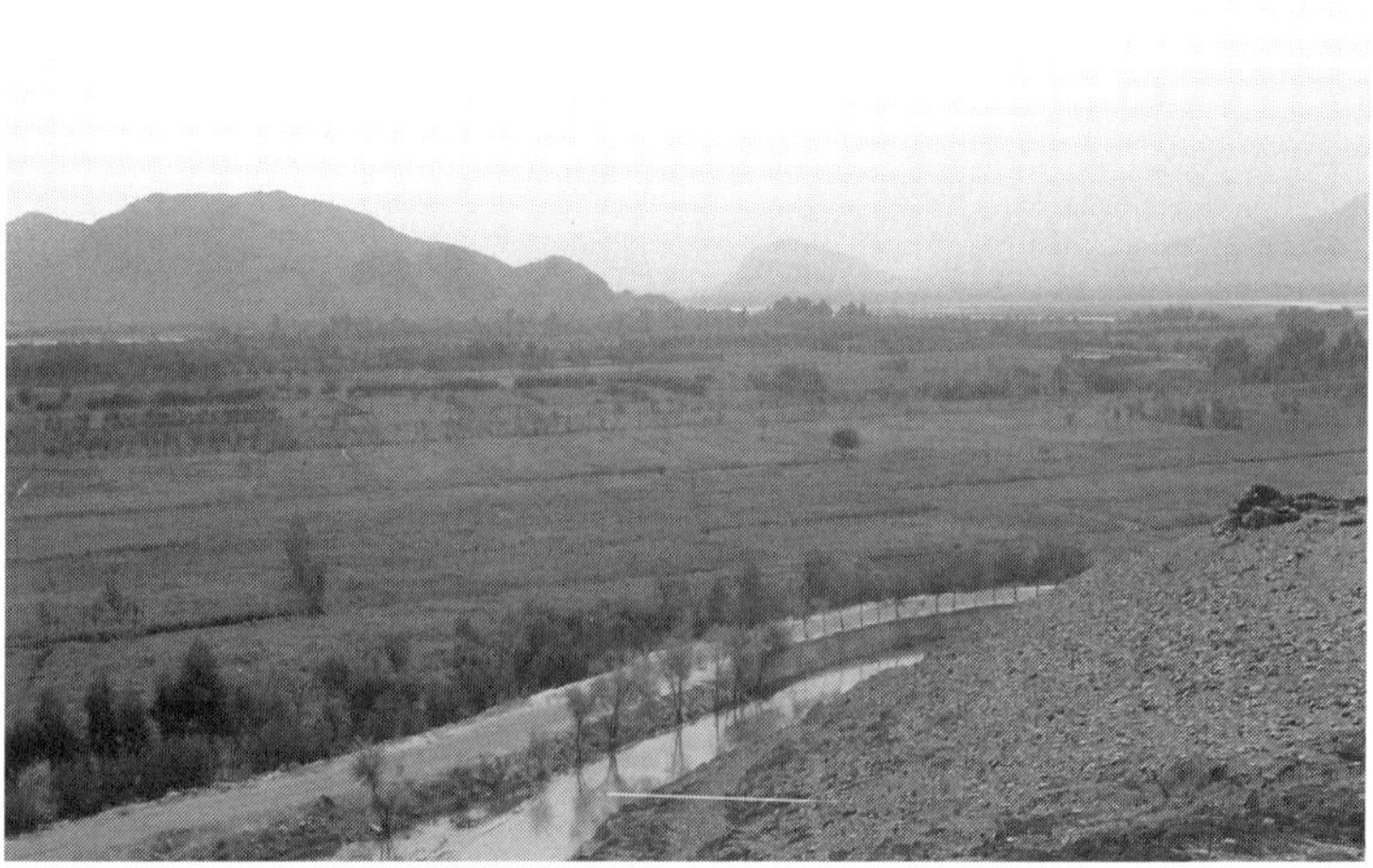
灌漑から7年後の同地域(2012年8月)

マドラサとモスクの建設

用水路建設は確かに人々の生命線である。だが、水さえ送れば済む問題ではない。用水路流域で復活する村落共同体が協力せねば、保全は困難である。アフガン農村の特質は、それぞれが独立割拠しながらも、「イスラム」と共通の不文律を戴いて秩序を成していることだ。各村自治会の長老が金曜日に地域の中心にある「大モスク」に礼拝で集まり、多くのもめごとがここで解決される。

用水路流域は、続々と帰農する者が増えたが、長い不在の間に秩序が緩みがちであった。「大モスク」は普通、マドラサという伝統的な教育設備を備え、地域の教育の中心でもある。宗教教育だけでなく、数学や英語など、一般教科も教える。信心深い農民は、国民学校よりもマドラサに子弟を送りたがり、貧しい家庭の子供や孤児たちも学ぶ機会が与えられる。ところが、沙漠化していた場所に建設予定の空き地がポツンとあるだけで、全く手がつけられていなかった。用地が第一期工事のちょうど終点に当たり、住民たちに尋ねると「自分たちは渇望しているが、誰も手を出さない」という。

当時、「マドラサが過激イスラム主義者＝タリバンの温床」という国際的な認識があり、モスクやマドラサの爆撃が日常化していた時期である。建設などすれば、反米勢力と見なされて攻撃を受けるかも知れないと、皆怖れていた。当方にしてみれば、農民たちの暮らしを考えると不可欠のものだ。州の教育大臣に話すと同様の意見で、「大モスク＝マドラサは、共同体に欠かせぬ存在だが、外国人の理解を得るのが難しい」と嘆いた。

二〇〇七年二月、用水路は第一期工事を終えつつあり、ＰＭＳは住民たちの懇請を入れて、モスクとマドラサの建設に踏み切った。これには全国組織の宗教委員会も加わり、大きな出来事として報ぜられた。地鎮祭の折、人々が叫んだ声が印象的である。

「解放だ、これで俺たちは自由になったんだ！」

伝統文化そのものを否定されてきた人々にとり、「水」にも劣らぬ拠り所を回復したと言える。日本の神社を考えると良い。かつての日本では、地域の祭りも、雨乞いの祈りも、神社仏閣が中心であった。アフガンでは「文化財」ではなく、今も脈々と鼓動する生きた伝統である。設計・施工は自らが行い、アフガン様式を取り入れ、二〇一〇年に落成した。モスクでは一二〇〇名が一堂に礼拝でき、六〇〇名の学童が学んでいる。

「天の時、地の利、人の和」という。用水路工事に関して述べれば、地域の自然条件をよく読み、地域の文化を尊重し、人々が和して協力することに他ならない。我々の大指針は、これに要約された。

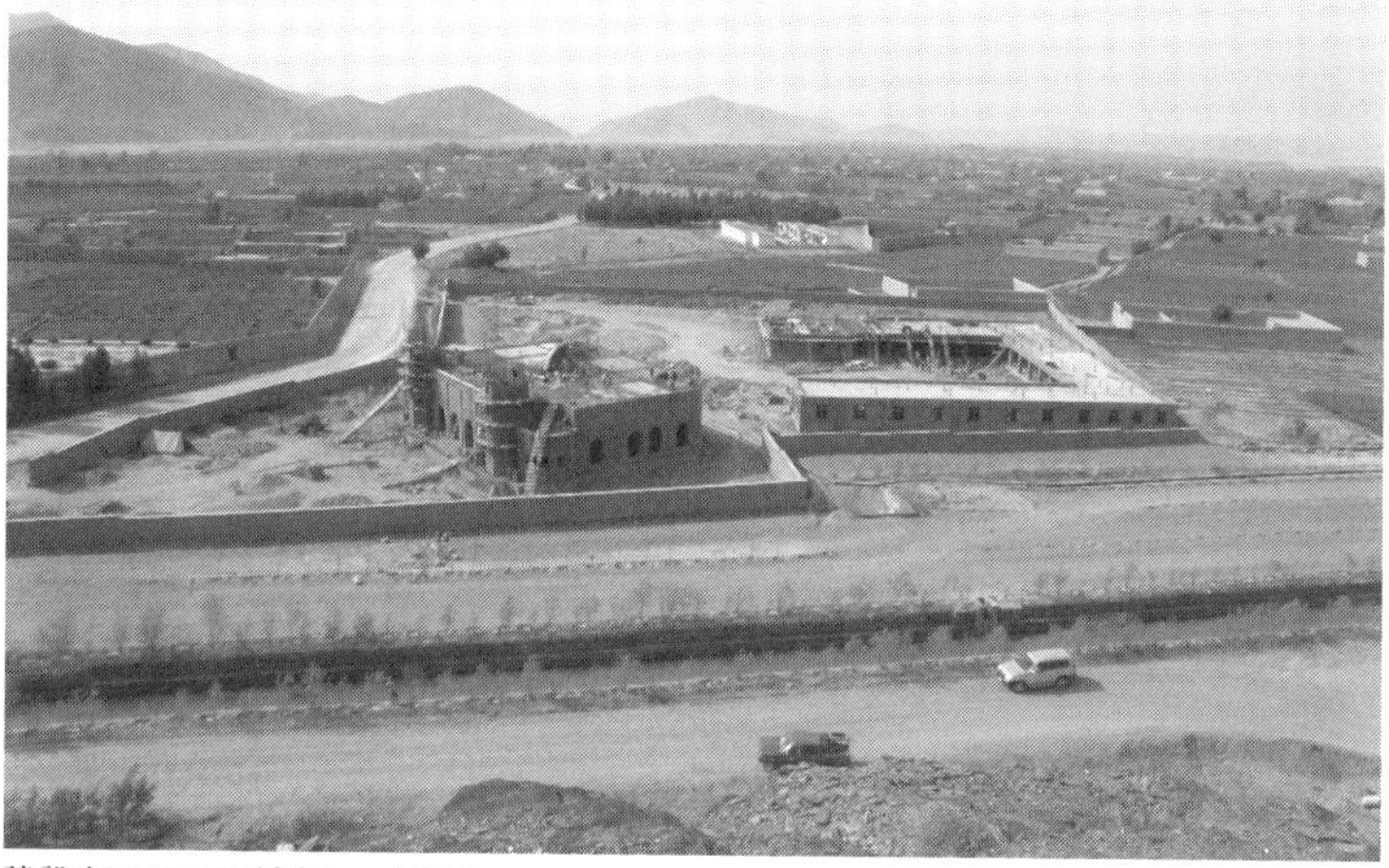
建設中のモスク(左)とマドラサ

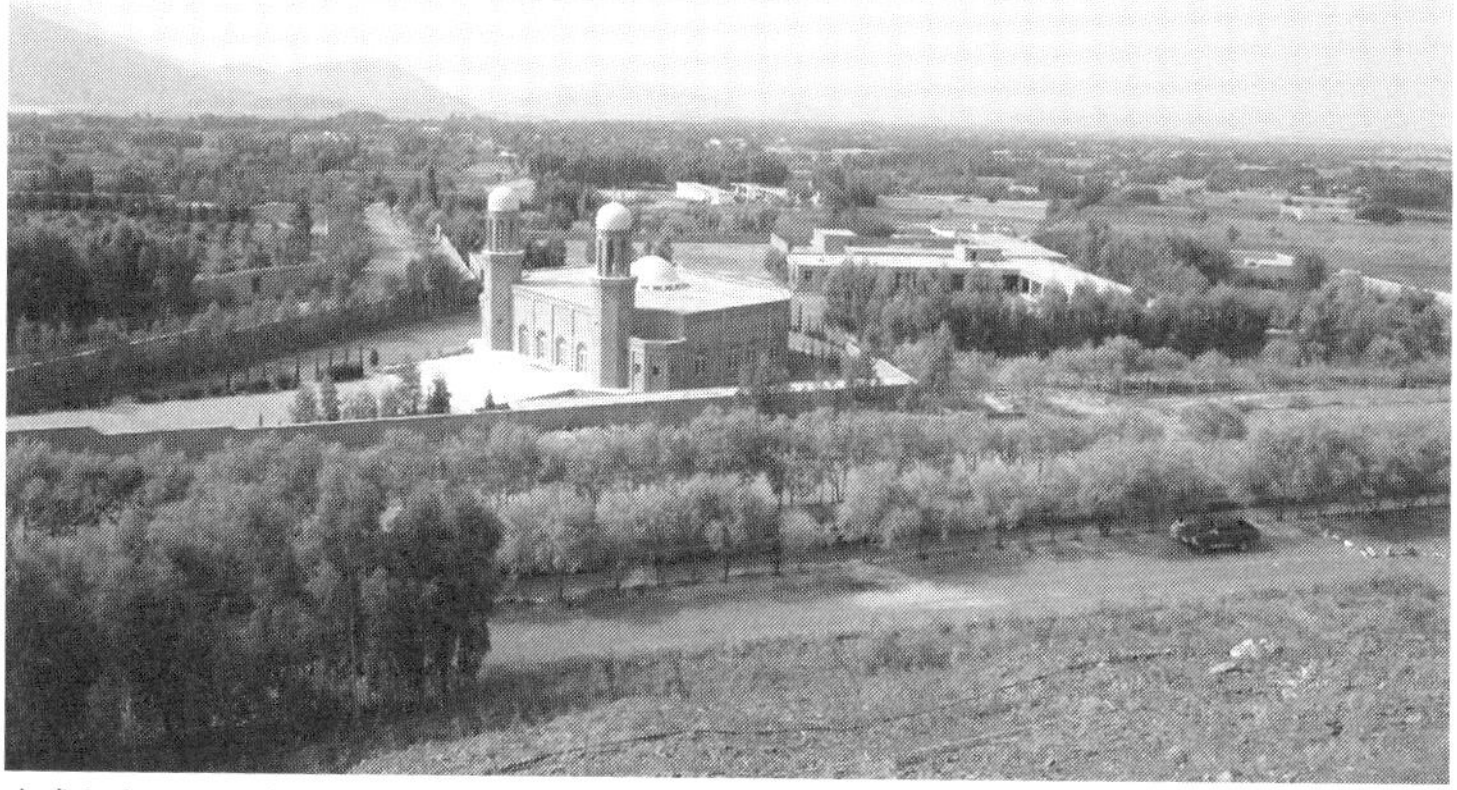
完成したモスクとマドラサ。手前に用水路が流れる(2013年)

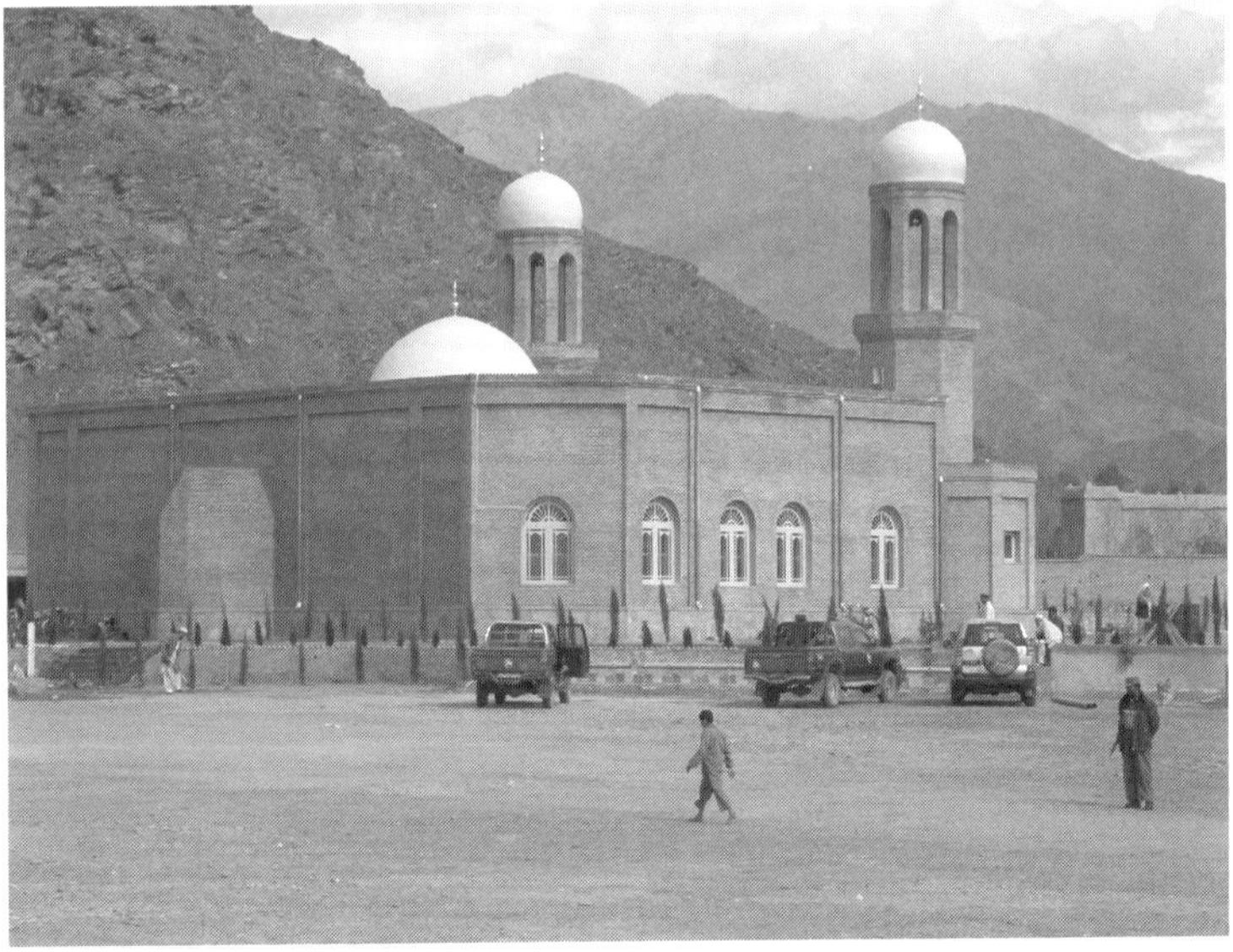

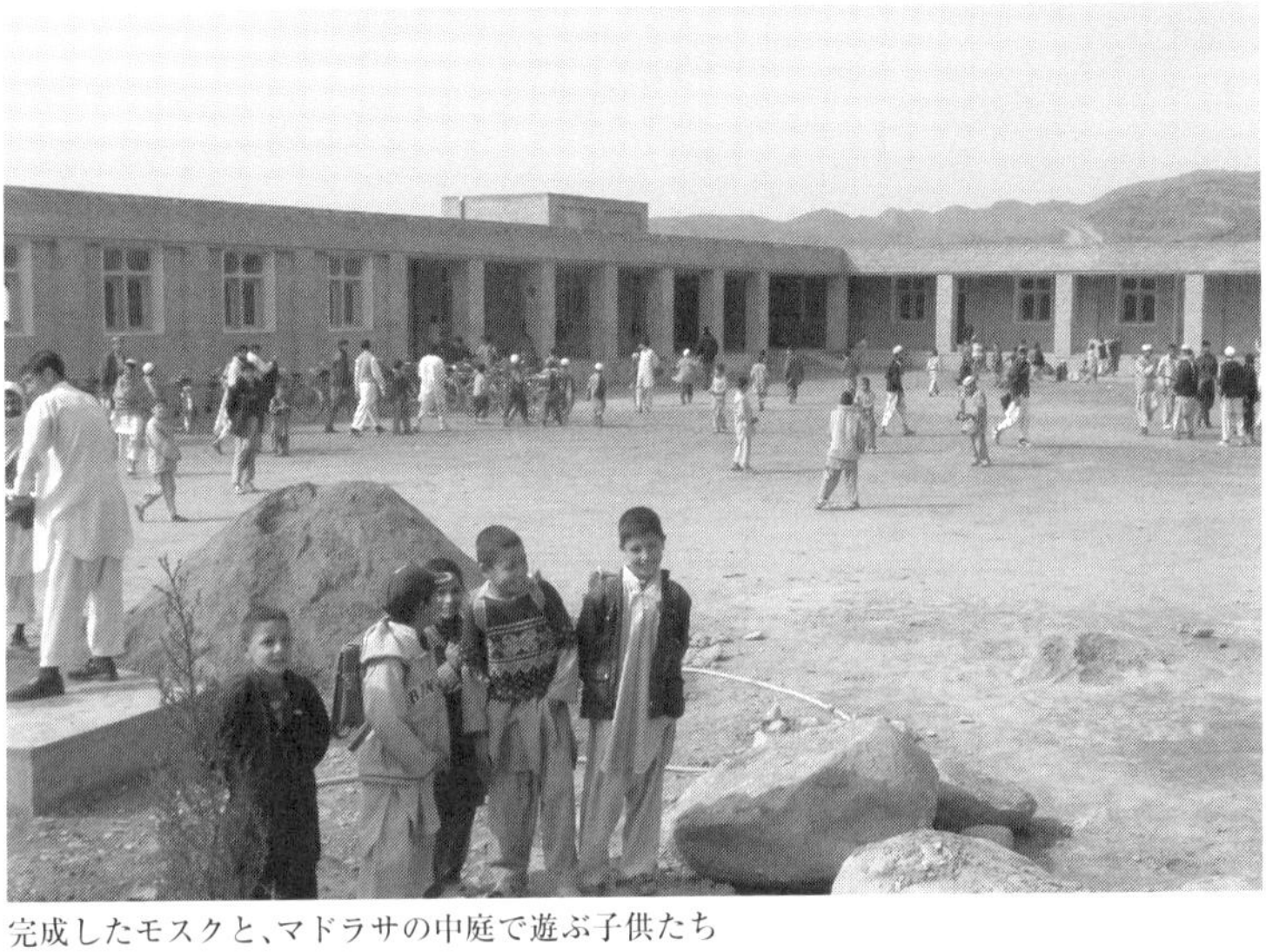

完成したモスクと、マドラサの中庭で遊ぶ子供たち

ガンベリ沙漠へ

かくて用水路は次の段階に入り、シェイワ郡全体（約三五〇〇町歩）の復興を目指し、第二期工事が俎上《そじょう》に上った。

初めの予定では、約一〇キロメートルを延長すれば、更に二〇〇〇町歩を回復し、その上無人のガンベリ沙漠に広大な開墾地を得る可能性が開けるという、夢のような計画であった。工事区間は全て岩盤の山麓沿いで、難工事が予想された。同時に、第一期工事の改修もくりかえしながら進むから、さらに大規模なものとなった。

しかし、この頃までに一〇〇名の職員と約五〇〇名の作業員たちが、用水路工事の技術を習得していた。土管や蛇籠の生産と組み立て、植樹、発破、岩盤掘削、石材採取と輸送、測量など、およそ用水路建設に必要な技術を会得し、作業効率も向上していた。また、橋、サイフォン、水門、水道橋など、用水路に欠かせぬコンクリート構造物建設も、一定のスタイルと工程が定まり、熟練工と呼べる作業員が育っていた。重機の方では、最低限でもダンプカー、ショベルカー、ローダー、削岩機の大量動員が可能となり、運転手たちがめきめきと腕を上げた。

依然として最大の予算を割いたのが河川工事で、この方は物量との戦いであったが、試行錯誤を経て「PMS方式」を確立、護岸と堰の工事をこなせるようになった。護岸は石出し水制、

■ サイフォン

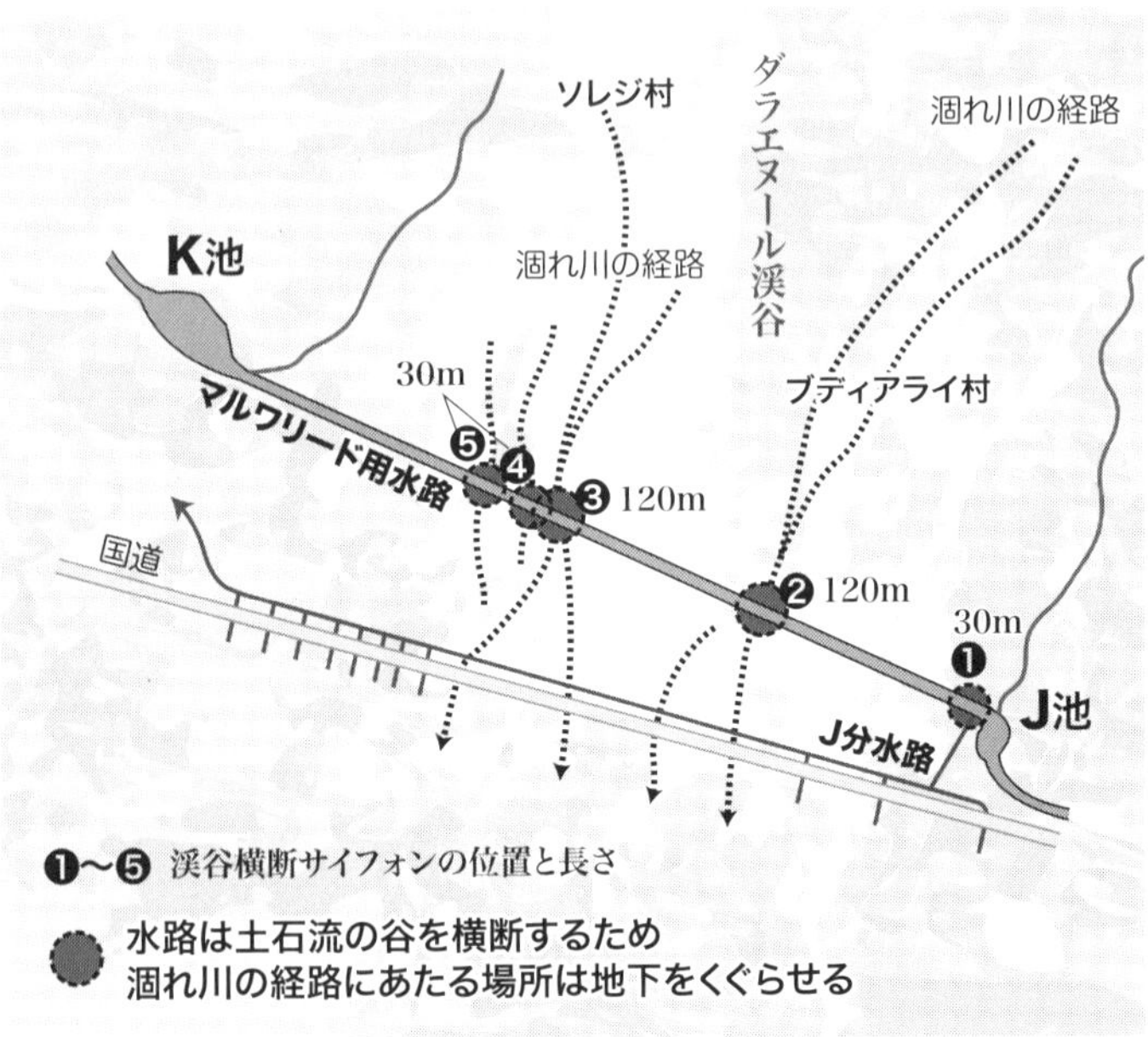
ソレジ村
ダラエヌール渓谷
涸れ川の経路
K池
涸れ川の経路
ブディアライ村
30m
マルワリード用水路
⑤
④
③ 120m
国道
② 120m
30m
①
J池
J分水路
❶〜❺ 渓谷横断サイフォンの位置と長さ
水路は土石流の谷を横断するため
涸れ川の経路にあたる場所は地下をくぐらせる

［サイフォンの断面］

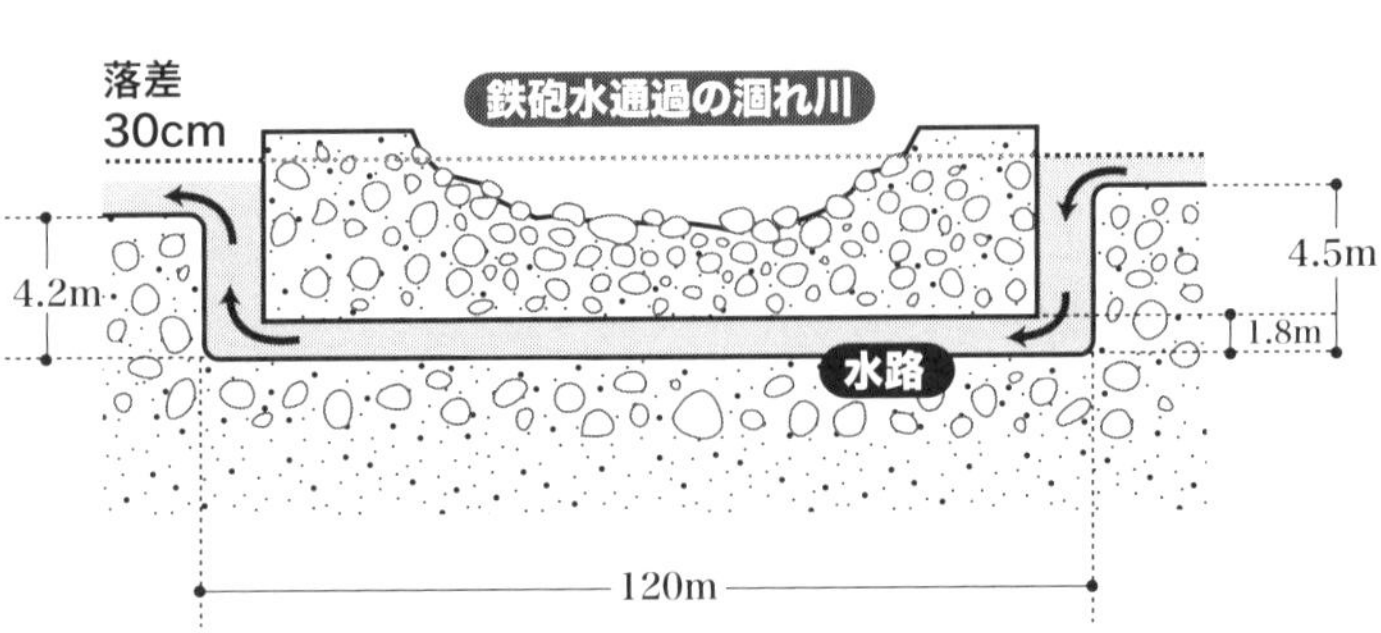
落差
30cm
鉄砲水通過の涸れ川
4.2m
4.5m
1.8m
水路
120m

■石出し水制

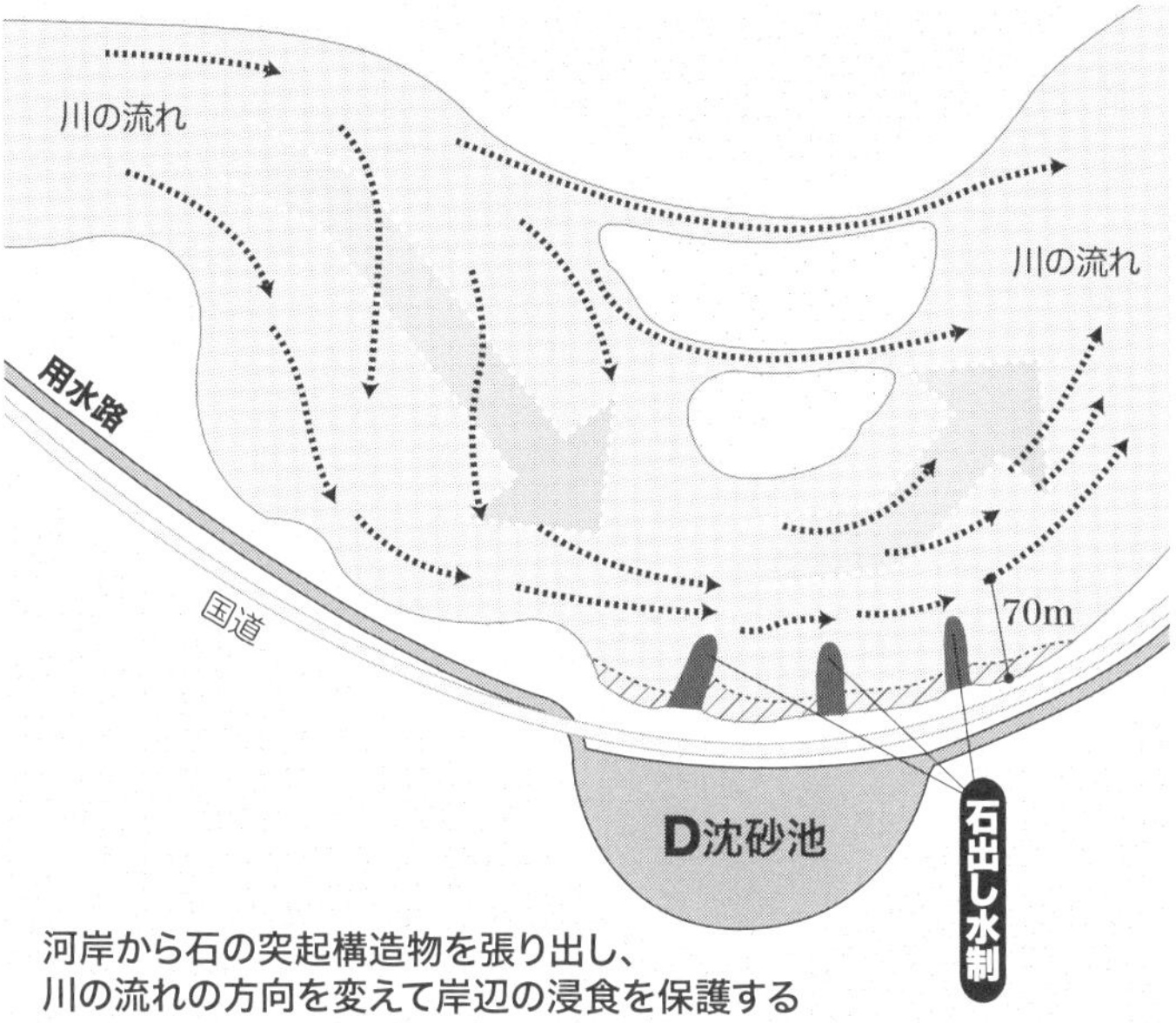
川の流れ
川の流れ
用水路
国道
70m
D沈砂池
石出し水制
河岸から石の突起構造物を張り出し、
川の流れの方向を変えて岸辺の浸食を保護する

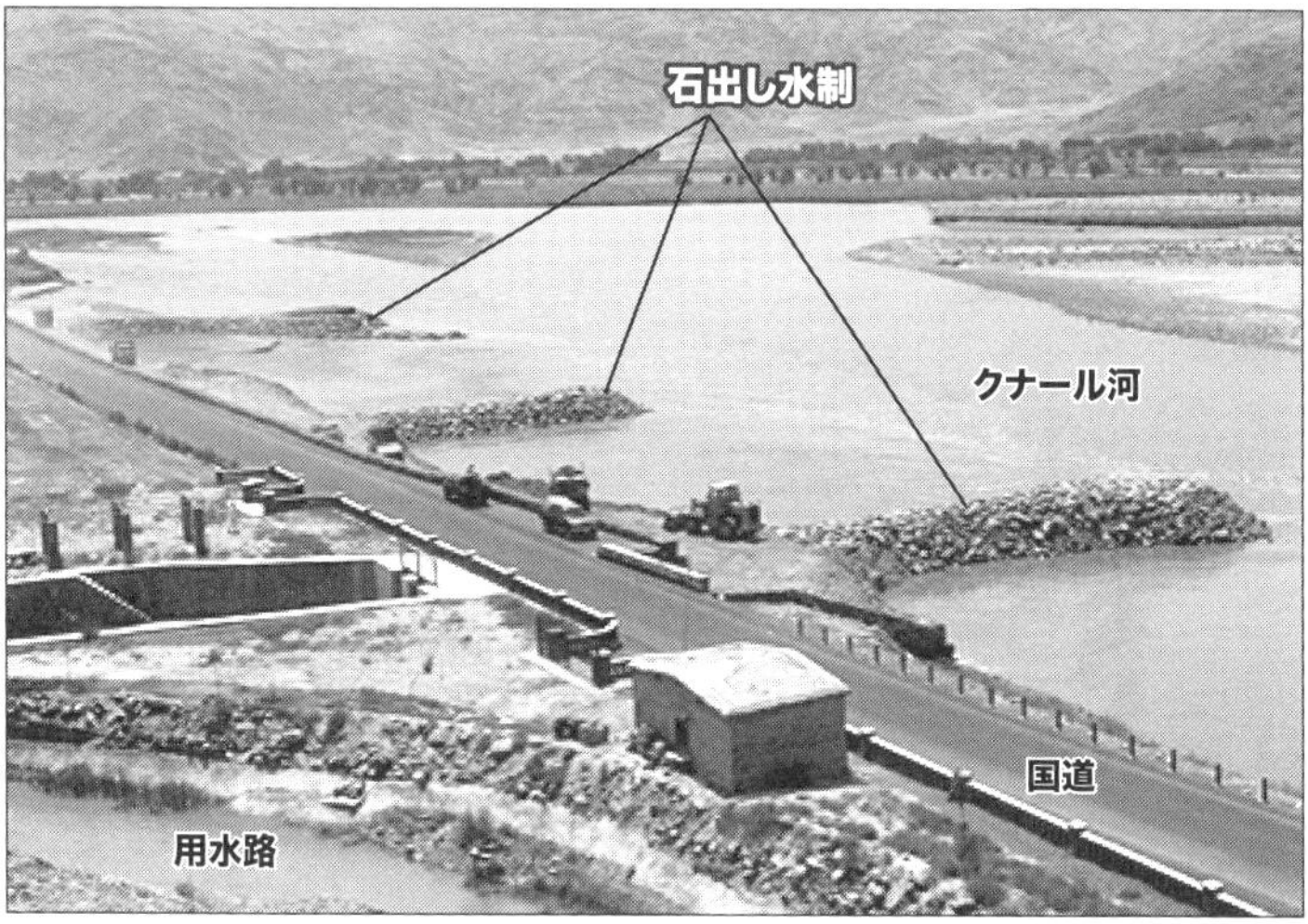
石出し水制
クナール河
国道
用水路

かすみ堤、植樹と組み合わせた連続堤防などで、堰の方は、対岸処置と河道の全面堰き上げが技術的に可能になった。こちらの方も、運転手の職人技に頼る余地が大きかったが、レンタル重機会社が大いに協力して、安定した動員をすることができた。

第七章
基地病院撤収と邦人引き揚げ

ワーカー引き揚げ計画

用水路建設が始まると、日本人ワーカーが増えた。それまで医療職に限定されていたが、農業、土木関係で助っ人が必要になり、参加しやすくなったこともある。全体では常時二〇名、任期は一～二年が普通で、四年、五年と長期の者も現れた。二〇〇八年までに約五〇名が現地で働いた。大半が二十代の若者で、いきなり異文化に投げ込まれて苦労するが、半年もすればパシュトゥ語の日常会話を覚え、次第に順応してゆく。彼らの存在は、現地事業を支える大きな柱であった。しかし、彼らにも危険が迫りつつあった。

当時アフガニスタンに入る物資の八割以上が、パキスタンからカイバル峠を越えて来たと言われる。NATO軍の重要な補給ルートでもあった。物資輸送の車列が頻繁に襲撃され、補給線の確保が欧米軍の頭痛の種となった。

　このため、NATO軍がパキスタン政府に協力を要請、国境地帯で同国軍が「対テロ作戦」に協力していたが、実効は疑わしい。戦争の初期、ムシャラフ大統領が政権の座にあった。タリバン政権はパキスタンとサウジアラビアとだけ国交があり、大使館が置かれていた。二〇〇一年九月十一日に同時多発テロが発生すると、米国からの圧力は凄まじく、ザイーフ・アフガン大使を逮捕、戦争協力の姿勢を鮮明にした（後にムシャラフ氏は、ワシントンから「お前の国を石器時代に戻してやる」と脅されたと、屈辱を語っている）。

　そもそもパキスタン＝アフガニスタンの国境は、一八九三年、当時の英国がロシアとの緩衝地帯を置くため、アフガン王国との間で結んだ協定によるもので、デュアランド・ラインと呼ばれる。しかし、この線が多数派民族パシュトゥン一六〇〇万人の居住地を真っ二つに分けたから、国境とするには無理があった。

　東部アフガンでは、カブールもペシャワールも、自分たちの都と考えるのが普通で、国境を自由に往来する。通貨もパキスタン・ルピーが通用する。互いに血縁を持つ者がごく普通である。さしずめ関東と関西が分かれて別の国に属したと考えてよい。明確な国境線を引くこと自体が、どだい不可能な話である。住民の古老たちは過去三度の「英国―アフガン戦争」（第一次・一八三八年、第二次・一八七八年、第三次・一九一九年）で英国を撃退したことを誇りにしており、対英米感情は両国とも悪い。パキスタン政府は国境地帯に「自治区」を設け、住民に「越境権」を与えて一種の緩衝地帯とし、曖昧に放置する国策をとっていた。国軍が自治区に入ることは史上稀であった。いきおい、住民たちの抵抗に遭遇、「対テロ戦争協力」も鈍りがちだった。

　当時、これと言う決定的な不安材料があったわけではない。国際ニュースは「着々と進む復興」を伝えていたし、散発的なゲリラ活動も、欧米軍の圧倒的な戦力増強の報に薄れがちであった。当方に特別な情報網はないが、作業員や村民と交わされる何気ない会話から民心を察し、元ワーカーの澤田氏から配信されるアフガン関係のニュースをつなぎ合わせ、大よその動きをつかんでいた。他所者には分からないが、地元では誰がどういう立場なのか、筒抜けだからである。

　アフガン報道の限界は、概《おおむ》ね大都市の比較的西欧化された階層や、表舞台の指導者たちとの接触、従軍による情報などが主で、物言わぬ貧困層の心情にふれる機会に恵まれないことだ。たとえインタビューできても、本音を語るとは限らない。この戦乱は「反政府武装勢力＝タリバン」対「アフガン政府＝欧米軍」という、透明な二分法で分けられる単純なものではない。地縁血縁、部族や民族間の抗争、果ては情報機関の暗躍も絡み、複雑怪奇である。

　――一連の水面下の動きは、何らかの大規模な混乱が近いと予測された。「政治的な土石流発生」と見て、二〇〇八年三月、日本人ワーカー全員の帰国を決めた。それまでも散発的に暴動や暗殺はあったが、今回はおそらく手におえないと思えたのである。仕方ないことではあるが、一般に新任の日本人は、地元で安全感覚を身につけ、異文化の中で自分の挙動が人々にどう映るか配慮できるまで、時間がかかった。特に集団になるとそうで、冷や汗をかくことも多かった。このため、特別に作業地で目を光らせ、現地に慣れるよう指導していた。

当時の農村の主流は、旧タリバン政権の武装勢力である。その評価はともかく、彼らは「アフガン国粋主義者」ともいえる人々が多く、西欧文化の浸透を警戒し、自分たちの文化的価値に重きを置いていた。このような気風は、タリバンに限ったことではなく、保守的な農民層一般の傾向であった。日本の報道は、一般に西側の情報によることが多く、反タリバン・キャンペーンの中には、イスラム教やアフガンの習俗そのものに批判の矛先を向けることが稀でなかった。日本でその理解を述べると、「タリバン勢力擁護」と取られ、驚くこともあった。

だが、トルハム国境通過さえ困難に陥り、二〇名に上る邦人ワーカーの交代も危ぶまれつつあった。大勢の日本人ワーカー保護は、もう自分の限界を超えると思った。三月下旬、このことを伝えると、皆驚いた様子であった。仕事は順調に回っているように見えたし、バザールで買い物を楽しんでも危険はない。「せっかく現地に慣れてきたのに……」と、誰もが思ったらしい。「そんなに帰したければ、帰りますが」と、不快感を示す者もいた。四月には事務長の芹沢氏以下六名が休暇で帰国していたので、そのまま戻らぬよう伝えた。ある者は現地に愛着ができ、帰るのを渋った。

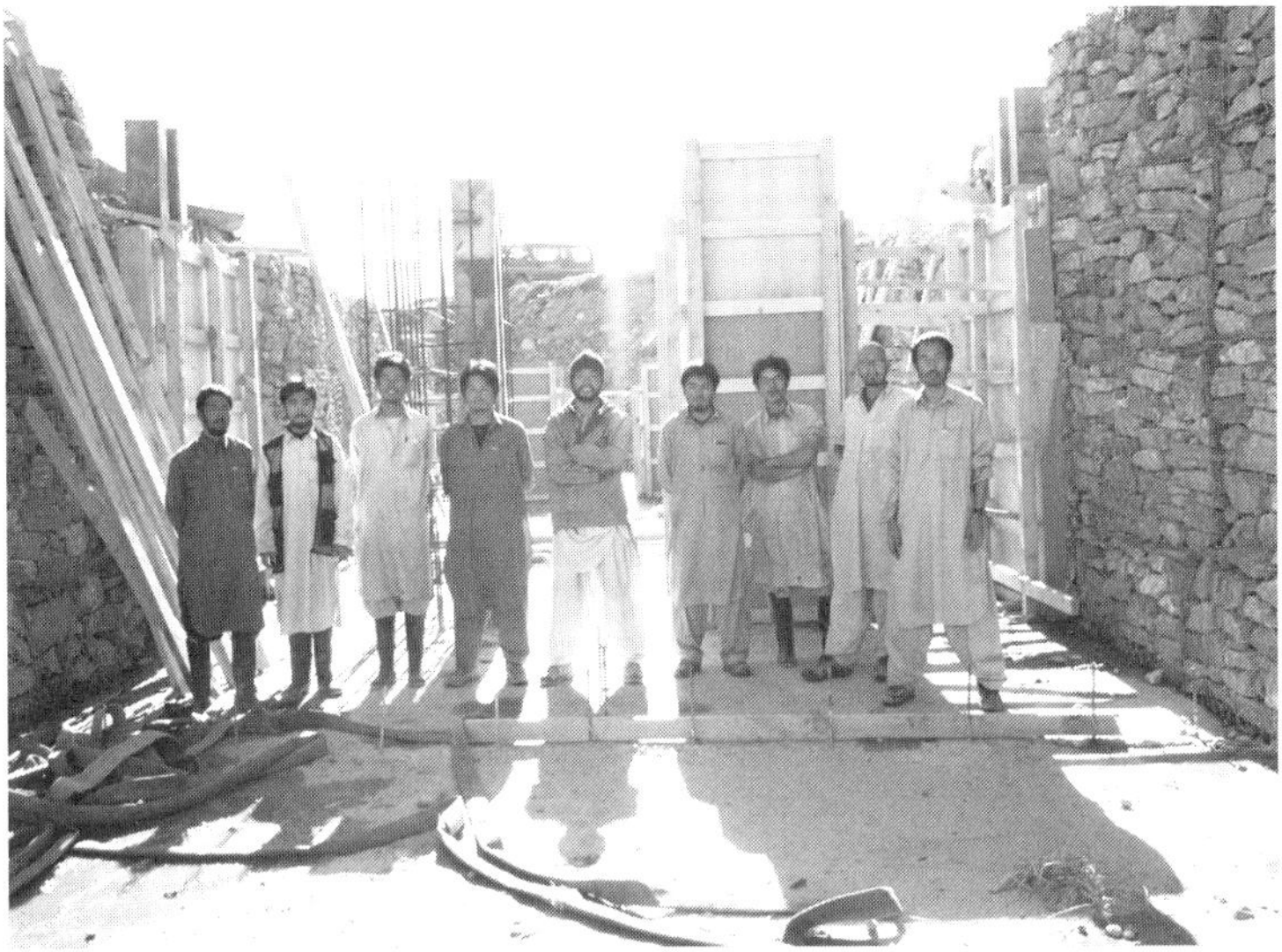

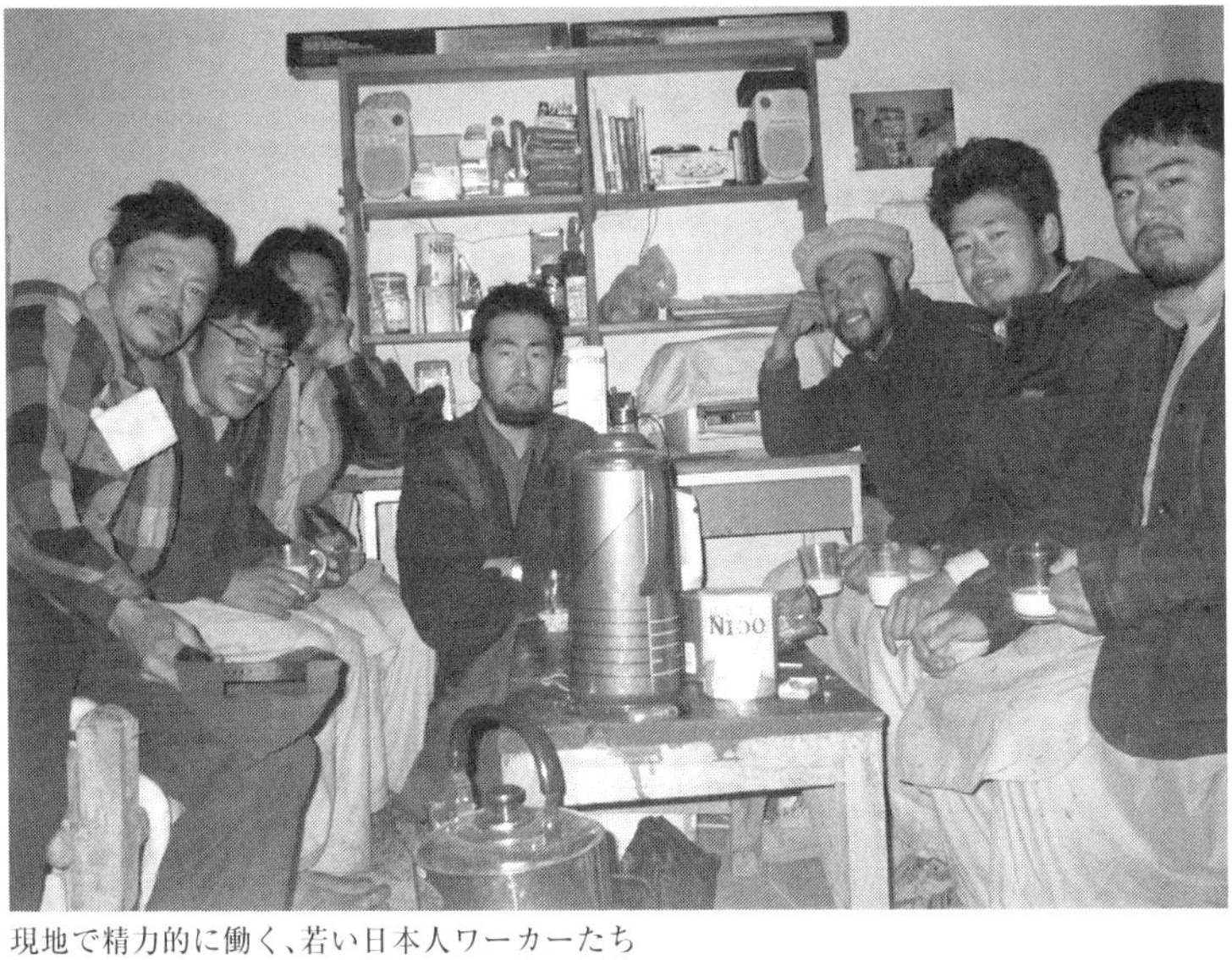

現地で精力的に働く、若い日本人ワーカーたち

「どんなに長く居ても、いつかはこの日が来る。諸君の並々ならぬ努力は、いくら感謝しても足りない。だが、現地のことを思うなら、自身の感傷を捨てて協力して欲しい」

これが私の述べ得る一切であった。結局、現場は各グループのアフガン人の中から責任者を選び、短期に技術指導したのちに帰国すること、しんがりは遅くとも二〇〇八年十二月までに引き揚げることになった。問題はダラエヌール試験農場に半ば居着いていた農業班で、日本で指示を出していた農業指導の高橋氏に伝えると、撤退手順の検討に入った。しかし、変化は急激にやってくる。冬の農事まで細かい指示が出されたので驚き、「混乱が近い」と、日本側にワーカー募集をしないよう求め、当時の動きであった陸上自衛隊派遣に、更に危機感を強めた。

ダラエヌールでは三名のワーカーが診療所に常駐していた。農業班の伊藤と進藤、医師の西野である。当時は交通の不便もあって、ジャララバードの定例の集まりに来ることが少なく、連絡も途絶えがちだった。しかし、PMS診療所が一九九一年から十六年間機能していて、地域で絶大な信頼があった。加えて、黙々と現地に溶け込み、率先して汗を流す伊藤らの姿は、村人たちに好感を与えていた。彼らの働きも与《あずか》って、「自分の留守中にジャララバード市内で騒ぎがあれば、ダラエヌール診療所に退避」と指示していたほどである。このことが裏目に出て、邦人ワーカーたちに「アフガン中、どこもこんなものだ」という油断があったのは否めない。

誘拐事件

二〇〇八年八月二十六日、ダラエヌール渓谷のブディアライ村農業試験場に向かっていた伊藤和也君が誘拐され、翌日、遺体となって発見された。これが大きく報道機関で取り扱われた。天皇皇后両陛下は、ニュースを聞いて予定のコンサート出席を取りやめ、暗に弔意《ちょうい》を示された。

ひとりの人間の死は厳《おごそ》かで、肉親を失った時の情は、世界中同じである。だが報道でもたらされる虚像は、しばしばアフガン空爆の時と同じだった。ある者は美談を作り上げ、ある者は「それ見たことか」と言わんばかりに批評した。政府関係者の中には「日本も尊い犠牲を出した」と胸を張った者もいる。愚かなことである。

この事件を通じて、日本社会全体が大きく変わっていたことに戸惑った。良くも悪くも、古き良き日本は去りつつあった。「人命の尊さ」というスローガンは、現地人には適用されなかった。弱者の立場に立つ心意気はなりを潜めていた。時代が変わったのだ。些末な言動をあげつらい、多勢を頼んで石を投げる迎合的な世情は、肌に合わない。また、一人の人間の死を演出するのは、最も厭《いと》うところであった。「伊藤和也は伊藤和也以外に代わりができない。変哲もない人の子であり、かけがえのない一人の人間である。静かにして頂きたい」。これが真情であった。

しかし、議論に付き合うゆとりはなかった。マルワリード用水路は最大の難関・二〇キロメートル地点の岩盤周り通過を目前にしていたし、シェイワ郡のモスクとマドラサ建設は基礎を終えたばかりである。宿願のカマ郡でも、取水堰の調査が始まろうとしていた。何よりも、十数万人の帰農が実現するか否かの瀬戸際であった。「危ないから帰れ」とは、論外である。これまでもPMSは殉職者や負傷者を出したが、それで活動が停止することはなかった。多くの人々の生存が、我々の事業にかかっていたからである。

「日本人、即時引き揚げ」は、たちまち全職員の動揺を起こした。それまで現場の細かい指示は日本人ワーカーを通して行われていたし、ワーカー側も自信と生き甲斐を得て仕事をしていた。自分たちなき後のことは想像できなかった。だが嵐のような報道と噂で、不安が膨れ上がっていた。自分はと言えば、おそらく最も醒めて事態を眺めていた。今後の事業を如何に再編するか、日夜思いを巡らせていた。熱した者から見れば、冷酷とすら見えただろう。

だがこの相違は、運命的な相克としか言えなかった。何れが正しいという問題ではない。一方で現地にしがみついて生きねばならぬ膨大な住民がおり、他方で、いつでも現地を離れ得る外国人が居る。この構図は動かし難い。誰もが辛い思いを抱えていた。だが、身近な者に親しみを感ずるのが、人情である。現地の戦闘集団にも似た厳しい事業体が、遠い日本側に同様な歩調を求め、自分たちと同じ苦痛や犠牲を要求してはならなかった。しかし、その逆でも事業は成り立たない……。相矛盾する二つの答えを同時に求める様に、思考が堂々めぐりした。

この時点で、とりあえずせねばならなかったのは、日本側との溝を埋める努力と共に、一切の煩《わずら》いと感傷を絶ち、断固として用水路事業を完遂することであった。他に選択の道はなかった。また冤罪《えんざい》で逮捕された職員の運転手の釈放運動も急がれていた（彼は伊藤と共に誘拐されて中途で置き去られ、「重要参考人」として拘束されていた）。釈放は州知事に嘆願して実現したが、多くの謎を残して、事実は闇に葬られた。


誘拐事件から二週間近く不在の間に、職員と作業員は著しい虚脱状態に陥っていた。九月七日に急遽立て直しのために現地に戻った時、沈鬱《ちんうつ》な空気が職員の間に蔓延《まんえん》し、皆途方に暮れていた。まずはそれぞれに具体的な任務を与えることだ。小さな失敗には目をつぶり、職務に忠実なチームの育成が急務である。

とはいえ、若いワーカーたちの両親も心配していよう。予定を二〇〇八年九月に早め、日本人ワーカーを全員帰国させ、目の届かなくなったペシャワールのＰＭＳ基地病院を閉鎖、現地へ譲渡することを心に決めた。この頃までは、まだ全面撤退するほど治安は悪くなかったが、この状態で引き止めることはできない。また、安全確認や連絡業務に忙殺されては、実事業が難しくなる。前後してレンタル重機の運転手二名が誘拐されて殺害、職員・作業員も少なからぬ重軽傷者を出していた。何よりも一〇〇万人の農民の生存がかかっていた。事業に責任を持つ

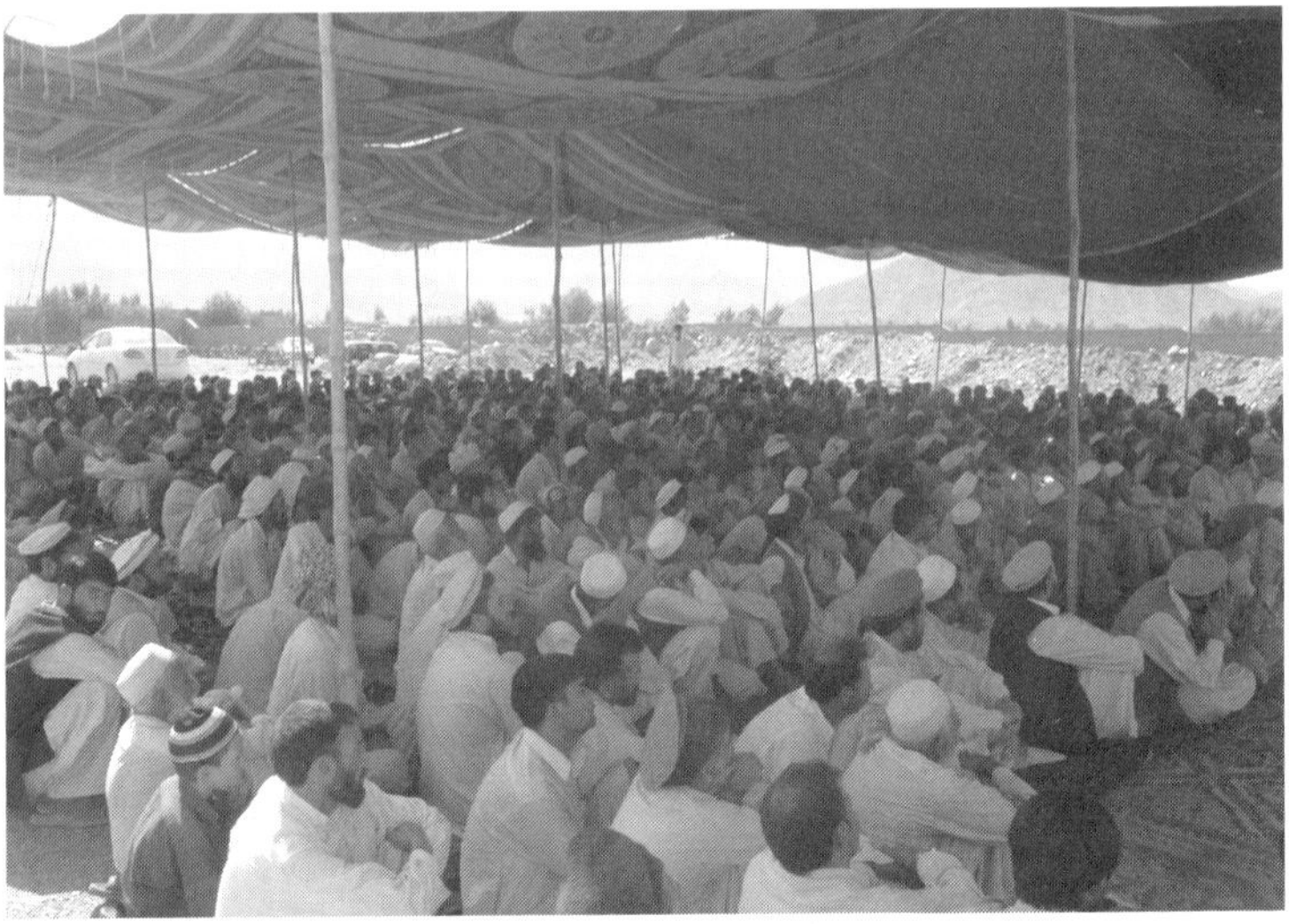

2008年9月9日、伊藤ワーカーの追悼式に集まった現地の人々

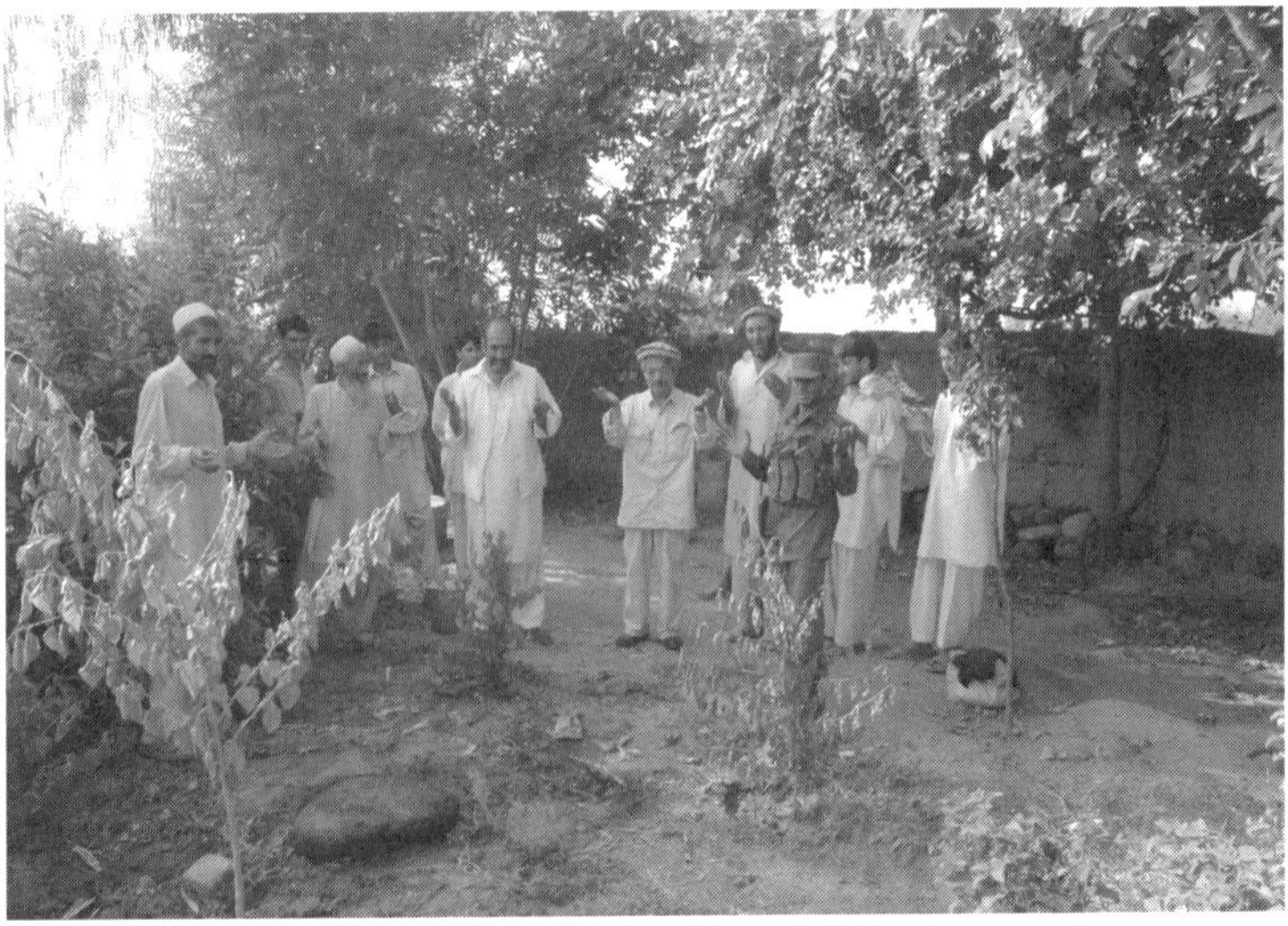

9月13日、祈念石の前で祈りを捧げる筆者、ジア副院長、農業班のパートナーたち

以上、日本側の事情だけで放棄するのは、道義上許されなかったのである。

「復讐は神に任せる。だが、自分でまいた種は、自分で落とし前をつける」

これがその時の想いであった。果たして、その通りになった。これは後で述べよう。

ペシャワールの治安悪化

一方、混乱の波は、パキスタンのペシャワールにも滔々と押し寄せていた。二〇〇八年春頃から、かなりの数の米国籍者が入り、明らかに何かの工作が行われていた。北西辺境州（現カイバル・パクトゥンクワ州）バジョワル自治区で、二万丁のライフルが住民に配られた。大きな報道はなかったが、「住民自衛のため」と米軍筋は説明していた。前後してタリバンの指導者を殺害するため、モスクやマドラサの爆撃が日常化した。中には、首をかしげるような誤爆が頻繁に起こり、犠牲者を増した。

人は過去の業績に囚われやすい。作るより収める方が難しい。PMS病院の移転は二〇〇七年春から検討されていたが、諸事情で足踏みしていた。手をかけた分だけ手放すのに躊躇《ちゅうちょ》するものである。本病院は、ハンセン病患者診療の半恒久的な基地を目指して、一九九八年、総力を挙げて建設したものだった。日本側はもちろん、ジア副院長、藤田院長代理を筆頭に、現地側は相当な意気込みで新体制発足に邁進《まいしん》してきた。医師や看護師の育成、事務方ではワーカーの藤井が奮闘し、現地では稀有《けう》の強力な組織が出来上がりつつあった。一時は二六名の医師を抱え、看護助手二〇名、検査技師一〇名がおり、パキスタン側で北辺のチトラール、コーヒスタン、アフガン側でダラエヌール、ダラエピーチ、ヌーリスタン・ワマの五ヶ所の診療所を運営し、二〇〇一年三月に全ての外国支援団体が去ると、旧タリバン政権に窮状を訴え、無医地区と化したカブールに五ヶ所の臨時診療所を開設した。米軍の空爆中も休むことなく診療が続けられていた。空爆中の食糧配給計画の基地となったのも、この病院である。古巣となった基地に愛着が起きるのは当然ではある。

ＩＳＡＦ（国際治安支援部隊）が「地方展開」を始めてから、治安は坂を転げるように悪化の一途をたどった。彼らが進駐するところ、直ちに戦火が広がった。二〇〇五年にヌーリスタン州・ワマ診療所、クナール州・ダラエピーチ診療所が閉鎖された。それでも、まともな診療機関の乏しい東部アフガンでは、貧民層の拠り所としてペシャワールのＰＭＳ病院は機能し続けていた。

だが、ここでも治安が徐々に悪化していた。二〇〇七年までに、最も民心が温和なスワト地方で反乱が起き、北西辺境州南部のワジリスタンは早くから反政府武装勢力の根拠地となっていた。ＰＭＳ移転の計画は早くから検討されていたものの、様々な都合と思惑が交差して、思うように進まなかった。伊藤殺害の報を受け、「アフガンは危険」との認識が日本で広まったが、実は何倍もの危険にさらされていたのがペシャワール側であった。事件を機に撤収を急が

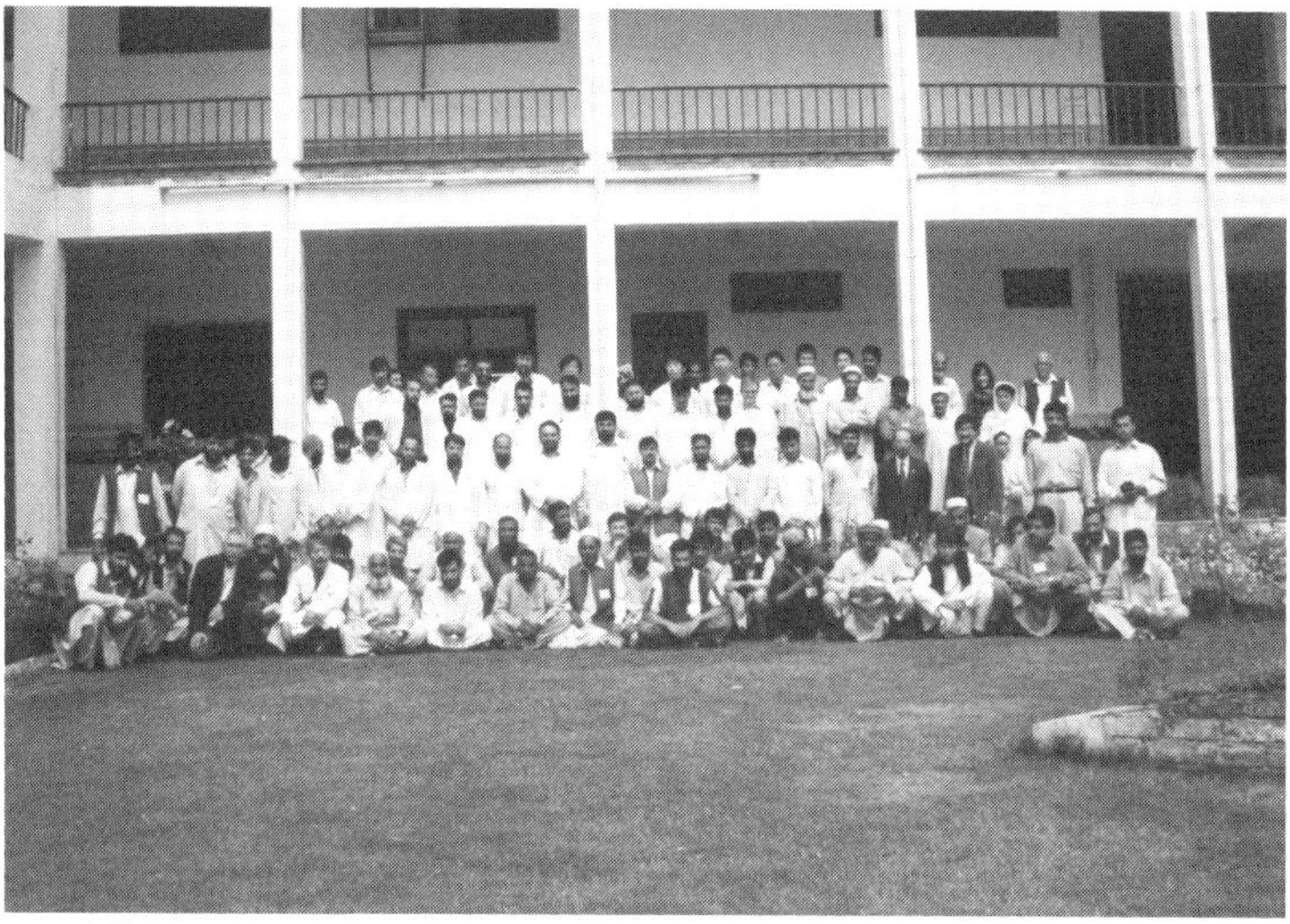

PMS病院のスタッフ一同

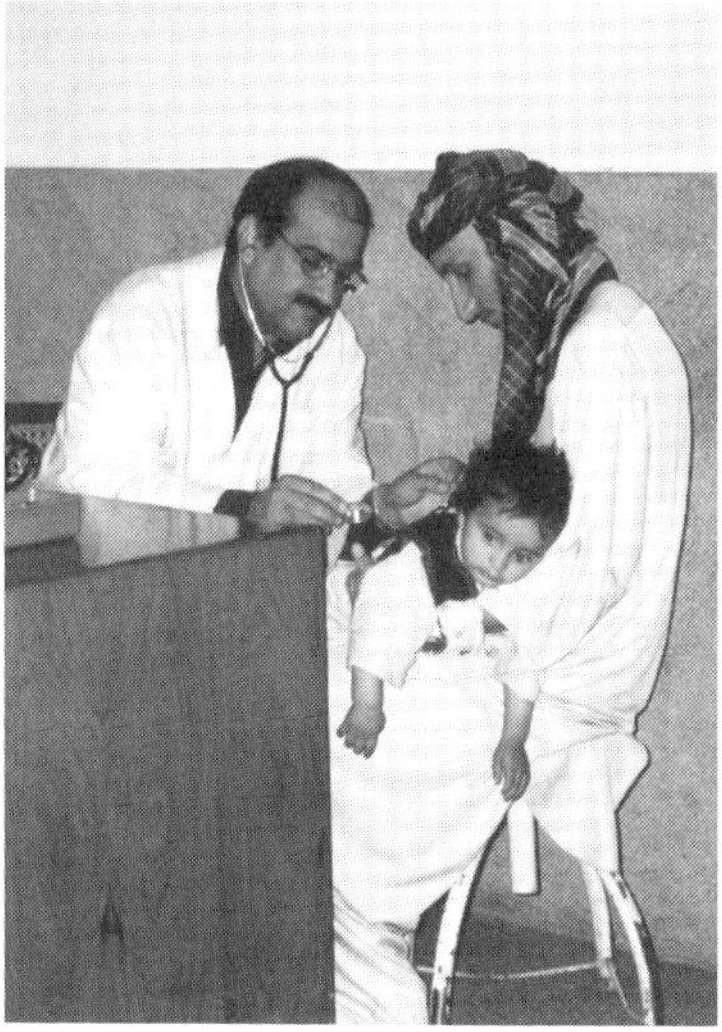

ジア副院長

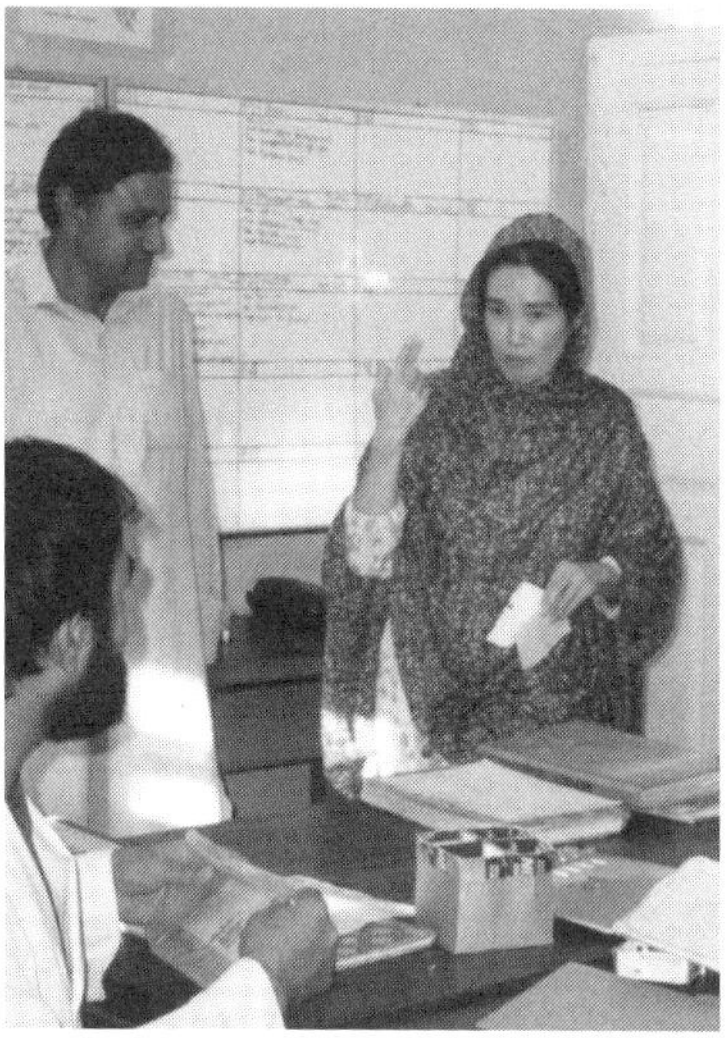

藤田院長代理

せたが、突然の後始末はできない。職員の処遇、組織再編ら、短期で膨大な事務量をこなすのは困難だった。ワーカーの撤収は結局二〇〇八年十一月初旬となり、病院が登録上で別団体として発足したのは、翌二〇〇九年七月のことであった。

二〇〇八年九月、PMSがアフガニスタンのジャララバードに移転することが伝えられると、一〇〇名の職員は皆、涙した。しかし、一つの集団が弱体化すると、その末路は惨めである。心ない者が豹変《ひょうへん》し始め、必ず裏切りと略奪が横行するのが、現地では常識だ。語る言葉がなかったが、ここは情を殺して彼らの動揺を鎮め、以後の再編を円滑に進めるべきである。主な事務・医療職員を集め、協力を求めた。

「諸君、病院を開いて十年余、君たちの働きのおかげで、多くの人々が救われてきました。諸君は殉職も厭わず、あるいはアフガンの山中で、あるいは爆撃下のカブールで、勇敢に仕事を続け、空爆後、多くの者が去っても、残る諸君は実直に仕事を続けてきました。

今、日本人職員はこの地を離れ、本部は山の彼方《かなた》・ジャララバードに移ろうとしています。国境の往来が難しくなった今、新体制がどうなるか、自分にも分からない。だが、諸君を見捨てることはないでしょう。不幸にしてここに残らざるを得ない者は、今後も変わらず患者たちに尽くしてください。神の許す限り、自分は諸君と共にあります」

　このとき現地側で最後まで奔走したのがイクラム事務長である。生真面目な退役大尉で五十五歳、実直なイスラム教徒で義理人情に篤かった。ＰＭＳの活動に心から同情を寄せ、後々まで協力を惜しまなかった。翌二〇〇九年の市街戦まがいの混乱の中、避難する市民たちを尻目に踏み留まり、着実に任務を遂行した。州公認の新組織を作り、診療態勢の移管を円滑にした。もともと軍人だから、紛争の動静を的確に読み、我々に伝えた。

　ジア副院長の方は当時四十八歳、ＰＭＳ事務長を兼務することになり、家族をペシャワールに残したままジャララバードに転任した。彼もまた熱血漢で行動的、空爆下の食糧配給を提案し、自ら陣頭指揮に当たった。ジャララバードは彼の故郷である。地域の人脈をフルに生かし、必死でＰＭＳの再編に乗り出した。

第八章
ガンベリ沙漠を目指せ

死の谷

ガンベリ沙漠はアフガン東部、ナンガラハル州とラグマン州との境で、幅四キロメートル、長さ二〇キロメートルの沙漠である。ヒンズークッシュ山脈の支脈、ケシュマンド山系の南麓に位置し、常時流れる水系がない。夏季の積乱雲と共に、年に二、三度、信じられない量の洪水が流れるが、気まぐれである。来ない年もある。

昔から旅人を葬り去ることで有名で、地元の者は「ガンベリのように喉がカラカラだ」と表現する。ジャララバードからラグマンへの近道なので、事情を知らぬ者が徒歩で行こうとして死亡する例が後を絶たなかった。小高い丘から眺めると、沙漠の彼方に緑の村落が広がって見える。それが二〇キロメートル先とは思えないほど近くに見える。気を許した旅人が進むほどに、あるいは砂丘の中に、あるいは視界の効かぬ岩の谷の中に、方向感覚を失ってさ迷う。強烈な陽光がじりじりと照りつけ、やがて水無し地獄の中で力尽きて倒れる。

ＰＭＳ（平和医療団・日本）で最初の殉職者を出したのも、この沙漠だった。かつて一九八八年、診療員の一人にラグマン州出身者がいた。当時ジャララバードは戦乱で危険があったので、ペシャワールへの帰途、同沙漠を徒歩で縦断しようとした。自分の郷里であるから、地理には明るかった。しかし、途中で倒れかけた老人を見つけ、背負って十数キロメートルを長時間かけて歩き、シギ村にたどり着く寸前に息絶えた。むろん、脱水による熱中症である。老人の方は無事だったので、ＰＭＳではこれを「殉職」扱いとし、手厚く葬った。

その後、山間部の診療所開設のため、しばしばこの地を通ったが、最初の殉職者だったために印象深く、一見変哲もない沙漠に不気味なものを感じていた。地元では、悪魔がささやいて惑わすとか、妖怪が出て人を狂わすとか信ぜられ、恐れられていた。ソ連軍の戦車隊にさえ恐れられたという。実際、道路の近傍に錆《さ》びた戦車が朽《く》ちた姿をさらしていた。砂丘の斜面でむやみに動き回った轍《わだち》がくっきりと残っており、戦車隊の兵士に何が起きたのか、想像をかきたてられ、なおさら不気味であった。

二〇〇七年四月、マルワリード用水路の第一期工事一三キロメートルが開通した時、古参職員のタラフダール氏から、「どこまで行くのか」と尋ねられた。まだ第二期工事の調査・測量が終わってなかったので、「行けるところまで」と答えた。彼は元軍学校で教鞭をとっていた

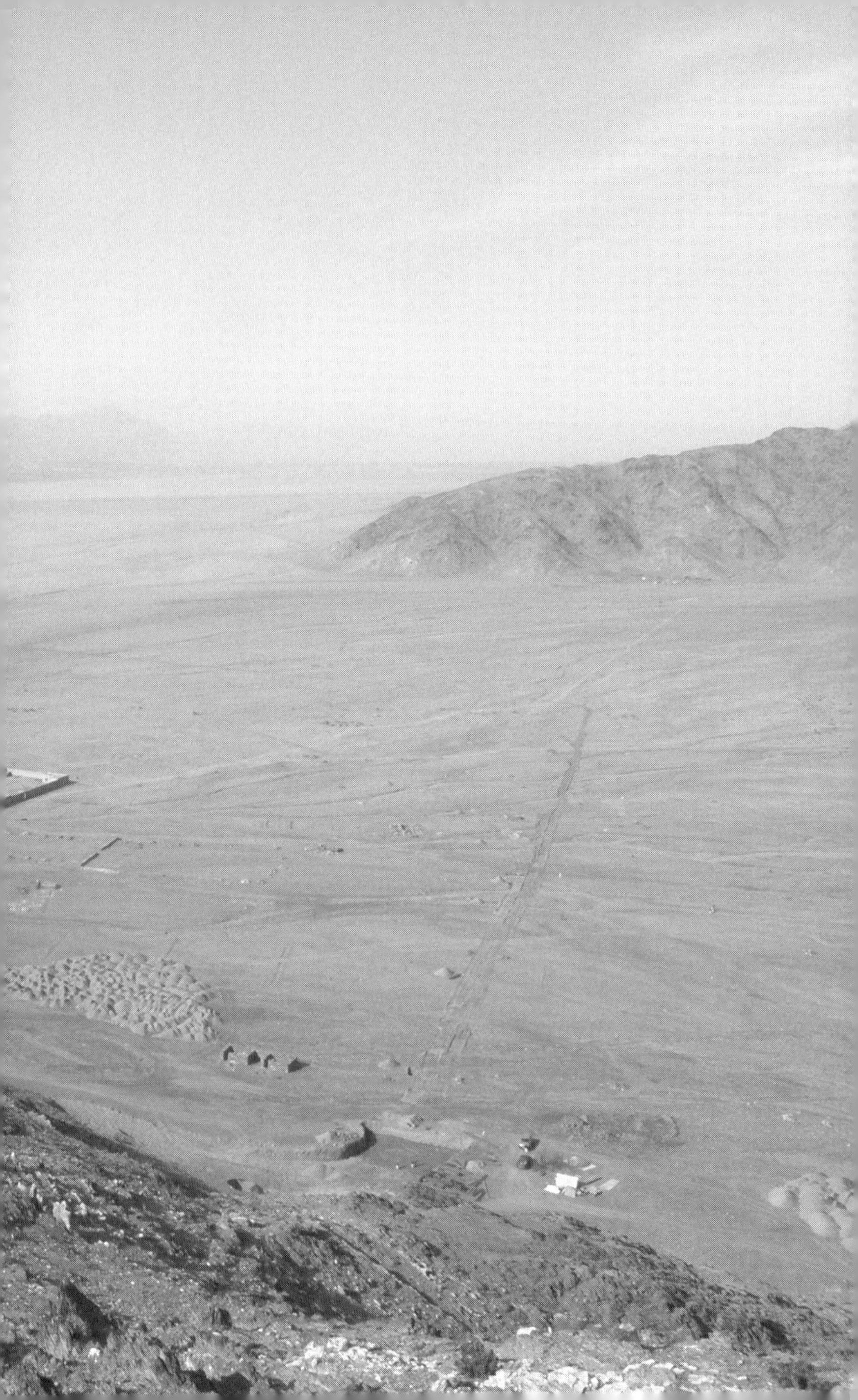

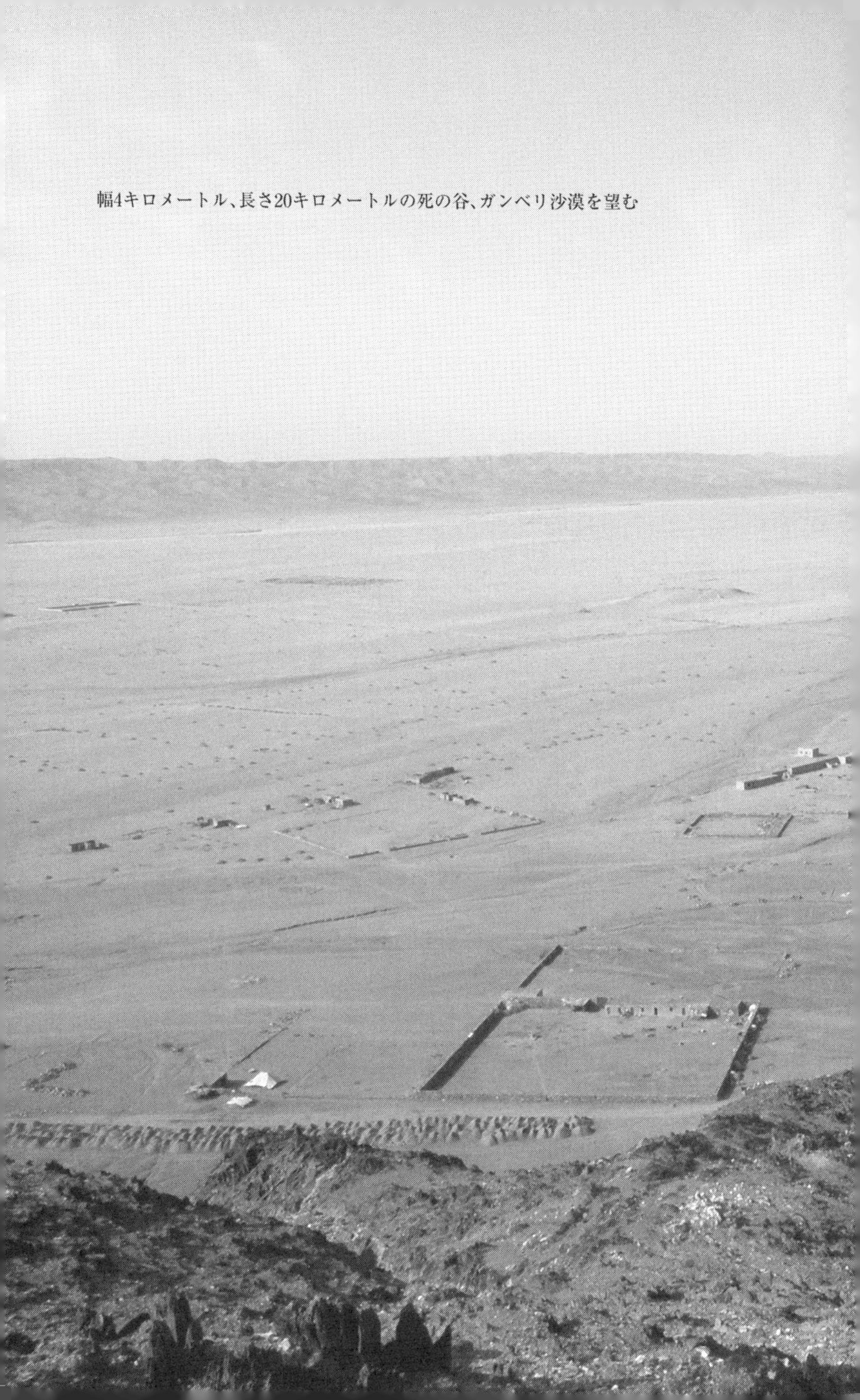

幅4キロメートル、長さ20キロメートルの死の谷、ガンベリ沙漠を望む

教師で、頑固一徹、曲がったことが嫌いな、剛直なパシュトゥンである。激しい空爆下でも、冷静に任務を遂行した猛者《もさ》だ。はるか彼方を指して、笑顔で言った。

「まさか、あのガンベリ沙漠ではないでしょうな」

「いや、そうかも知れんぞ。どこまでも神のお導きのままだ」

するとと、からからと笑い始め、

「おう、ドクターサーブ、行きましょう。最後までお供しますぞ。ガンベリでも、日本でも、世界の果てまで。今度は、爆弾の代わりに妖怪ですな」

要するに彼も冗談と思っていたのだ。

第一期工事竣工を祝った二〇〇七年四月、ワーカーの本田、進藤らは指示を受けて第二期工事のルート測量を進めていた。六月までに一九キロメートル地点に進出し、驚くべき知らせを届けた。六月十日、ガンベリ沙漠入り口の岩盤壁に到達した測量隊は、地面から十数メートルの高さで約二キロメートルを通せば、広大な面積の沙漠が潤せると報告してきた。

当時はＧＰＳや衛星地図なども入手できず、ひたすら水準測量器だけを頼りに、計画傾斜、サイフォンの位置や落差を決めながら、尺取虫《しゃくとりむし》のように調査を進めていた。初めの頃、目測でガンベリ沙漠は無理であろうと考えていた。あの沙漠を潤せるなど、誤測量の可能性が高い。せいぜい入り口で自然洪水路に注げば、十分だろうと思っていた。

再度確認を行わせ、六月十二日、本田、進藤を伴って一九キロメートルの最終測量点を確認にいった。「予定水底レベルはどこだ」と尋ねると、「あそこです」と小高い丘に記した測量点を指した。その時の驚きを忘れることができない。

それは広漠たる月面を眺めるようであった。用水路の通過予定線は岩盤直下の地面から約一八メートル、切り立つ岩山に立つと、眼下に一面の砂の海、彼方に地平線が広がる。わずかな丘陵を除けば、ただ砂丘のみ。この時の気温は摂氏五二度、吹きつける熱風、白砂に反射する陽光が目に痛い。果たしてここが緑地になるのか。もしそうだとしたら、神を心から信じよう。アフガン人職員たちも抱き合って狂喜し、「アッラー・アクバル（神は偉大なり＝万歳）」を絶叫した。

こうして第一期工事地点から七キロメートル、取水口から一九キロメートル地点で沙漠に入るルートが決定され、岩盤周り約二・〇キロ、沙漠横断水路約二・八キロ、計四・八キロを開通すれば、優に一〇〇〇町歩の土地が新たに開墾されることが分かった。

例のタラフダール氏は驚いたが、却《かえ》って闘志をかきたてた。「齢《よわい》六十を越え、他に望みもない。ただ死ぬ前に水が流れるところを見たい」が口癖になり、労苦を厭わなかった。

それほど「ガンベリ沙漠灌漑」は、地元民にとって、奇跡に近い出来事だと思われていたのである。いつしか職員たちの間で、「ガンベリへ、ガンベリへ」が合言葉になっていった。次第に悪化する政情の中で、この仕事が一縷《いちる》の希望となった。ＰＭＳ職員は住民と一体になり、必死で働いた。

■ マルワリード用水路全図

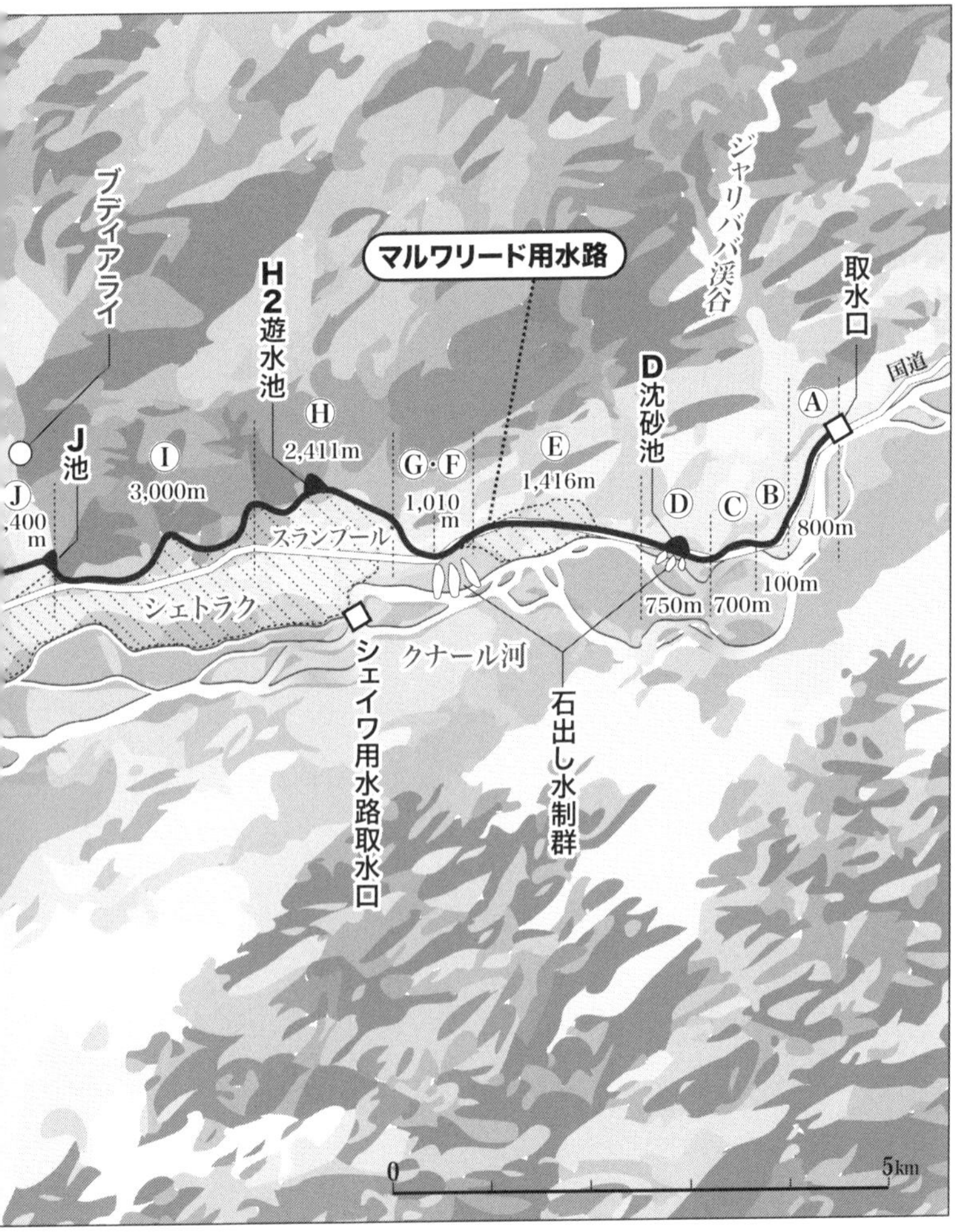

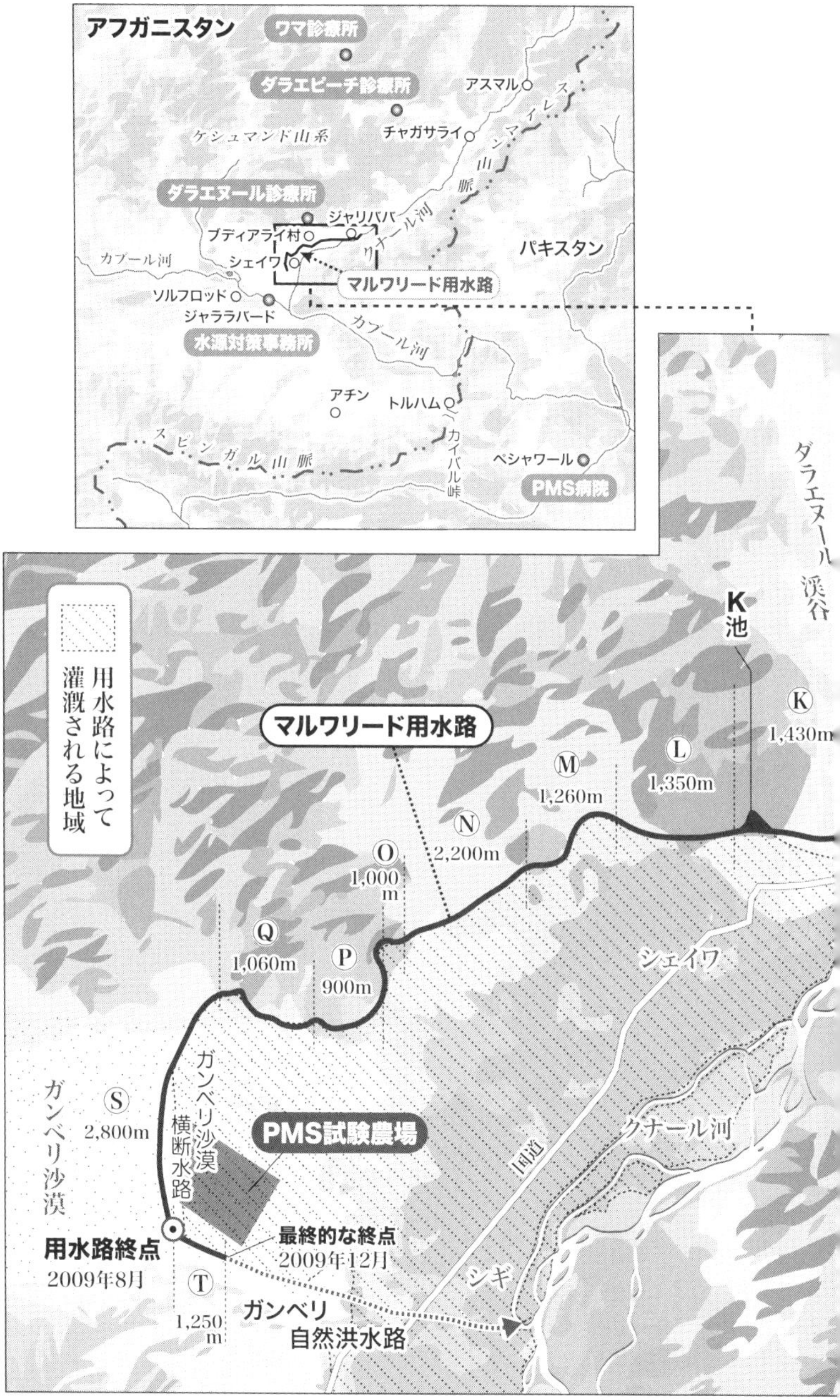
アフガニスタン
ワマ診療所
ダラエピーチ診療所
アスマル
チャガサライ
ケシュマンド山系
マンイレス山脈
ダラエヌール診療所
ジャリババ
クナール河
ブディアライ村
シェイワ
カブール河
パキスタン
マルワリード用水路
ソルフロッド
ジャララバード
水源対策事務所
カブール河
アチン
トルハム
カイバル峠
スピンガル山脈
ペシャワール
PMS病院
ダラエヌール渓谷
K池
Ⓚ 1,430m
Ⓛ 1,350m
Ⓜ 1,260m
Ⓝ 2,200m
Ⓞ 1,000m
Ⓠ 1,060m
Ⓟ 900m
用水路によって灌漑される地域
マルワリード用水路
シェイワ
ガンベリ沙漠
Ⓢ 2,800m
ガンベリ沙漠横断水路
PMS試験農場
クナール河
国道
用水路終点
2009年8月
最終的な終点
2009年12月
Ⓣ 1,250m
シギ
ガンベリ
自然洪水路

私自身は依然として第一期工事の後始末、とくに取水堰と川周りの護岸工事に追われていた。しかし、この頃までには用水路建設は技術的に完成の域に達していた。掘削、盛土、ライニング（用水路床面造成）、蛇籠工、柳枝工などは、各チームに図面で指示すれば、ほぼ満足にこなせるようになっていた。水門やサイフォンなどのコンクリート構造物も工法・基準が定まり、熟練したグループが育っていた。

工事の組織化

作業員は常時四〇〇名、多いときで五〇〇名を超えた。約二〇〜三〇名を一単位とし、職員を現場監督につけていた。先頭に測量隊が精確にレベルを取って掘削機を誘導、岩盤なら削岩機で崩し、平坦な地面なら荒掘削または盛土をする。次の隊がレベルを再確認して用水路床面のライニングと側面の道路造成を行い、第三隊が水路壁に空《から》の籠を組んで最終位置を決め、石を詰める。第四隊が水の来た先端から柳枝工を施す——という具合に手際のよい分業態勢が自然に出来上がっていた。コンクリート構造物は、ワーカーの鈴木、近藤らが指導したチームが育ち、図面一枚でほぼ満足できる仕事が出来るようになっていた。

機械力は満足とは言えなかったが、機械が故障すればツルハシやシャベルで挑み、ミキサー車が動かなくなると人海戦術でコンクリートをこね、シャベルが折れれば素手で土石をかき分

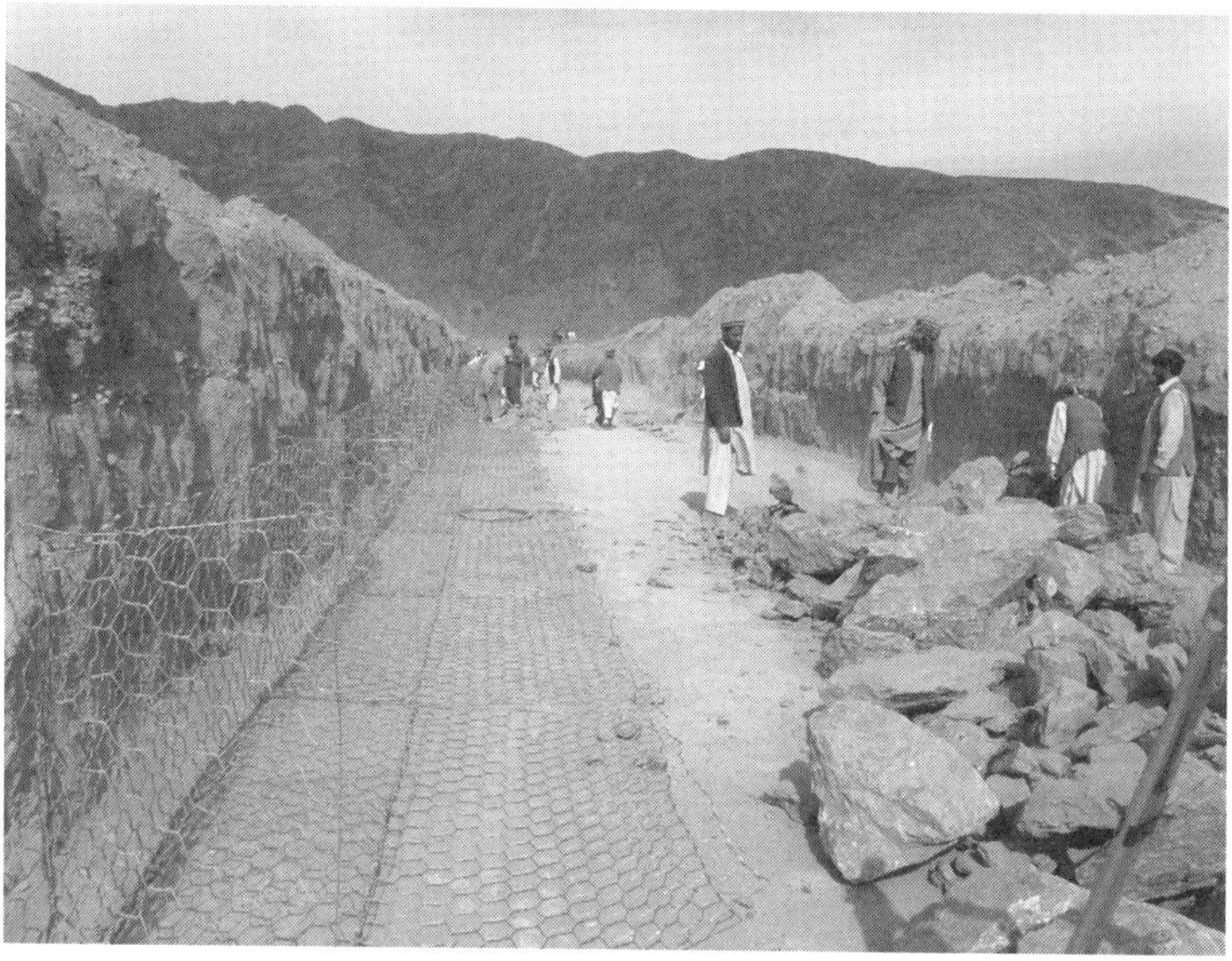

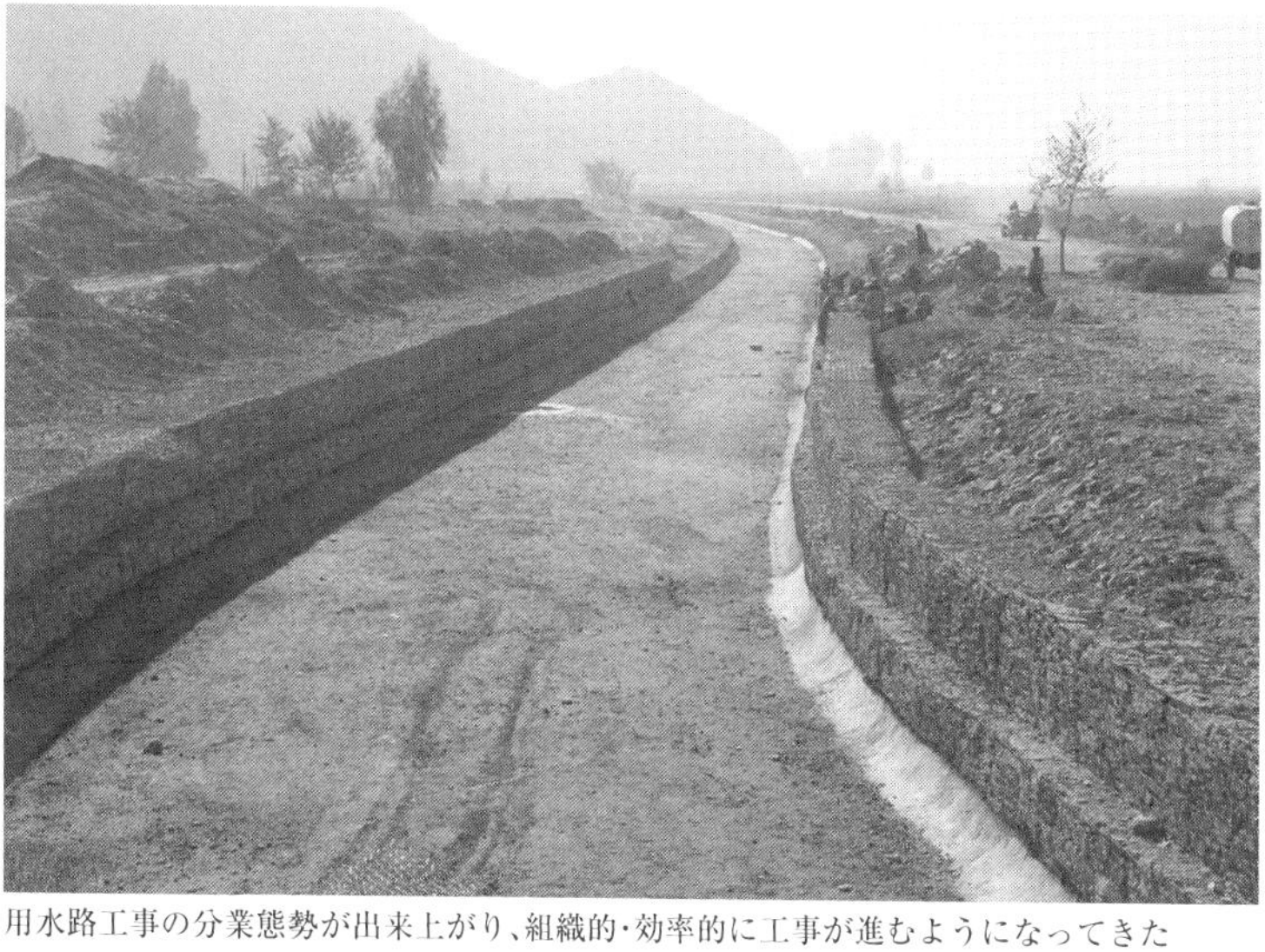

用水路工事の分業態勢が出来上がり、組織的・効率的に工事が進むようになってきた

けた。作業能率の飛躍的な向上は、機械力だけでなく、実に作業員たちの気迫が支えたと言える。

その他には、土石輸送が物量を要した。各作業班の様子を見ながら、蛇籠用の石材、赤土、コンクリート用の砂利を適宜《てきぎ》運送し、作業を円滑にする。最大の物量は川周りの仕事に投ぜられ、大抵は巨礫輸送に費やされた。この方は、職員五名を特別に当て、採石から目的地までの搬送の管理を行わせた。河川工事だけは自分の直轄担当とし、助手にモクタール運転手を充てて留守中の工事を担当させた。これは膨大な量の巨礫を要すると共に、不確実要素があまりに多く、最大の予算を食ったからだ。億単位の予算を考慮しながら、無駄なく作り、適切なところで切り上げる判断は自ら行わざるを得なかった。予算の半分が重機関係で、石材輸送の約八割が川周りであった。

現場の指揮系統を示せば次ページ図のようになる（二〇〇八年八月現在）。こうして、第二期工事は破竹の勢いで前進、二〇〇七年四月から二〇〇八年七月まで一年余りで約四キロメートル以上を完成、ガンベリ沙漠を目前にするに至ったのである。

もっとも、初めからこのような態勢ができたわけではない。試行錯誤しながら、自然に安定した組織化が出来上がっていった。邦人ワーカーは、これらの部署のいずれかに入って働いた。用水路・河川工事以外では、試験農場、ダラエヌール診療所があり、それぞれベテランの高橋

■現場での指揮系統と工事内容

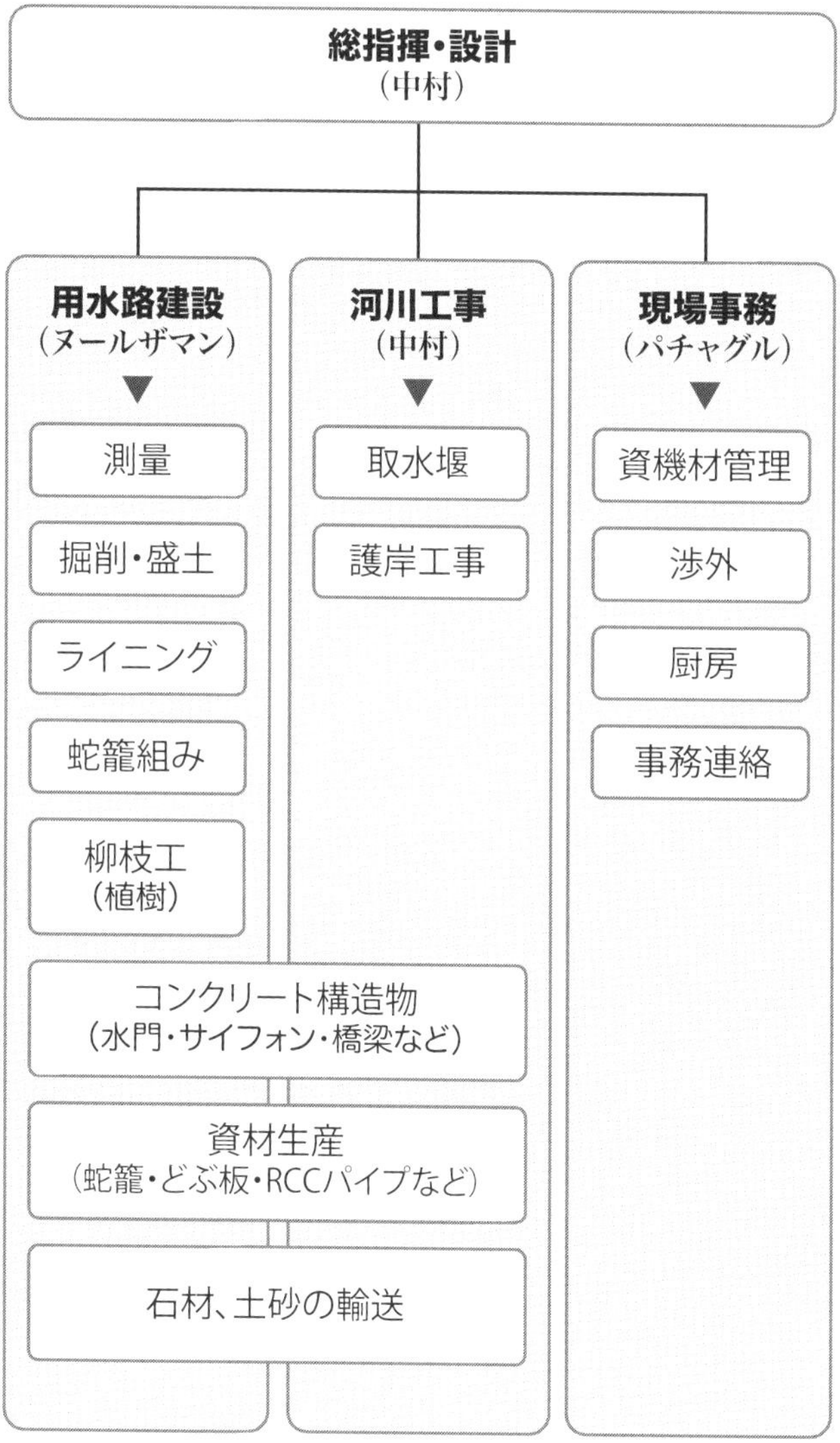
総指揮・設計
（中村）
用水路建設
（ヌールザマン）
測量
掘削・盛土
ライニング
蛇籠組み
柳枝工
（植樹）
河川工事
（中村）
取水堰
護岸工事
現場事務
（パチャグル）
資機材管理
渉外
厨房
事務連絡
コンクリート構造物
（水門・サイフォン・橋梁など）
資材生産
（蛇籠・どぶ板・RCCパイプなど）
石材、土砂の輸送

修（農業指導）、ジア副院長が担当していた。

それまでに完成した用水路がしばしば鉄砲水や洪水にさらされ、改修を余儀なくされたものの、その強さが実証され、職員・作業員たちは自信を深めた。工法も次第に洗練された。用水路の蛇籠壁は柳枝工と組み合わせると、並の鉄砲水ではビクともしなかった。コンクリート構造物も洪水に耐え、破損したものは一つもなかった。作業員は補修のやり方を会得し、ガンベリ沙漠への到着は資金と時間の問題だと思われた。日本のペシャワール会側では、この事情に呼応し、必死の広報・募金活動が続けられた。

二〇〇八年八月のワーカー誘拐事件は、このような時期に発生した。日本人の突然の引き揚げで意気阻喪《そそう》したチームが分解寸前となったことは、前章で述べた通りである。目的と気力、指揮系統を失った集団は、いかに技術力があっても烏合《うごう》の衆である。ペシャワールのPMS病院の処理と同時に用水路工事の全面的な再編成は、危うい二正面作戦であった。しかし、当方の気迫と、多くの現地協力者たちの働きがこれを現実にしたのだ。

徳は孤ならず――協力者の心意気

用水路は、並々ならぬ地元の協力の結晶でもあった。表に出ない彼らの働きがなければ、間違いなく頓挫《とんざ》していただろう。まさかの時こそ、普段隠れた誠意が躍り出る。彼らはPMSへ

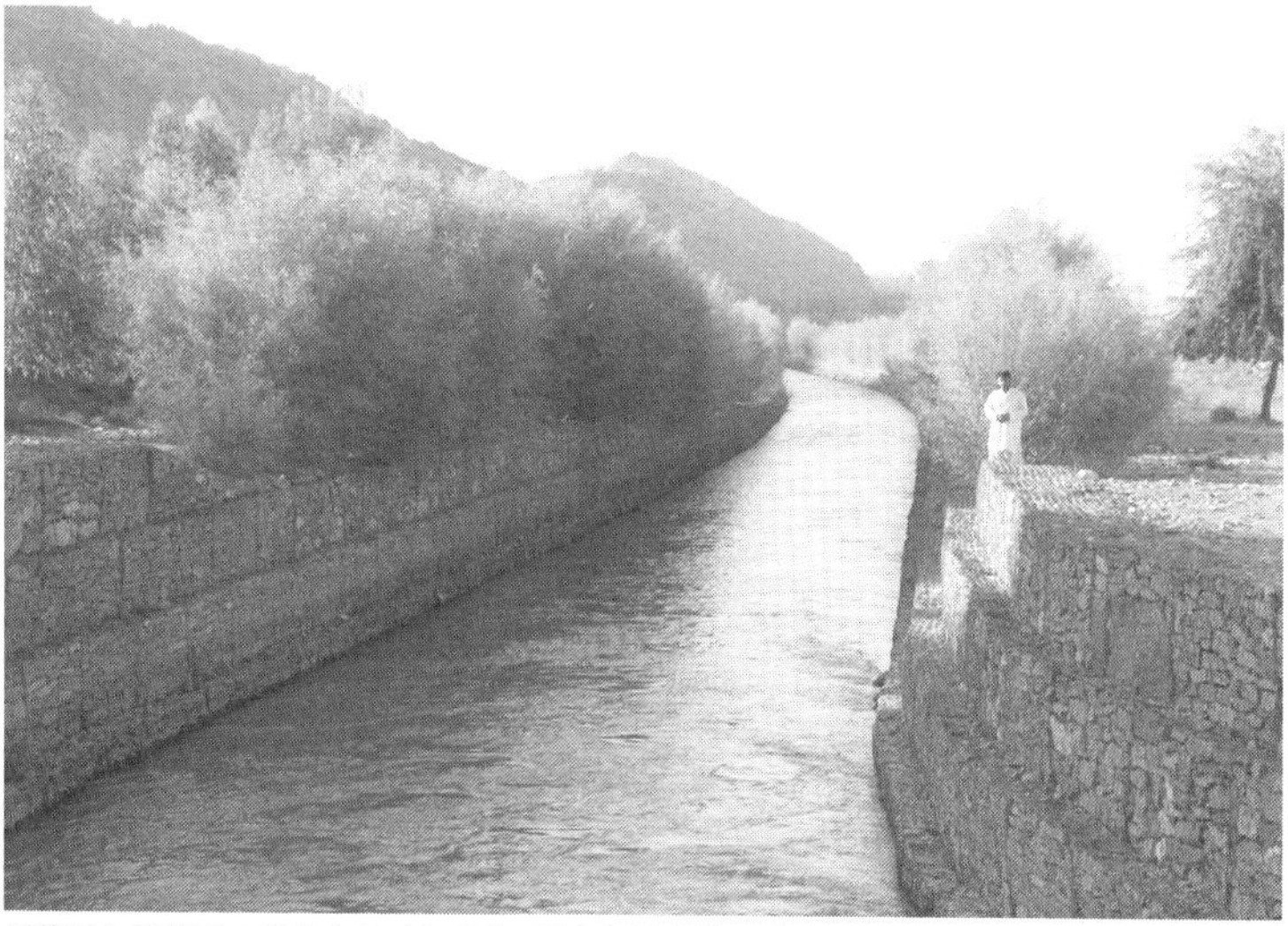

蛇籠壁と柳枝工の組み合わせにより、頑丈な用水路が確立した

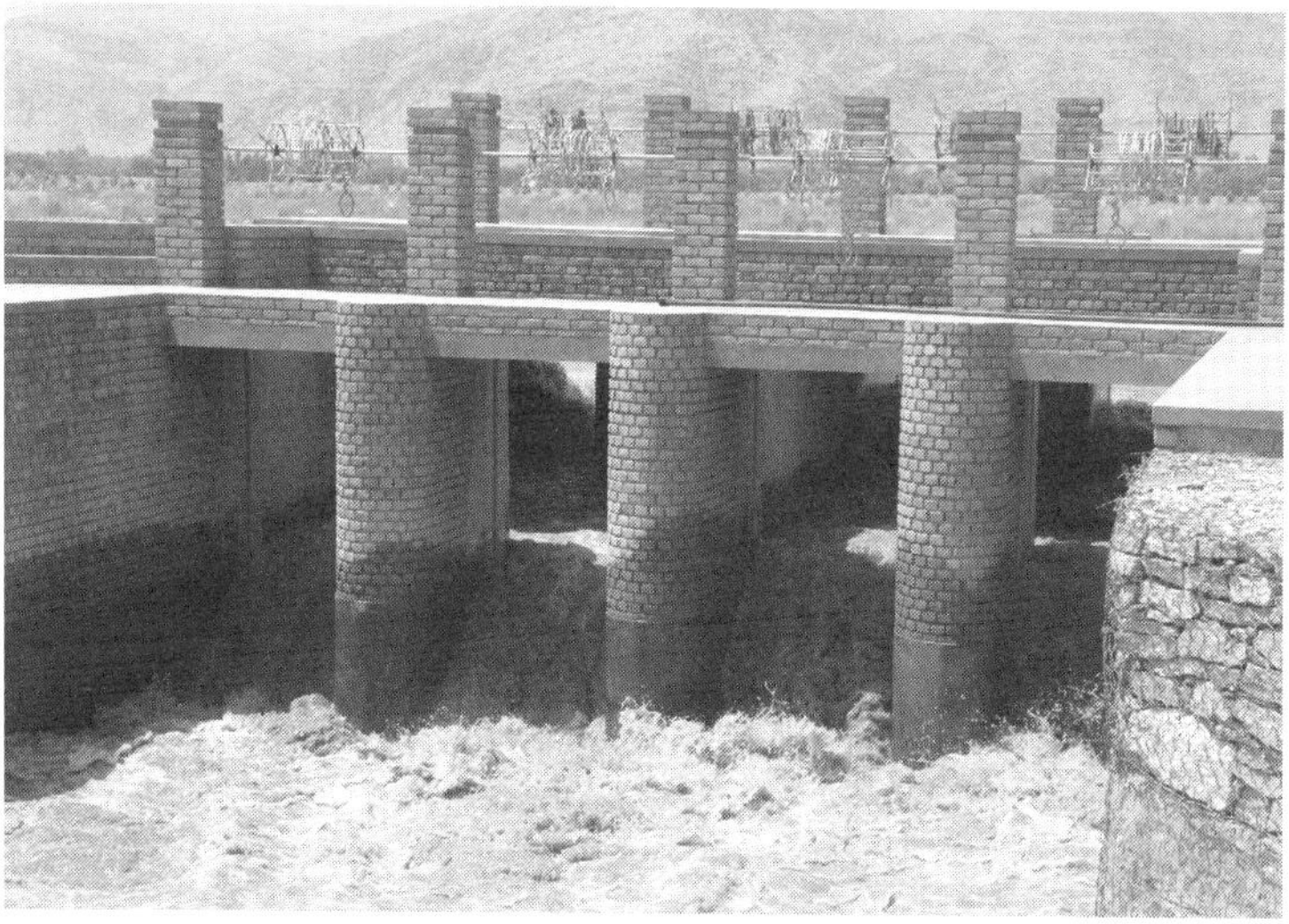

コンクリート構造物も鉄砲水や洪水に耐える強靭さを備えた

の協力を意気に感じ、危機的事態の中を損得勘定なしに動き、この事業を支えた。

最大の支出は重機とダンプカーで、総工費の半分以上がこれに消える。予算上の不安もここにあった。だが、ここでもPMSは幸運に恵まれていた。陰の立役者は、レンタル会社の重機運転手と経営者である。機械力の乏しい現場は、掘削機とローダーの運転手の職人技に頼る部分が大きい。特に掘削機の働きは、仕事の能率だけでなく、取水堰や護岸工事の成否を決定する。輸送されてきた巨礫の並べ方、方向、埋め方は、ひとえに運転手の技量にかかっている。また、オーナーによっては、巨礫の積載を嫌がり、河川工事を敬遠するものが多かった。機器が傷みやすく、ガソリンの消費が増えるからだ。

我々が懇意な重機会社の社長、ハジ・ビスミッラーも、ひとかどの人物だった。小軀で温顔、敬虔《けいけん》なイスラム教徒であり、五十歳前後の長老格、パクティア州の有力者である。タリバン政権が崩壊した直後、建設工事が大きな収入源となると見て重機のレンタル会社を立ち上げた。一族は地域の大地主であったが、パクティアも水欠乏に悩んでおり、小作人を養えなかったからだ。

我々の用水路工事に携わってから間もなく、道路工事が水路と並行して進んでいた時期があった。道路工事は、反政府勢力が最も反対したものの一つで、技術者、請負会社はかなり頻繁に攻撃にさらされた。我々の現場でも、二〇〇六年から二〇〇九年にかけて、重機の運転手二名が誘拐され、死体となって発見された。これは犯人側の誤認だったが、二〇〇九年、武装勢力の一派がパクティアの実家を襲撃に及んだとき、彼は一歩も妥協せず、数千名の軍民（村民）を率いて対抗した。以後、「ＰＭＳの工事だけは一指も触れさせない」との条件を相手に呑ませ、会社あげて協力を惜しまなかった。彼が用水路工事で暴利を得た形跡はない。むしろ赤字だったはずだ。水路が要所を開通すれば、必ずＰＭＳ職員や作業員を歓待し、我々と苦楽を共にした。

同社長は、「重機はドクターの好きなように使い、運転手はあなたの兵士のつもりでいかようにも働かせて下さい」と口癖のように述べた。常時六〇名以上の運転手と修理員は、酷暑と厳寒の中で粗末なテントに寝起きし、誠意に応えた。重機の運転手たちもめきめきと腕を上げ、ほぼ当方の設計意図を汲めるようになった。特に河川工事は手抜きが許されない。私の方も掘削機の操縦を覚え、見本を自分で作って示した上で、思い通りの工事ができるようになった。怠業は次第に影をひそめた。

地方行政の協力

行政側では、ナンガラハル州の灌漑局が強力な後ろ盾になって、何かと協力した。第一期工事を終えた二〇〇七年当時、ＰＭＳは行政関係者の間で甚だ評判が悪かった。心ない役人たちの間で横行する賄賂《わいろ》を払わなかったからだ。アフガンは階級社会である。一般大衆と政治指導者は別世界に住んでいることが多い。人々から支持を受けても、社会の上層部で構成される行政が、好意的に受けとめるとは限らない。むしろ初めの頃、「日本人、たかり易し」と甘く見られ、権力を背景に次々と無体な要求が出された。

また公平に見ても、短期で去ってゆく外国団体は自国に顔が向いていることが稀でなく、その場限りのものとなりやすい。行政側も心得ていて、それに見合う応対をする。この影響は、資金の操作だけで事が回るような錯覚を内外に生んだ。しかし行政側の中には、こんな事態を苦々しく思う良心的な官吏も大勢いて、事ある毎に我々をかばってくれた。

ナンガラハル州灌漑局は、ディラウェウル・カーン局長が二〇〇六年に就任すると、腹心のカリード技師をしばしば派遣し、後には自ら現場を訪れて激励した（カリード技師は二年間、自ら現場監督として我々の用水路工事に携わった経歴がある）。こんなことは現地では稀で、大半の高官は暗殺を恐れて現場に来ることがなかった。年の頃五十五歳前後、美髯《びぜん》を蓄え、長老の風格と威厳があり、ジャララバードのパシュトゥンである。サヤーフという名門の出身で、ビスミッラーと同じく敬虔なイスラム教徒、曲がったことが嫌いだった。何かと賄賂が横行する世界で、彼の存在は際立っていた。このためＰＭＳに対する讒言《ざんげん》は、州政府レベルで取り下げられ、大きなもめごとに発展するに至らなかった。

だが、他の高官たちにとって煙たい存在だったので、ずいぶんと憂き目を見た。息子が罠にかけられ、反政府勢力の嫌疑で逮捕されたこともある。暗殺を恐れる州知事は、地元で尊敬される彼を側近に置く限り安全と見て、手放さなかったが、二〇一二年に自ら辞任するまで、良き理解者であり続けた。辞任後は「ＰＭＳ顧問」を買って出て、地方行政に睨《にら》みを利かせた。ＰＭＳの影響は地方行政内部に広がり、後にＪＩＣＡ（国際協力機構）共同計画が始まると、それまで対立しがちだったカブール政府の農業省、灌漑局、ＮＧＯを統括する財務省も協力者に転じた。調査で派遣された技師たちが真相を伝えたからだ。

蛇のごとく敏《さと》く

この渉外活動を活発に進めたのがジア副院長である。この素晴らしく陰謀に満ちた世界での暗闘は、話としては面白いが、極めて疲れる仕事だ。渉外というよりは「陰謀対策」と述べる方が正しい。外国人には、まず分からない。足の引っぱり合いは現地の一般的な気風で、三十年間もまれ通しだった。仕事が大きくなるにつれて、陰謀も組織的かつ大規模となり、敵も味方も増えた。二十年間命運を共にしたジア医師は、ＰＭＳに忠誠を誓い、良心的な共感だけでなく、巧みに奔走して味方を束ね、実務を円滑に進めた。特に出身地のジャララバードに移ってからは、敵を作ることも辞さず、快刀乱麻《かいとうらんま》、辣腕《らつわん》をふるった。組織的な大小の敵対を解消し、実質的な盾となった。悪化する治安の中でも安定した事業進行を保障できたのは、彼の政治的手腕に負うところが大きい。

この片腕となったのが現場渉外担当のパチャグルで、元教師、アチン郡のシンワリ部族出身、かつてタリバン政権時代、トルハムで国境警備の役人を務めていた。我々に好意を寄せ、何かと便宜《べんぎ》を図ってくれたが、政権交代と共に失職、窮してPMSに職を求めてきたものである。正直一途だが機を見るに敏、成熟した人柄である。交渉ごとが得意だった。用水路の進行に当たり、住民とのもめごとは、ほとんど彼が関わって事業を円滑に進めた。ガンベリ沙漠の開拓が進められてからは、湿地帯処理の大役を引き受け、巧みに紛争を解決しながら、五〇〇町歩の田畑を回復した立役者だ。

ガンベリ開拓に当たっては、ラグマン州の有力軍閥・ハザラテ・アリーの弟、セイロー氏が「PMSの警備員」として雇用され、パチャグルと協力、無秩序になりがちな新開地の秩序を取り仕切った。特に、灌水の順番制、公共地域（植林地帯や交通路）の確保などで、欠かせぬ存在となった。彼は兄と異なり、根っからの農民で、早くからガンベリ沙漠に移住していた。井戸水だけで細々と暮らしを立てていたが、マルワリード用水路が到着すると大喜びして協力、一族を周辺に呼び寄せて村を拡大したものである。このお陰で、ガンベリ沙漠には別の乱暴な軍閥の手が及ばず、PMS傘下で地域安定の柱となった。

パキスタン側では、旧PMS病院のイクラム事務局長がいて、逐次《ちくじ》ペシャワール側の動向を伝え続けた。これまた実直なイスラム教徒、PMS病院勤務の経験で我々に好感を持ち、ジャ

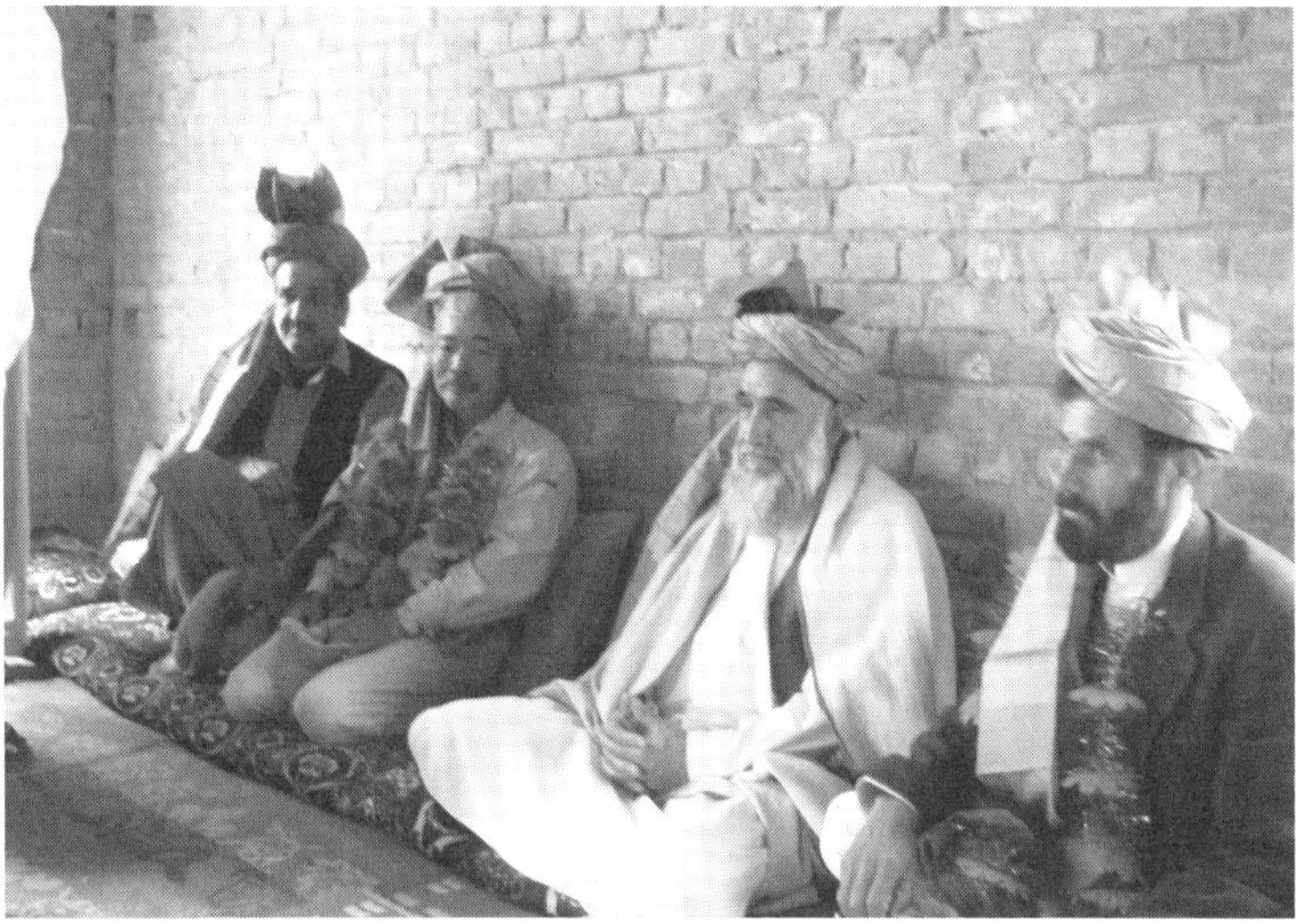
ナンガラハル州灌漑局のディラウェウル・カーン元局長(右から二人目)

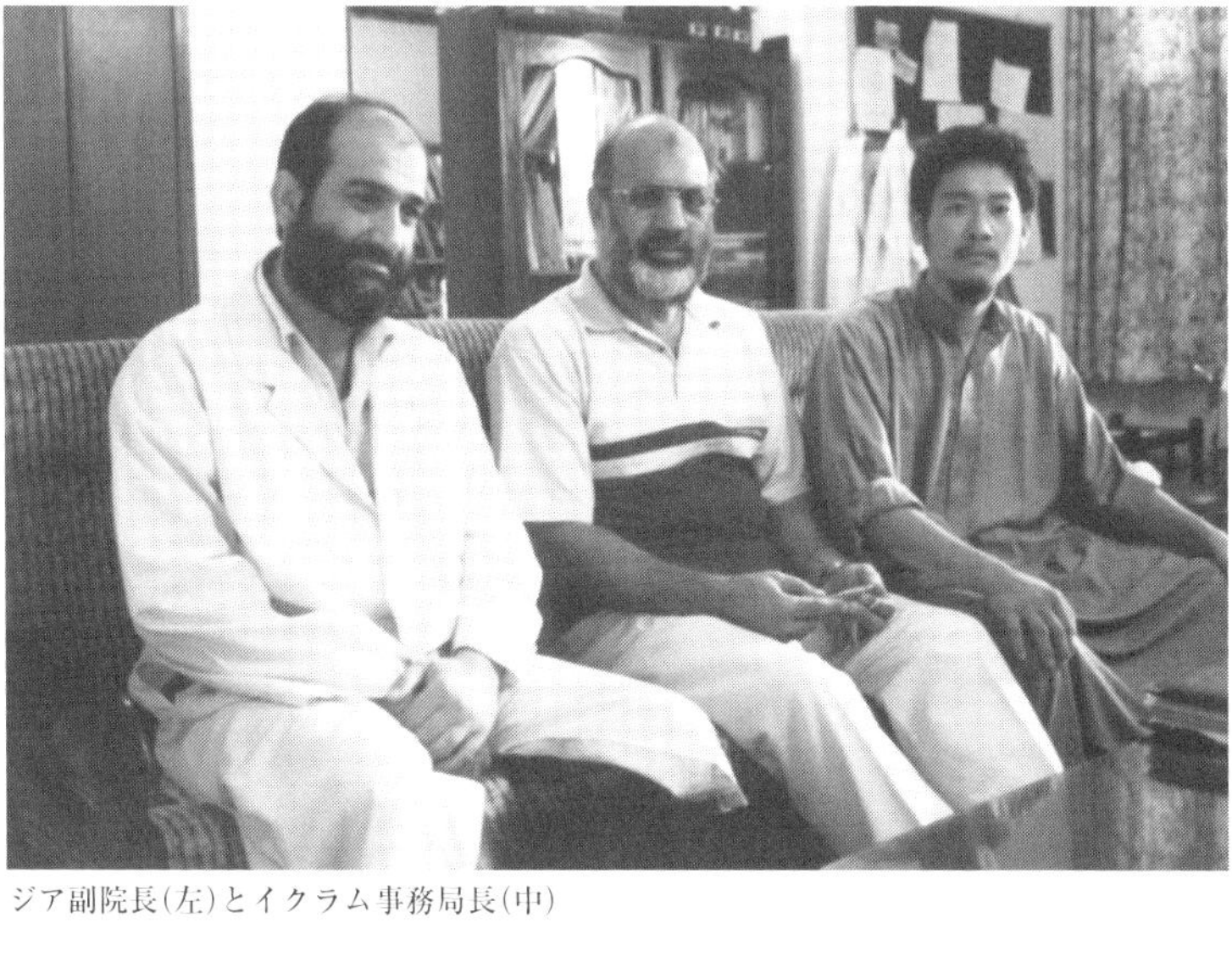
ジア副院長(左)とイクラム事務局長(中)

ララバード移転後も、終始気遣ってくれた。河川・水利工事は国同士の紛争になり得るので、ペシャワール側から大事に至らぬよう努力していた。一時は、「水利工事に手をつけると情報機関から暗殺される」という噂がまことしやかに流され、職員が動揺したこともあったからだ。退役軍人だから知友に現役の高級将校も居て、何かと助言を惜しまなかった。

　日本にあるアフガン大使館、パキスタン大使館も好意的に対応し、後に保健省大臣から駐日アフガン大使に転任したある高官は、以前私の患者だったこともあり、陰に陽に何かと協力を惜しまなかった。

危ないのは諸君だ

　果ては、米軍将校の中にさえ、我々に親近感を抱く者も居たことは記されるべきだ。

　二〇〇九年三月、用水路の沈砂池に「養魚池」を作る計画が、ＰＲＴ（米軍・地方復興チーム）から農業省を通して伝えられた。そんなものが出来れば、水量調節が出来なくなって用水路が台なしになり、流域農民が迷惑する。だが通告が高圧的で、有無を言わせぬ態度だった。折しも、新しく選出されたオバマ米大統領が、「対テロ戦争の軸足をイラクからアフガニスタンに移す」と表明、ＩＳＡＦ（国際治安支援部隊）の兵力が一二万に増強された直後である。鼻息が荒かった。下手をすれば、追い詰められた農民側が黙っていないだろう。

だが非暴力が当方の絶対方針である。やむを得ず、沈砂池入り口に蛇籠で高い壁を築き、立ち入り拒否を無言で表明、池の周囲に植樹班五〇名を集めて大がかりな植林を始めた。「あわや」と危ぶまれたとき、州農業省が報告したのか、ＰＲＴ側が「事情聴取する」と、折れてきた。ジャラライバードの同事務所に呼び出されたので、説明を尽くした。

「用水路は十数万農民の生活基盤である。養魚池用なら、他にずっと良い場所がたくさんある。だが、力ずくで取りたいなら、取ってよろしい。世界一強い諸君に誰も敵《かな》わないだろう。我々は手を洗って逃げる。ただ、用水路沿いの住民の反応に対し、全責任は諸君が負わねばならない。それに、安全な場所ではない」

「タリバンが出るということか」

「いや、外国軍が攻撃する」

「我々のことか」

「イエス」

「軍は治安維持でパトロールするだけだ」

「そんなことはない。あの場所で我々に機銃掃射を加えたのは、諸君だ」

担当将校の間でどよめきが起きた。三十歳半ばの将校がひとり、「あなたも、まだこんなところに居たのか」と言いたげな顔で私を一瞥《いちべつ》し、発言した。

「それは本当だ。五年前の二〇〇三年十一月、私はここに居た。あの件ならよく覚えている。

あの時、軍側は「飛行制限区域を設けて事故の再発を防ぐ」と約束したが実施されなかった。また、あの貯水池の近くで軍の装甲車が何回も川に転落している」

結局、この案件は白紙となり、その後実施されなかった。

——二年後、ある国連関係機関の呼びかけで、彼らと同席する機会があった。長々とした議題に飽きあきし、ふと横を見ると、同じくあくびをかみ殺そうとしていた軍人が居た。

「もう、この期に及んで、福祉設備の充実などと……。俺たち逃げそこなった者が、結局貧乏くじを引くのさ」

そう小声で言って、ウィンクを送った。会議の後、制服を着たＰＲＴの下級将校たちに取り囲まれ、人懐っこい顔で握手を求められた。ＰＲＴジャララバード事務所が閉鎖直前で、彼らとしても、すでに「復興」とは程遠い深入りを望んでいなかった。その中にあって上空から確認できる用水路沿いの緑の拡大は、嬉しい出来事だったらしい。

席上、主催者の「毎週会議」の提案に対し、私が「もうそんな段階ではない。この流動的情勢で、毎週集まって何を話すのか。援助する者も、される者も、みな疲れ切っている。数ヶ月に一度でも多いのではないか」と述べたことに、痛く共感したらしい。彼らは現実をよく分かってはいても、立場上「机上論だ」と言えなかったのだ。

立場はずいぶん違うが、外国軍の中にも、良識を持つ人々が少なからず居たのである。もう、この不毛な戦に皆が辟易《へきえき》していた。騒いでいるのは、遠くにあって前線を知らぬ政治家や評論家ばかりであった。

このような水面下の膨大な努力は表に出せないことが多い。出せば物好きな人が片言隻語《へんげんせきご》をとらえて論じ、誤解を招く。日本の論客たちに今一つ信を置けないのは、実情が理屈だけで割り切れることが少ないからだ。だがこうしてこそ、ＰＭＳの事業は、一農民から大臣に至るまで、政府・反政府という政治的枠を超え、幅広い人脈に支えられてきたと言ってよい。国境も人種も身分も超えた協力が、事業に結晶していたと言っても過言ではない。これを「八方美人のマキャベリズム」と見るかどうかは自由である。私は、ここに人間共通の、尊い何ものかを見る。

平等や権利を主張することは悪いことではない。しかし、それ以前に存在する「人としての倫理」の普遍性を信ずる。そこには善悪を超える神聖な何かがある。

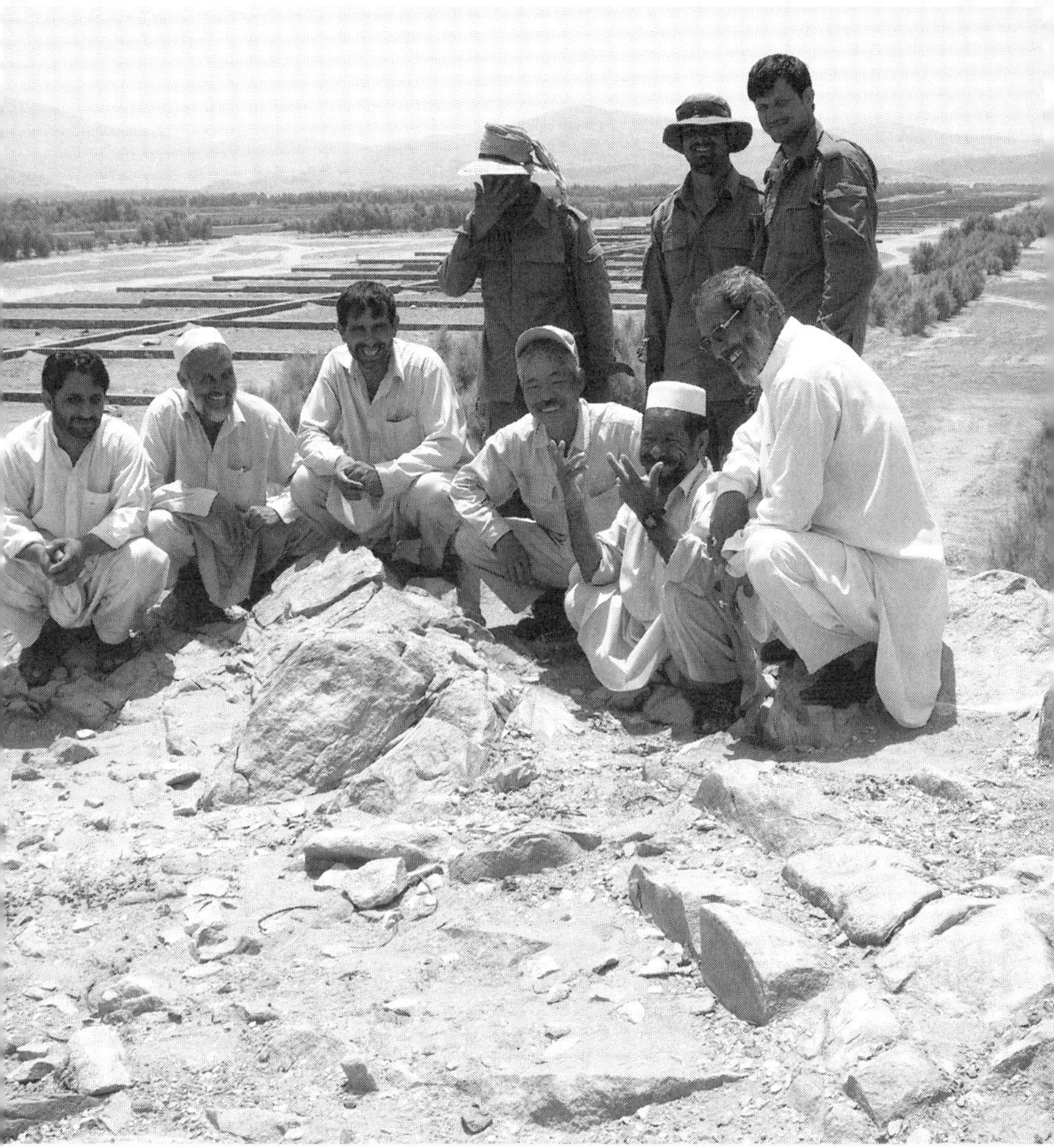

第四部

沙漠に訪れた奇跡

2009〜

第九章
大地の恵み――用水路の開通

大貯水池

話はガンベリ沙漠に戻る。

二〇〇八年十月、用水路は一九キロメートル地点を越え、最大の難所にさしかかっていた。予定では、Ｐ区域九〇〇メートル、Ｑ区域一〇六〇メートル、計約二キロメートルは、そそり立つ岩盤の山腹を平均一四メートルの高さで這い、沙漠の地面に達する。二〇〇五年に四・八キロ地点でスランプール平野に入ったＦＧ区間と類似の地形だが、規模が大きい。

規模だけでなく、難しい問題があった。ＦＧ区間約一キロも確かに難所で、高さ一七メートル、底辺の幅五〇メートルで膨大な盛土作業を要したが、岩盤が低かったので降雨の影響を心配する必要がなかった。今回は標高八〇〇メートル前後の岩山がそそり立ち、鉄砲水が通過する谷がいくつもある。中でも三ヶ所は深く広い谷をなし、集中豪雨となれば、信じられない水量の鉄砲水が下り、沙漠に注ぐ。

沙漠というから、水がなくて住めないだけではない。気まぐれに襲う夏の局地豪雨が、短時間にあらゆるものを押し流してしまう。同地域は降雨面積が狭く、絶対水量はそれほどでもないが、四五度以上の急斜面で、保水力のない岩の谷である。用水路は一撃で破壊され、人里に洪水がなだれ込むだろう。そこで、地図上から降雨面積と各谷の予想水量を割り出し、植林で緩流化し、大きな貯水池で受け止めて用水路に流す方針を採った。単に鉄砲水をかわすだけなら、サイフォンを通せばできる。用水路が灌漑と共に、洪水被害を軽減することを意識して設計されたのは、この岩盤周りが嚆矢《こうし》であった。

大きな谷は三ヶ所で、区分上、「P」、「Q2」、「Q3」と、それぞれ貯水池の名を冠した。最大のものが「Q2」で、長径三六〇メートル、短径一八〇メートル、高さ平均一七メートルの堤防で谷を仕切る。一種のフィルダムで、これも日本の古い「堤」を見て回り、これなら行けると計画に踏み切ったものである。池の面積は約三万平方メートル、仮に一時間五〇ミリの集中豪雨があっても、降雨面積から割り出せば、池の水位は二〇〜三〇センチしか上がらない計算である。

ただ日本との決定的な相違は、山肌の保水力だ。日本の場合、豊かな森林があり、相当の水を土中に貯えながら雨水が下る。また、無数の木立をくぐって流下する水は、速度を落としながら谷に注ぐ。こうして日本の国土は、森林の保水力で人里が護られる上、その生産する膨大な腐葉土で豊かな土壌を堆積させてきた。アフガニスタンは対照的だ。山肌に植生が乏しく、猛烈な速さの鉄砲水が短時間に流下する。対策は以下に要約された。

（一）池の面積をできるだけ広くとり、貯水可能量を増すこと
（二）池周囲を森林化し、池に流入する雨水の速度を落とすこと
（三）危険な岩盤周りは用水路の流速を速め、速やかに貯水池の水を排出すること
（四）万一の溢水《いっすい》を考慮し、堤防裏法《うらのり》の直下を遊水地化し、広く樹林帯を設けること

一言で言えば「洪水の緩流化」である。

だが、実際に取りかかると、「Ｑ２」のみで堤体の土石量が推定一八万立方メートル、途方もない物量だ。Ｑ２を監督した古参職員のナイームは、最初冗談かと思った。任務を仰せつかると絶句した。

「これだけで、大計画じゃないですか」

「一年は覚悟してやろう。ＦＧ区の岩盤周りでも二年かかったんだ」

ナイームは初め宿舎の門衛をしていたが、読み書きができることを買われて現場監督に回された。温厚かつ粘り強い性質で人と争うことがなかった。長期にわたる護岸工事などは彼がうってつけで、言われた任務は何年かけても実行した。風貌が丸顔で眉が太く、日本人ワーカー

■マルワリード用水路の最終地点

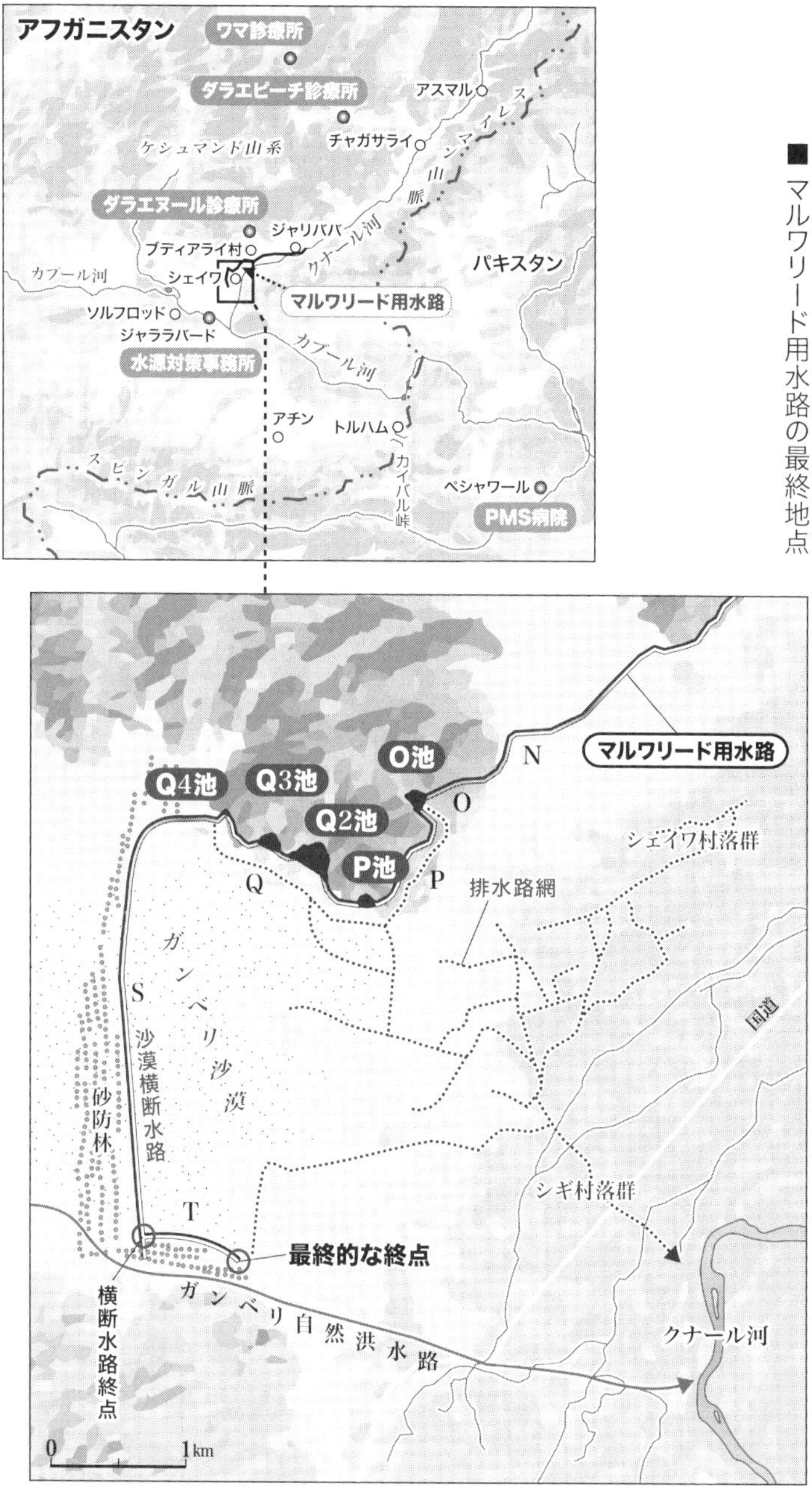

の間で「西郷隆盛さん」と呼ばれていた。家族を抱えて貧しかったので、邦人職員が去ると失職を恐れて気落ちしていたが、大きな任務を与えられて勇躍した。

物量だけでなく、浸透水の問題があった。これまで手掛けた貯水池と異なり、岩盤に目の粗い砂質土が堆積する急斜面だ。漏水は当然起きる。しかし、「漏水」といえば聞こえが悪いが、用水路や貯水池などの河川・水利施設では必ず地下へ水が浸み込む。これを浸透水と呼び、自然の川では地下水源となり、見えない流れを地下に送る。用水路の場合、これで失われる水量を「浸透損失」として計上、普通三〇パーセントとされている。用水路が開通すると、周辺で地下水の上昇が見られ、井戸水が上がり、樹木が成長しやすくなるのは、このためである。

浸透水の量は、地理条件で異なる。目の粗い砂礫《されき》なら速やかに水が抜けやすく、赤土のような細かい粒子なら抜けにくい。川が近いと、逆に川からの浸透水で用水路の水量が増えることもある。浸透水や地下水流は普通見えないが、地形によっては地表に湧き出す。これが泉や湧《ゆう》水《すい》と呼ばれるものである。

貯水池でも、この現象が起きる。「浸透」は水の理であるが、堤体の造作が悪いと、ザルの目のように大量の水が流れ出したり、堤体が柔らかくなったりして、決壊に至る。「Q２」の場合、堤体直下に数メートルの粗い砂質土があり、しかも池の高さが十数メートル、放置すれば高い水圧で堤体の下をくぐって大量に浸透水が湧き出し、穴をあける。

■ Q2貯水池堤防の基本構造

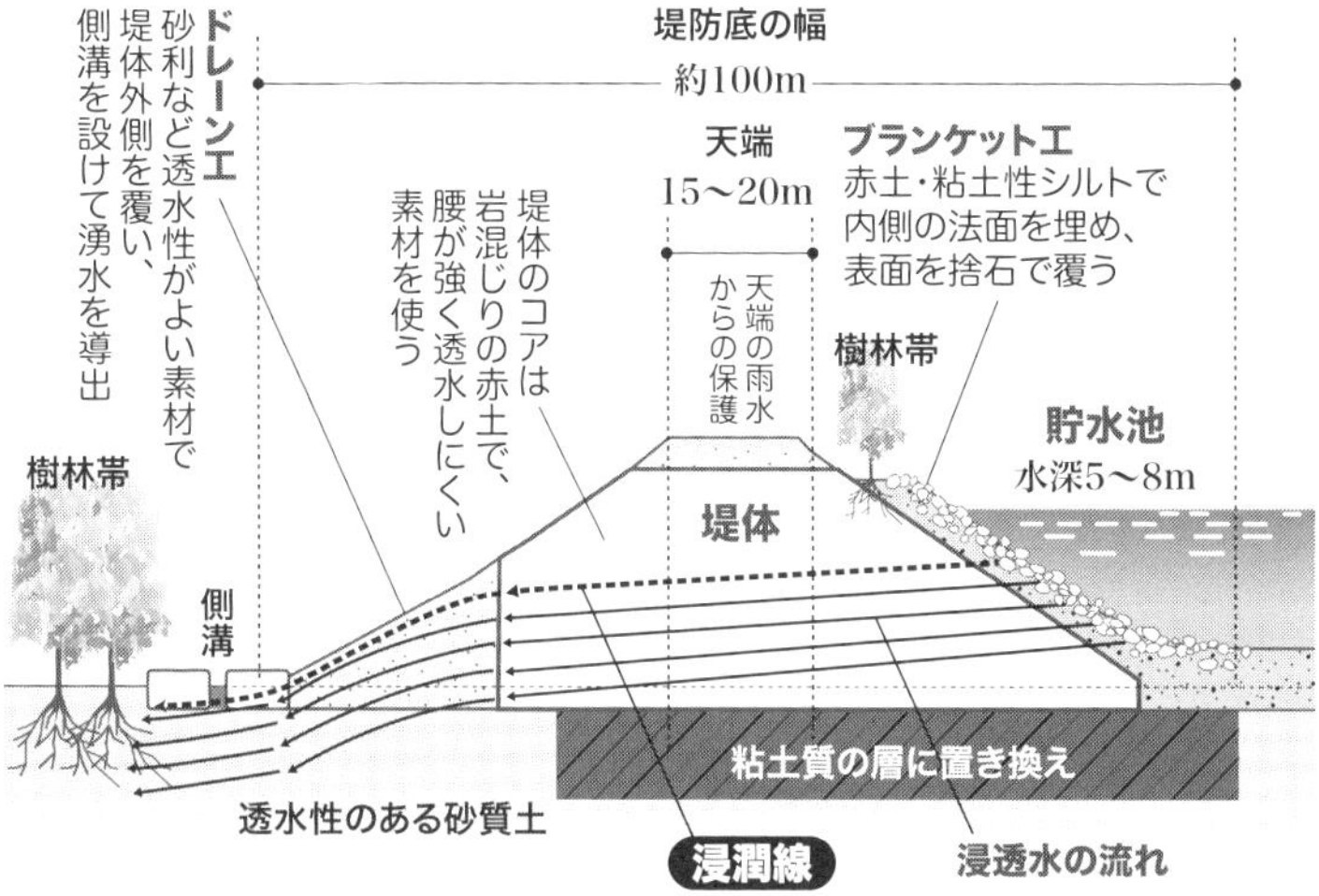

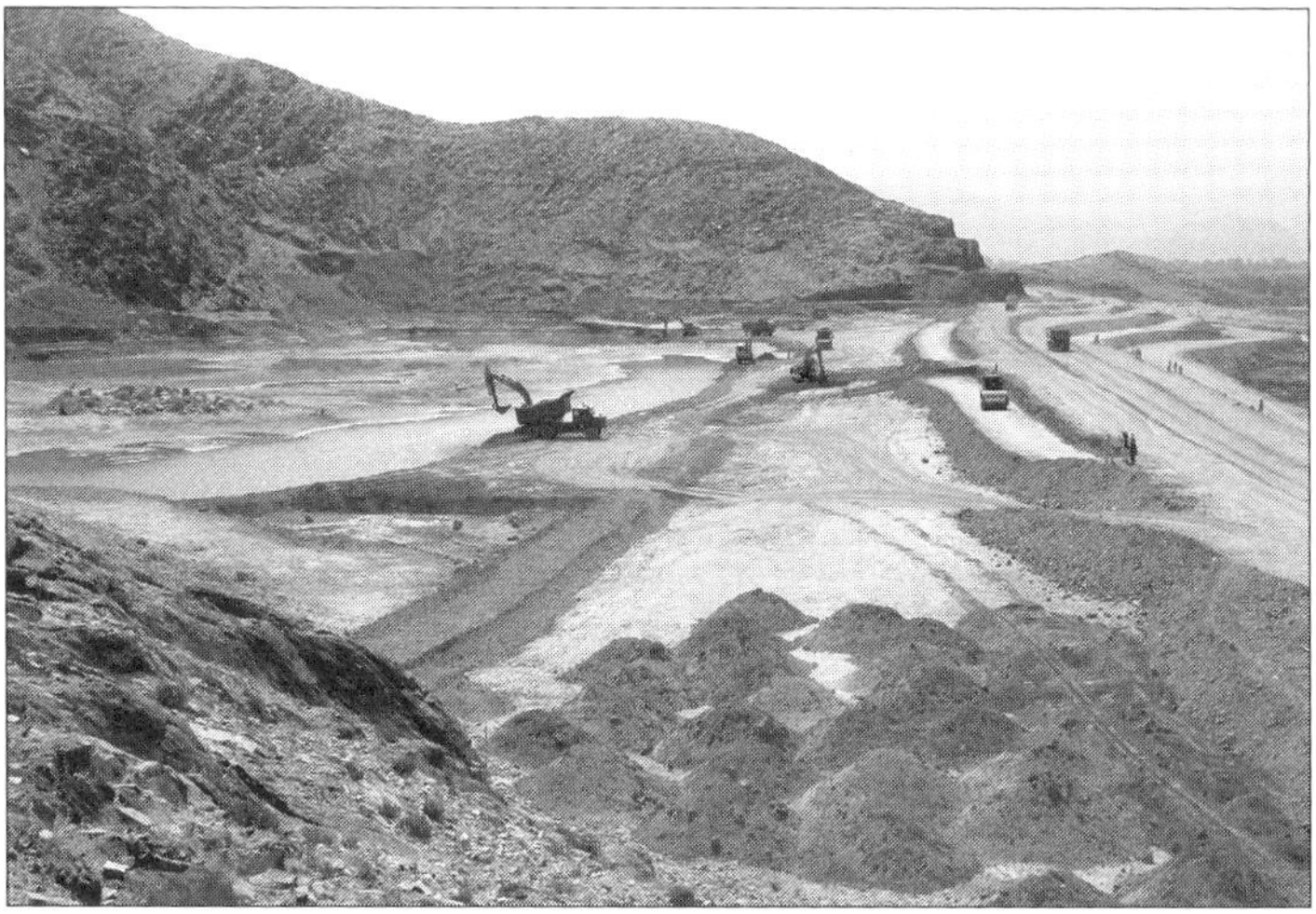

Q2貯水池のブランケット工の様子

これを防ぐため、水を通しにくい層まで砂質土を除き、粘土層に置き換える。こうすると、浸透量は著しく減らせるが、堤体は赤土だけでもいけない。浸潤線が上がると、今度は粘土が多量の水を含み、ドロドロに溶けて決壊につながる。日本で降雨による河川堤防の決壊も、この要因が強いとされる。そこで、基本的には、以下が原則である。

（一）表法《おもてのり》に水通しの悪い粘土質の層を敷いて浸透量を減らす（ブランケット工）
（二）堤体コアは遮水だけでなく強靭さが要る。赤土に岩の混じった硬い材質を置く
（三）裏法は砂利を厚く広く覆い、堤体内に浸透する水を速やかに出す（ドレーン工）

ちなみに、表法とは水に接する面、裏法とは「外側」である。要するに内側は浸透し難くしておいて、いったん浸透した堤体内の水は速やかに外に出すことだ。この原則は、おそらく昔から現代まで変わっていない。

だが原則はそうであっても、並大抵の量ではない。ひたすら盛土工事を重ねながら水を注ぎ、浸透量を見ながら補強をくりかえすことに尽きる。この岩盤周りの工事、特に「Q2」が天王山と見て、気の長い努力が始まった。谷を仕切る堤体下部の幅を約一〇〇メートルとり、緩やかな傾斜で積み上げる。天端の幅・約一五メートル、堤体の高さ・約一七メートル、長さ三六〇メートル、我々が手掛けた堤防としては最大である。

こんな工事を始めると、心臓に悪い。本当にできるのかと、やはり心配になる。幸いわが家（福岡県大牟田市三池）の周りには、古い堤が幾つもあった。確認のため、再び見て回った。相当古いもので、中には「六人堤」という不気味な名前のものがある。最近まで自殺名所だったという。島原はこの対岸で、キリシタンが現在の大牟田から朝倉の秋月にかけて相当居たらしい。「島原の乱」の後、三池藩でも厳しい取り締まりが行われている。郷土史によると、許嫁《いいなずけ》のある娘を代官に所望されたキリシタンの一族が六名、この堤に身投げして節を通したことから、「六人堤」の名があるらしい。そうすると、江戸時代初期にはすでにあったわけで、相当な努力で築かれたものらしい。

昔の人は、おそらく経験則だけが頼りだったであろう。大抵が長径一〇〇〜一五〇メートル、谷を仕切った単純なもので、堤体は同様に赤土と砂利でできている。おそらく何度も改修して今に残っているのだろうが、カギは植物だ。周辺には必ず厚い樹林があり、表法にはネコヤナギやカヤが自生している。干上がった池底は、砂利と泥土が堆積し、時間をかけて安定した形跡が見られる。礫や岩石が骨格を成し、その隙間に粘土層が詰まっている。また、堤体の裏法に石垣が組まれて棚田に連続していることが多い。おそらく、浸透水は田に流れ込んでいたに違いない。

時間をかければできると確信し、浸透水の排水路を整備しながら、工事が進められた。一進一退を繰り返し、翌二〇〇九年五月に一応水を湛えたが、改修すること五回に及び、完成と見なされたのは一年半後の二〇一〇年二月のことであった。盛土量は、ダンプカーで推定約二万台分、空前の物量を投入し、周囲に大掛かりな植林を行った。この間、「Q２」だけで約一万五〇〇〇本の植樹が施された。幾度も集中豪雨に見舞われて肝を冷やしたが、今では森に包まれた美しい湖水となっている。この工事の経験が、後に護岸工事と浸透水処理に生かされ、大きな力となった。

砂防林の森

岩盤周りの工事で悪戦苦闘する頃、同時並行で沙漠横断水路（S区間）二・八キロメートルの掘削が開始され、用水路沿いに砂防林造成も進められた。二〇〇八年十一月九日、植樹式が行われた。

ガンベリ沙漠に隣接するシギ村は、かつて沙漠から吹きつける熱風と砂嵐で人が住めなかったといわれる。内戦直前の四十年前に、ダウード政権が乾燥に強いガズ（紅柳）という樹を使って、約五キロメートルの樹林帯を造成した。幅約三〇〇～五〇〇メートル、シギ村とガンベリ沙漠を隔て、人里を守っている。植林事業は代々の政権に受け継がれていたが、タリバン政

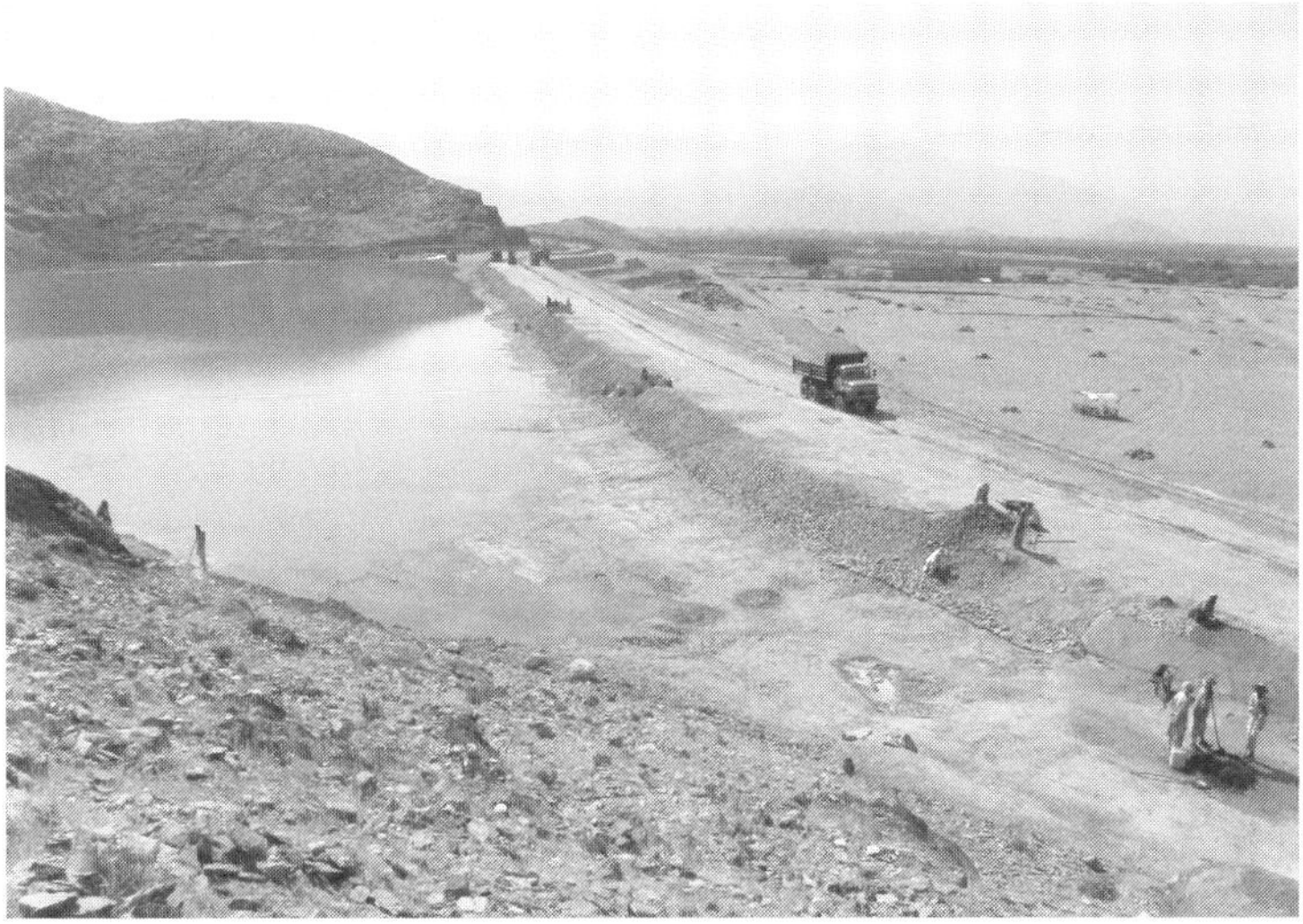

Q2貯水池に送水中（2009年5月）

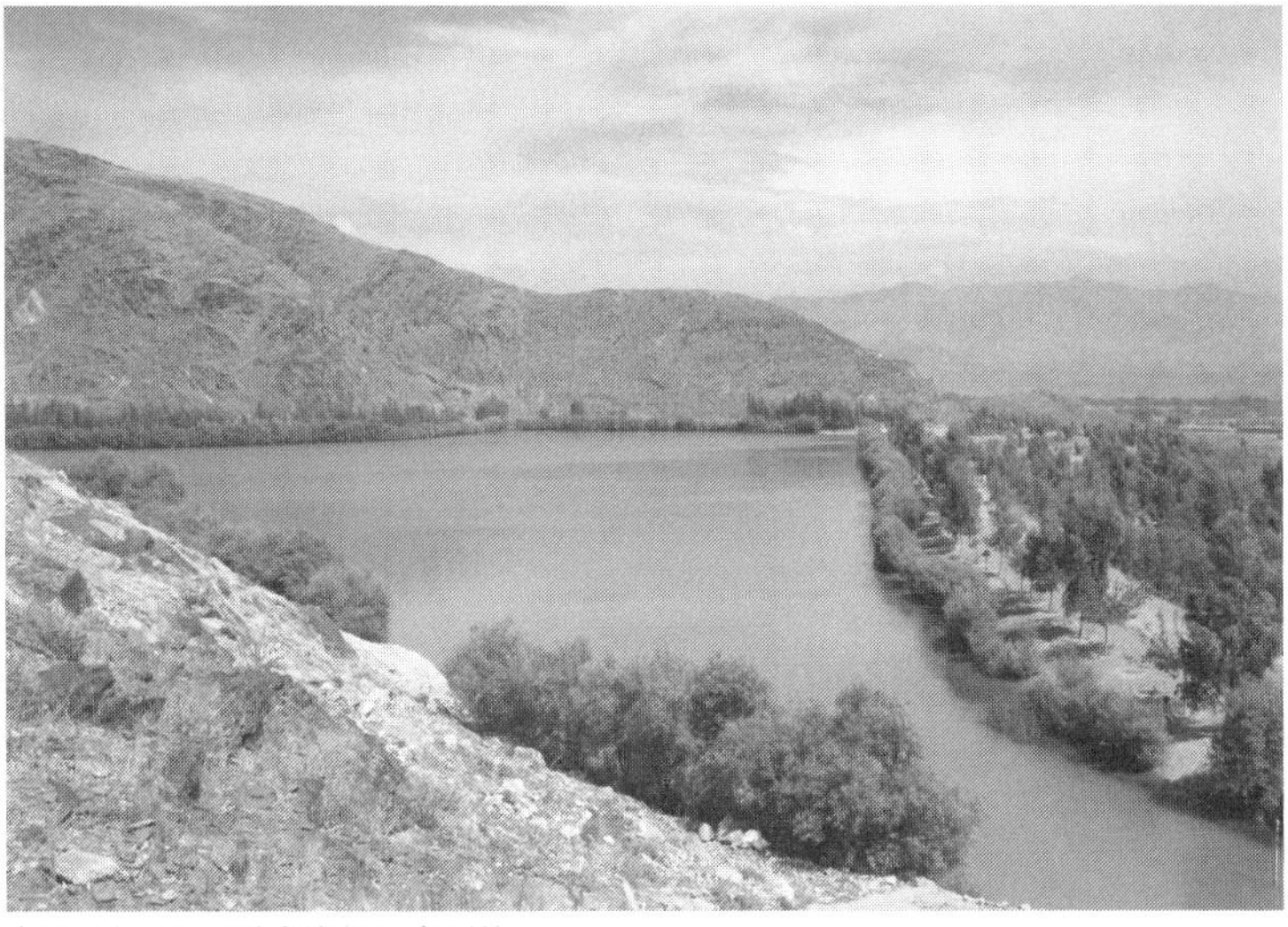

森に囲まれたQ2貯水池（2013年5月）

権を最後に、中断していた。

我々の水路は、この樹林帯から更に三〜四キロ沙漠側にあり、沙漠の開墾は同様な規模の砂防林なしに不可能と思われた。そこで、開墾予定地を囲むように植林を開始した。文字通り沙漠最前線である。水やりは初め水タンク車に頼っていたが、間に合わないし、費用が掛かりすぎる。用水路が伸びるに従い、特別に樹林用の小水路を巡らし、急速に拡大された。二〇一三年五月現在、樹林帯の幅数百メートル、長さ五キロ、樹高は一〇メートルに達するものもある。マルワリード用水路の全長約二五キロ沿いに植えられたものを全て加えると、総植樹数は七五万本を突破、うち約二〇万本がガンベリ砂防林の紅柳である。

紅柳も不思議な樹で、沙漠地帯では成長が旺盛、四〜五年のうちに一〇メートル以上の高木に育つ。木質は固く、薪《たきぎ》としても使える。しかし、水辺に自生するものは、一〜二メートルの灌木に留まる。初夏に小さな数ミリの赤い花を密集してつけ、用水路沿いに柳に混じって咲くと、確かに名前通り、全体が赤い柳に見える。地下の湿った土を求めて生長し、地下水層に達すると生長が止まる。従って、「水辺の柳、沙漠の紅柳」が次第に定番となった。旧約聖書では、その昔預言者アブラハムが紅柳を植えた記述があり、中東ではかなり歴史が古いらしい。

水が近いところでは、ユーカリと柳を植えた。問題になったのはユーカリで、即効性を期待する場合だけに限っている。我々の経験では、ユーカリが過度に繁殖すると日光を遮り、他の植生の生長を阻害するからだ。また根が浅いうえ、突風で折れやすい。その後、宮脇昭博士の

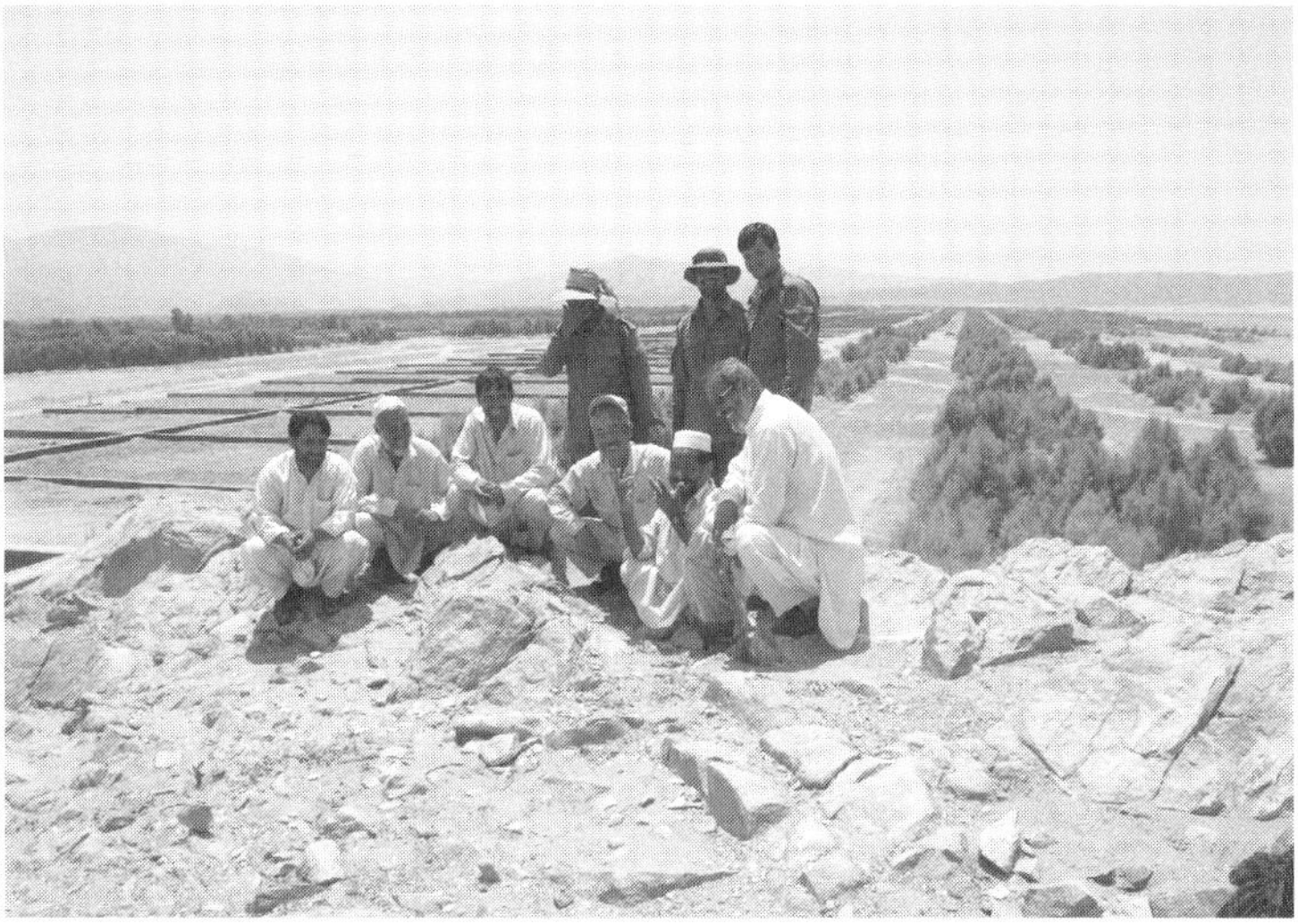

ガンベリ沙漠を見下ろす平和丘にて、植樹活動を担当したメンバーたちと

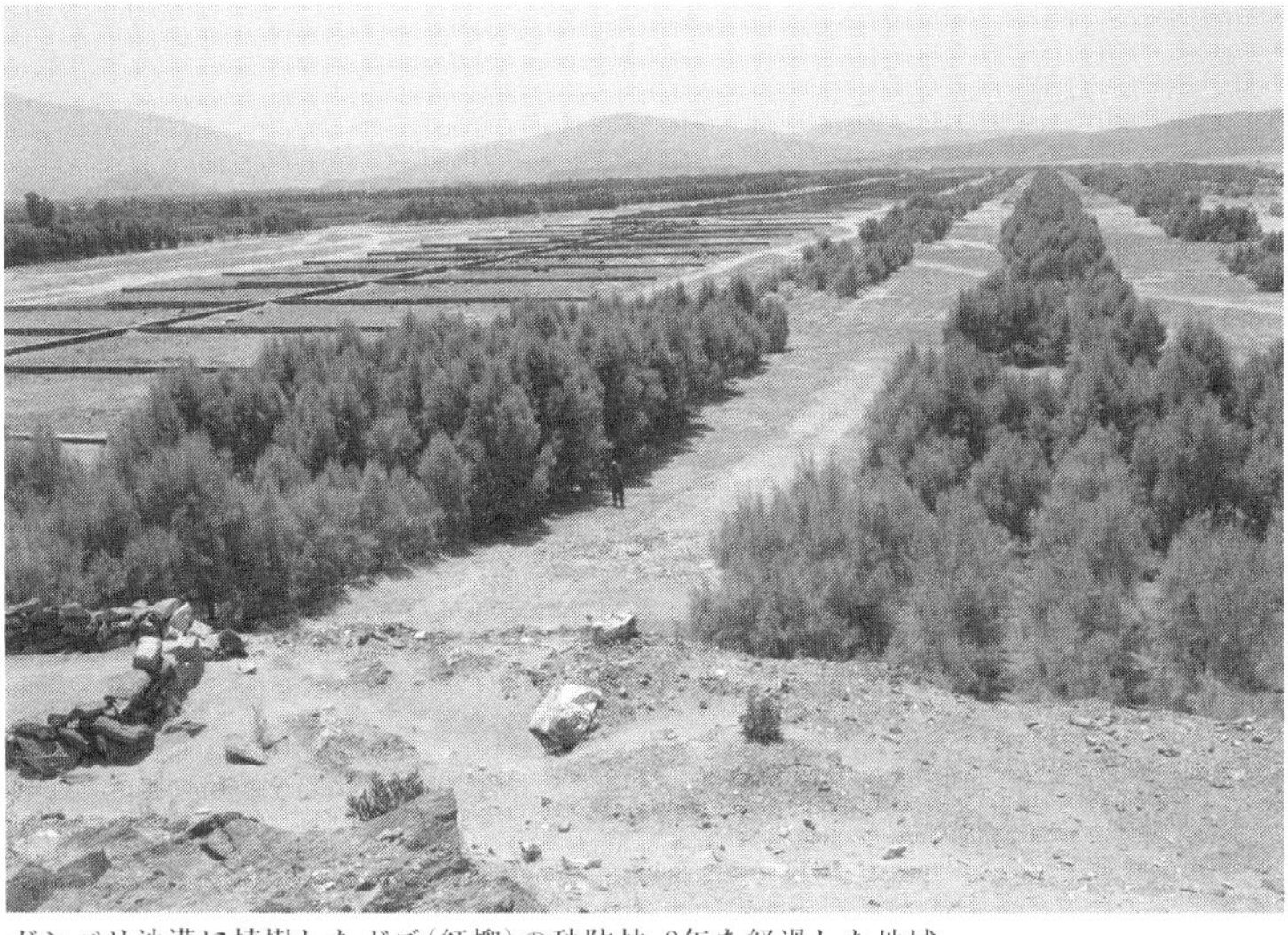

ガンベリ沙漠に植樹したガズ(紅柳)の砂防林。3年を経過した地域

提唱する「固有（潜在自然）植生」の考えを踏襲し、固有種と思えるビエラ（沙漠に自生する中低木）、シーシャム（英名 Sissoo、マメ科の高木）らを「発見」、大量に育苗を開始、長い時間をかけてユーカリと交代させる方針を採っている。

用水路の開通

さて用水路建設は、騒然たる情勢の中、着々と進められた。全線開通を二〇〇九年春に予定していたが、前述のような事情で遅れに遅れていた。初めの計画では、取水口から二三・六キロメートルで沙漠を横断し、自然洪水路に注いでクナール河に戻す予定であった。開通を春としたのは、熱砂のガンベリ沙漠での作業が夏期は不可能と見たからである。だが、いったん中断すれば、再開は一年延びる。人員と機器を揃えるのは、再び莫大な費用と労力を要する。何よりも全体の士気に致命的な影響が出ると危惧《きぐ》された。しかし、五〇〇名の作業員・職員たちはひるまなかった。二〇〇三年以来の悲願達成を目前に、誰も泣き言を述べなかった。その通り、用水路の成否には、彼らの生存が掛かっていたからだ。作業員の大半が近隣農民である。成功を信じて多くの者が家族を呼び戻していた。用水路が失敗すれば、再び過酷な難民生活が控えている。まさに生死の境で生き延びようとする健全な意欲こそが、気力の源であった。

二〇〇九年七月下旬、用水路先端は、二三キロメートルを突破、目標地点まであと数百メートルまで迫った。だが台風のように激しい砂嵐にしばしば阻まれ、熱中症で倒れる者が続出した。それでも手を緩めることはなく、必死の作業が続けられた。かつてゲリラ部隊を率いた経験がある現場監督は、「ジハード（聖戦）の時でさえ、これほど壮烈な光景を見なかった」と感想を漏らした。二〇〇九年八月三日の開通は、こうして実現した。現場は熱狂的な喜びに包まれ、涙を流す者もいた。

翌二〇一〇年二月、ガンベリ沙漠岩盤周りの工事が一段落した時点で、正式に「完成」を宣言、日本からペシャワール会代表数名と州知事以下の行政責任者を招き、同じく落成したモスクとマドラサで祝賀会を行った。農業復興に力を注ぐＪＩＣＡ（国際協力機構）からも祝電が寄せられた。

同時点でマルワリード用水路は更に一・二キロを加え、クナール州ジャリババからナンガラハル州ガンベリ沙漠の最終点まで主幹の総延長二四・八キロメートル、分水路一六・七キロメートル、一日送水量四〇万トン、灌漑面積三一二〇ヘクタール（町歩）となった。灌漑に必要な全ての設備を網羅し、大小の貯水池一二、水道橋五、サイフォン一二、地下トンネル水道一、橋梁二六、取水門一、分水門三三らを含む堂々たるものである。総工費約一四億円は、全てペシャワール会に寄せられた会費と募金によって賄《まかな》われた。まぎれもなく、一つの金字塔であっ

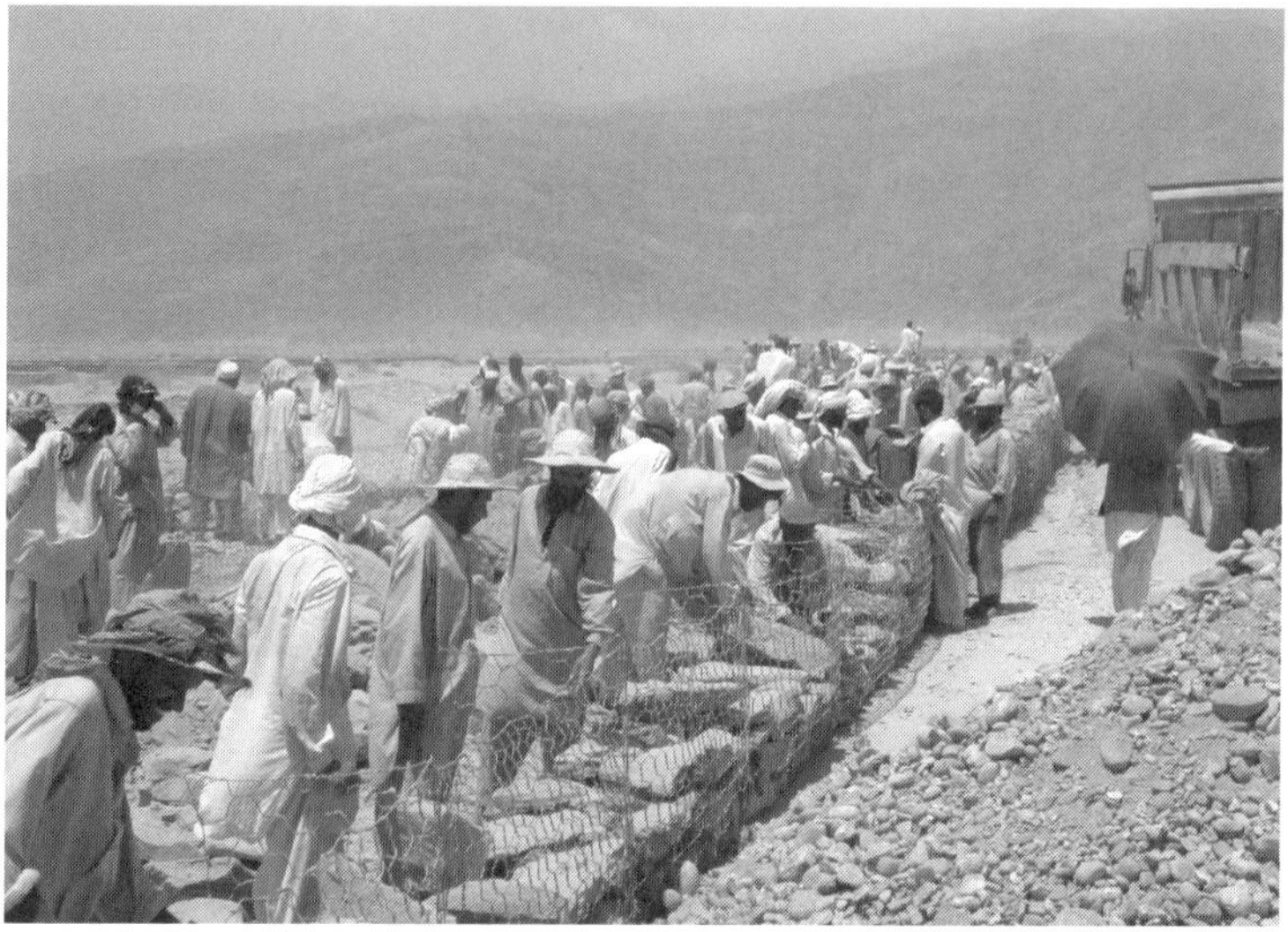

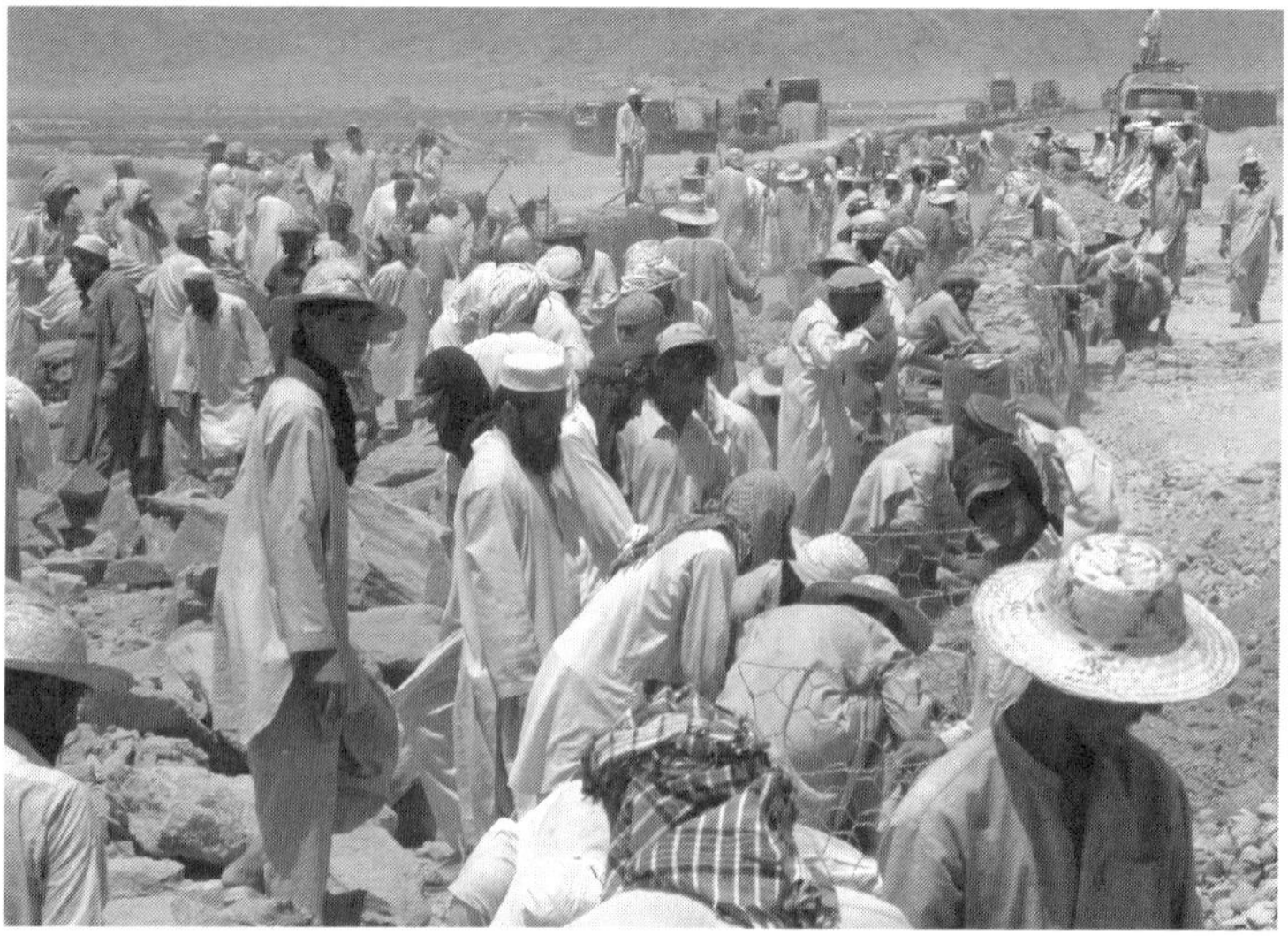

2009年8月2日、用水路先端が23キロメートルを突破し、最終目標地点に向けて、熱砂のなかで労働に励む作業員たち

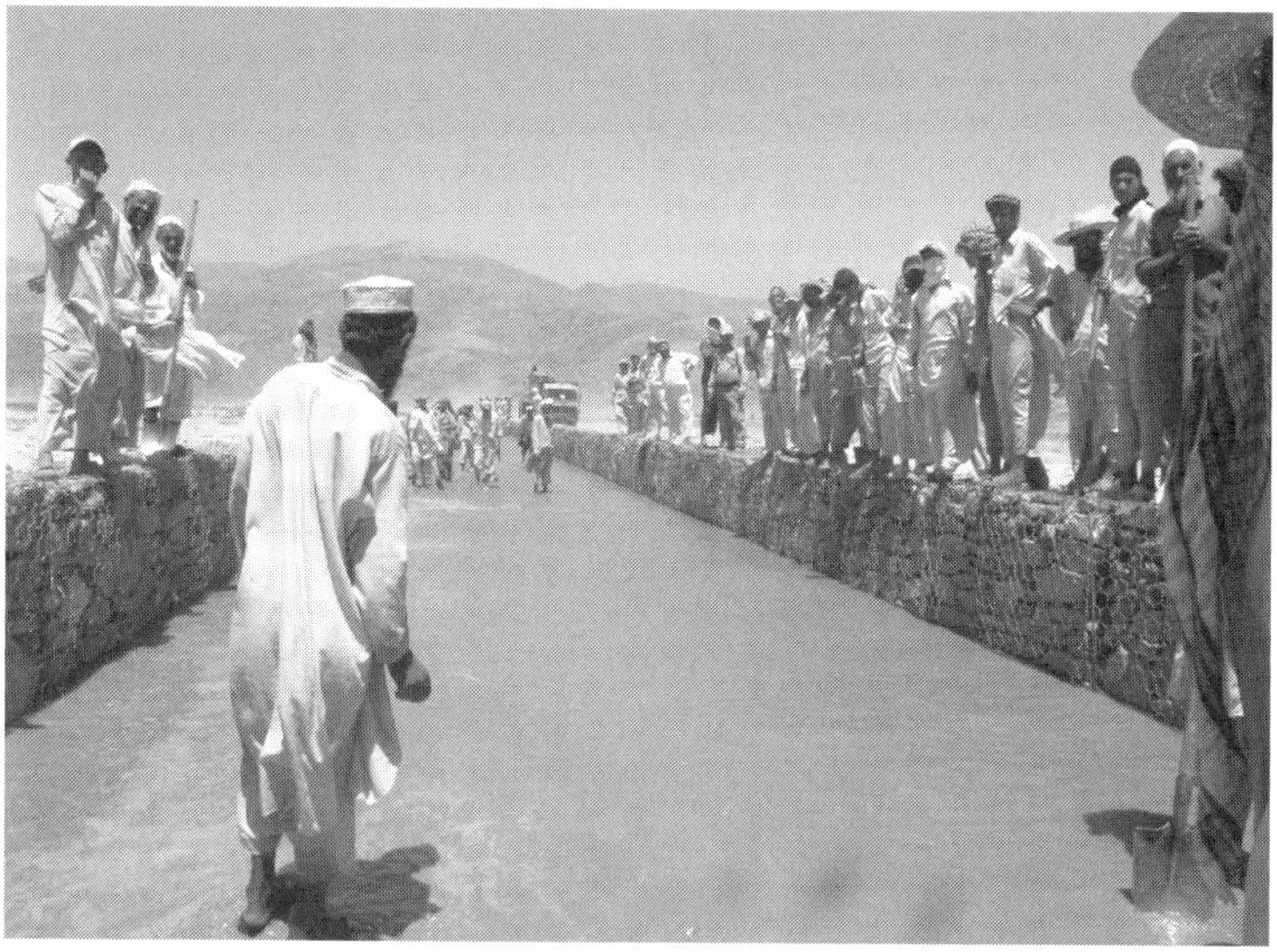

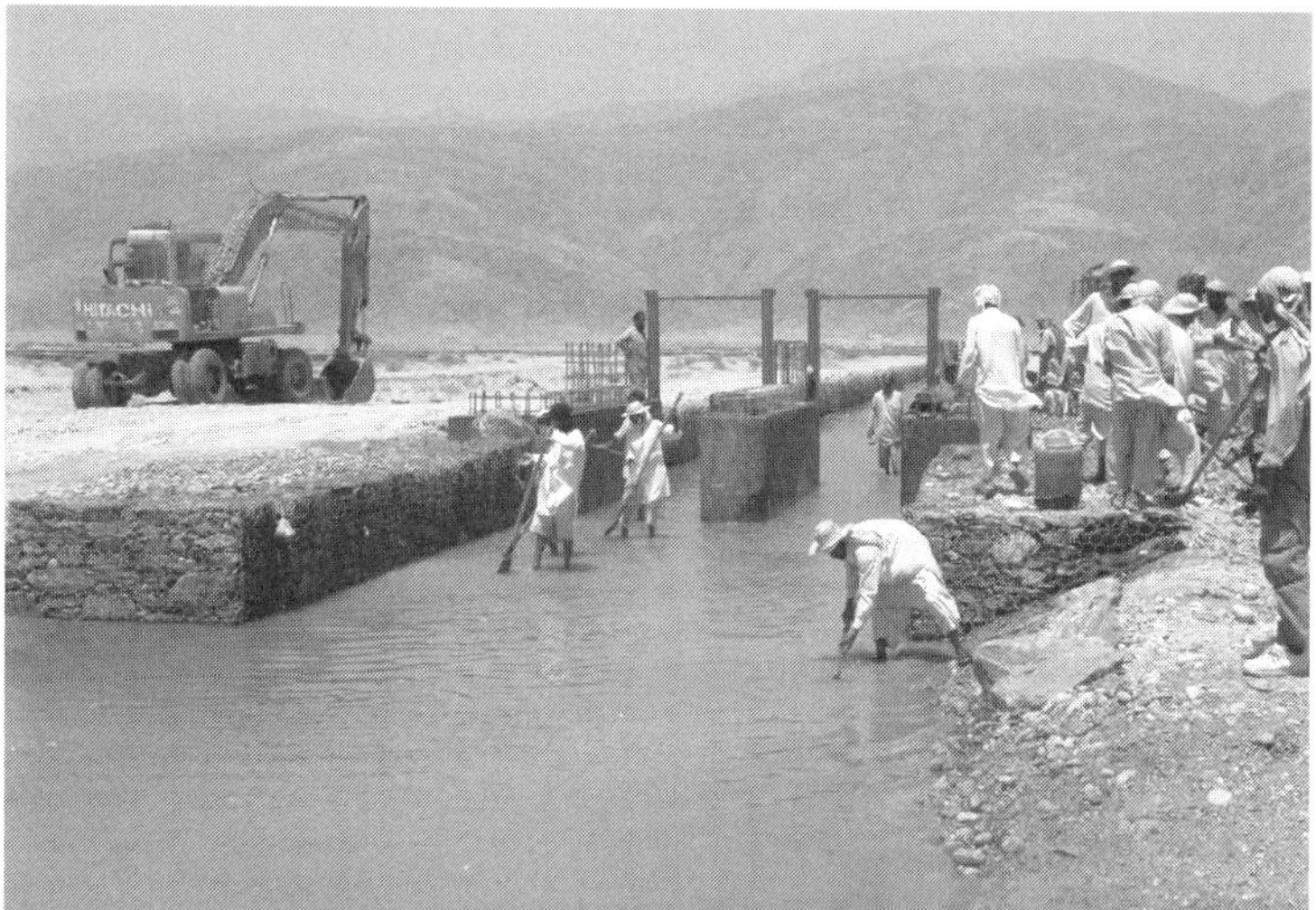

翌8月3日、用水路の最終地点(23.6キロメートル)を水が通過

た。

かくて用水路建設事業は一応の落着に至り、ガンベリ沙漠開拓や用水路保全態勢と共に、近隣地域の取水設備の整備へ向けて次の段階に入った。水路関連の負傷者は、重傷七名（頭蓋骨骨折一、内臓破裂一、四肢骨折三、四肢挫滅二）、軽傷は頭部・四肢の打撲や挫傷、切創や擦過傷が多数、熱中症は推定数百名である。作業中の死亡者は心筋梗塞《こうそく》一名のみ、時間外では、誘拐殺人二名、溺死三名である。

その後の沙漠開拓の苦労は別著に譲ろう。砂嵐や洪水と闘いながら、着実に開拓が進められ、現在に至っている。

沙漠の奇跡

あれから四年、今ガンベリ沙漠の森は静寂が支配している。樹間をくぐる心地よい風がそよぎ、小鳥がさえずり、遠くでカエルの合唱が聞こえる。高さ一〇メートルに及ぶ紅柳が緑陰を作り、過酷な熱風と砂嵐を和らげ、生命の営みを更に広げる。騒々しいアフガン情勢とはまるで別世界だ。マルワリード用水路沿いの砂防林は今、広大な地域の開墾を可能にしようとしている。幅数百メートル、長さ五キロメートルに及ぶ植林は、砂防林だけで二〇万本、やっと効果を現してきた。ここは、もはや沙漠ではない。

里に目を向ければ、豊かな田畑が広がり、みな農作業で忙しい。用水路流域はすでに一五万人が帰農し、生活は安定に向かっていた。それは座して得られたものではない。生き延びようとする健全な意欲と、良心的協力が結び合い、凄まじい努力によって結実したからだ。

用水路は建設以上に保全が重要である。PMS側では、流域住民の結束を深めると共に、ガンベリに開拓村を置き、十年間従事してきた二〇〇名の作業員・職員に自活の道を与え、培ってきた技術を世代から世代へ伝える方針をとっている。

悩みの種は取水堰で、四年前から進めてきた砂防林造成と共に、用水路への送水量安定が開墾のカギを握っていた。その後、対岸カシコート側と協力して幅五〇五メートルの一大連続堰が建設され、安定水量を保障しようとしている。

PMSの農場開拓は、こうして不動の基礎を得た。濁流の取水堰から約二五キロメートル、ガンベリ平野は平和である。かつて一夜にして開拓地を砂で埋めた砂嵐も、一瞬にして家々を呑み込んだ洪水も、広大な樹林帯に護られている。幾多の旅人を葬り去った強烈な陽光もまた、死の谷を恵みの谷に転じ、豊かな収穫を約束する。二万本の果樹の園、膨大な穀物生産、野菜畑、砂防林から得る薪や建材、多くの家畜を養う広大な草地、今や自活は可能である。悪化の一途をたどる政情を尻目に、静かに広がる緑の大地は、もの言わずとも、無限の恵みを語る。平和とは観念ではなく、実態である。

ダビデの詩は、数千年の時を超え、朽ちない事実を伝える。

主はわが牧者なり　われ乏しきことあらじ。
主はわれをみどりの野にふさせ、憩いの汀《みぎわ》に伴いたもう。
たといわれ死の陰の谷をあゆむとも、禍《わざわい》を恐れじ。
汝、我と共にいませばなり。
かならず恵みと哀れみと我にそいきたらん。

（詩編第二三篇より抜粋）

小高い丘から望むと、沙漠に囲まれる緑の人里は、壮大な天・地・人の構図だ。厚い砂防林の森が、沙漠と人里とを、くっきりと分けている。過酷な自然の中で、人間は身を寄せ合って生きている。生殺与奪の権を持つ大自然を前に、つつましく生命を営む様子に、改めて「天、共に在り」という実感と、安堵を覚えるのである。自然は喋らないが、人を欺かない。高く仰ぐ天が、常にあることを実感させる。絶望的な人の世とは無関係に、与えられた豊かな恵みが在ることを知らせる。

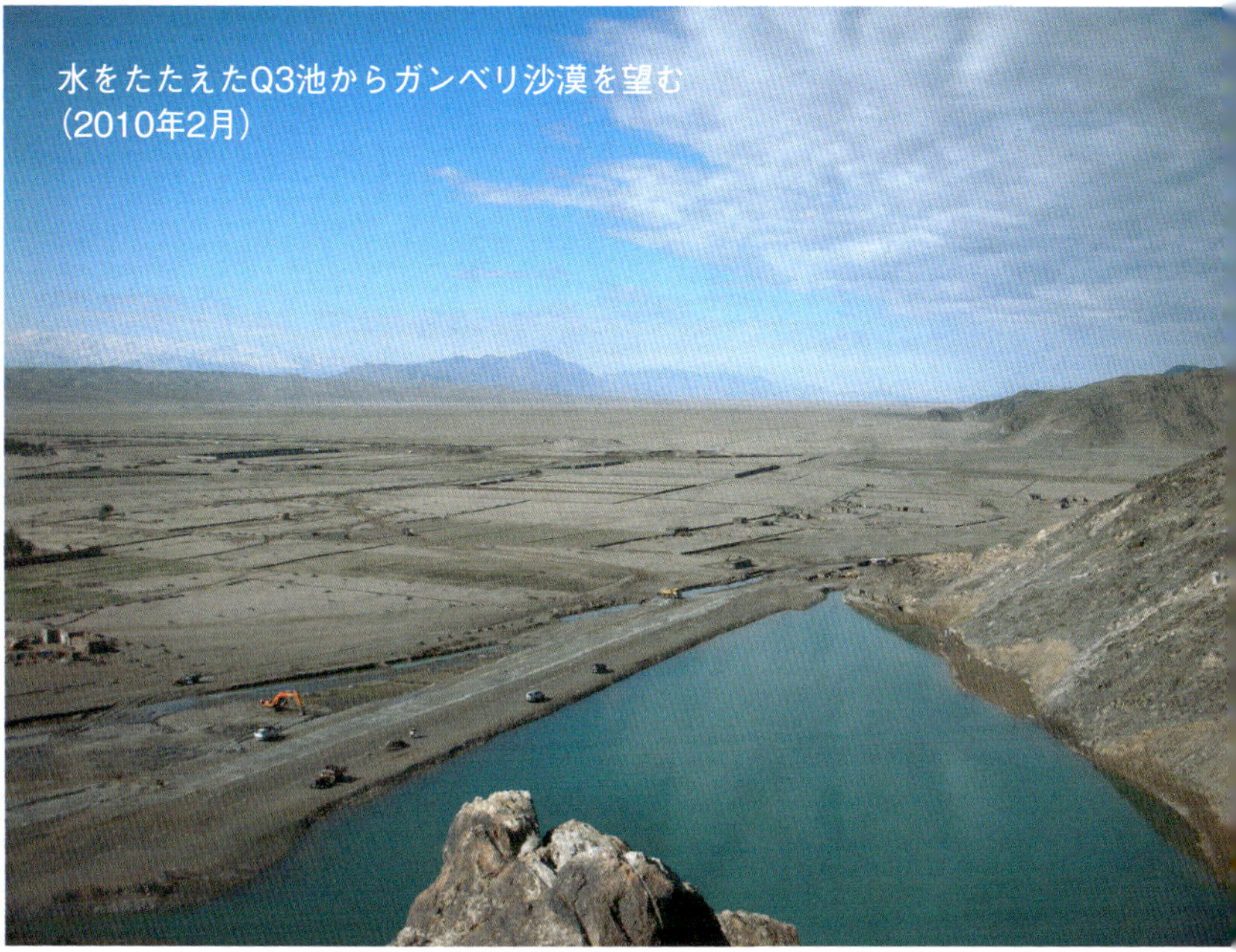

水をたたえたQ3池からガンベリ沙漠を望む
（2010年2月）

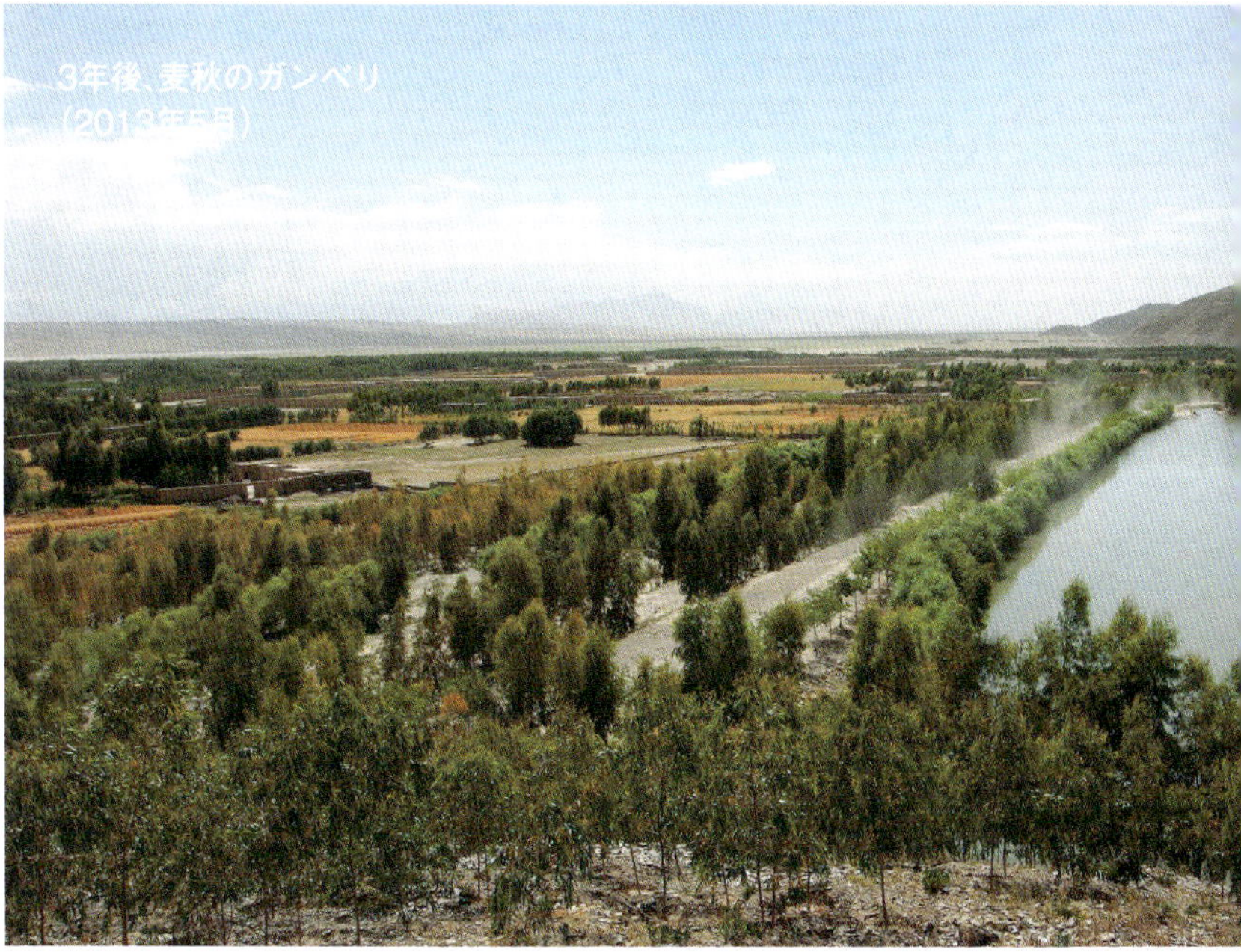

3年後、麦秋のガンベリ
（2013年5月）

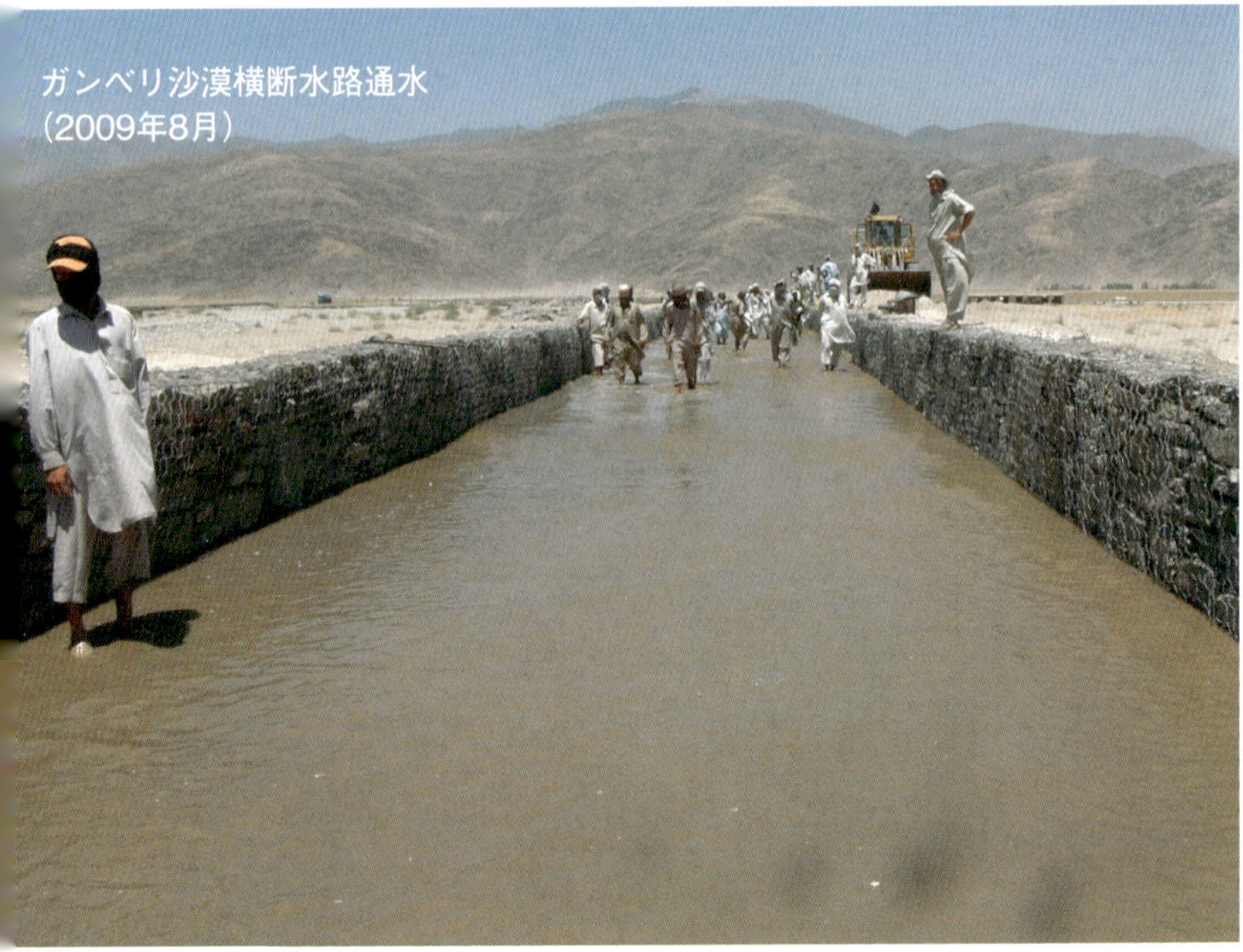
ガンベリ沙漠横断水路通水
（2009年8月）

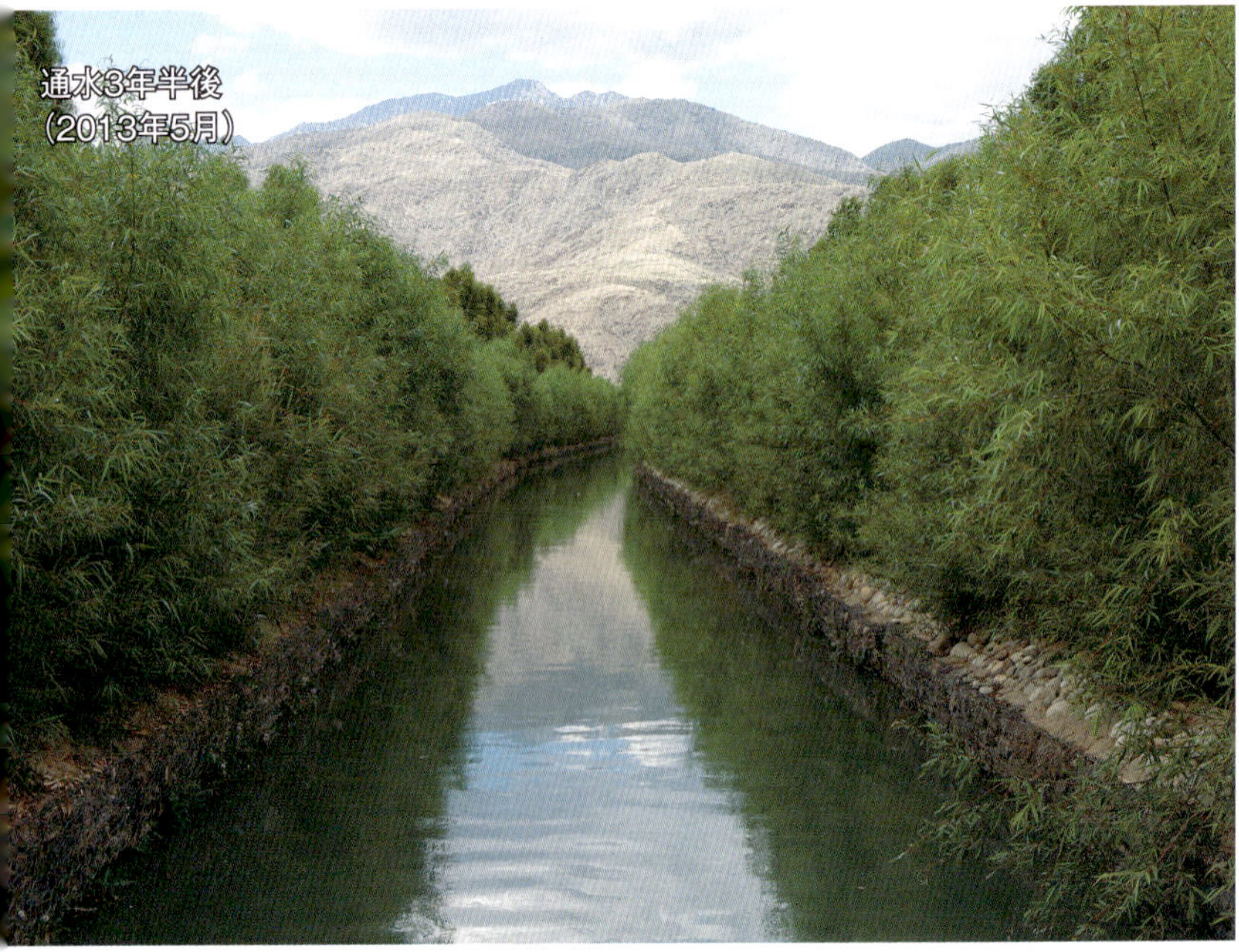
通水3年半後
（2013年5月）

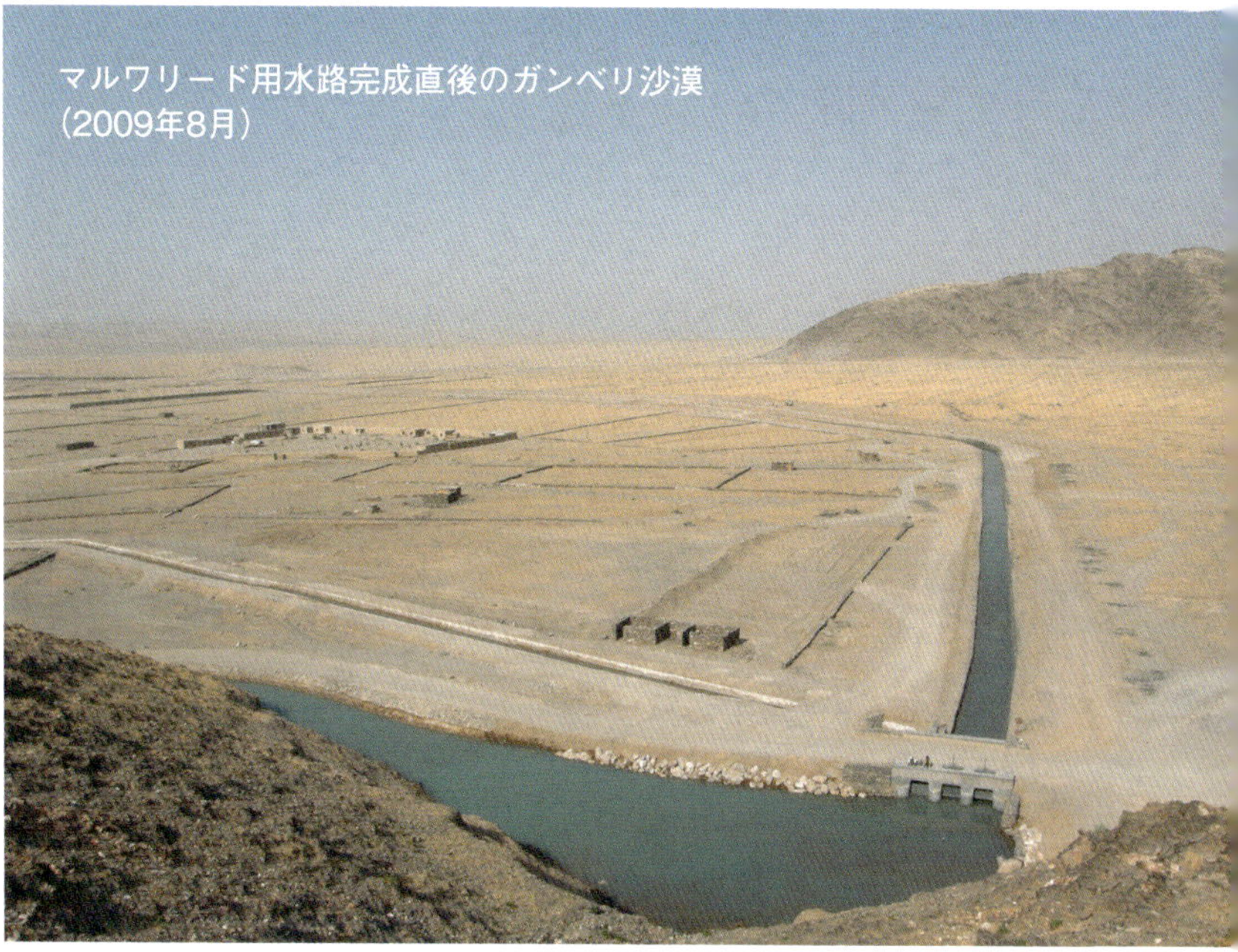

マルワリード用水路完成直後のガンベリ沙漠
(2009年8月)

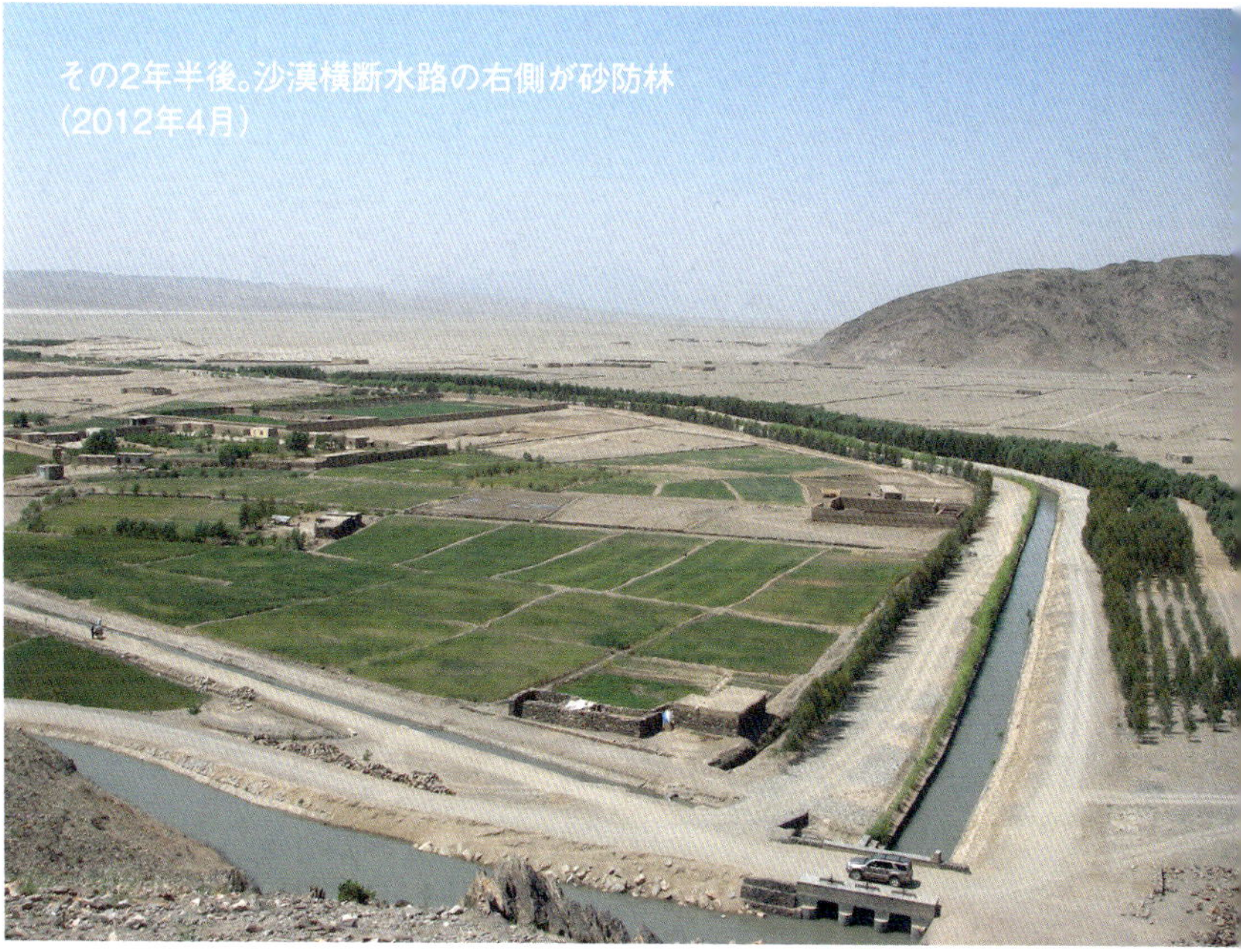

その2年半後。沙漠横断水路の右側が砂防林
(2012年4月)

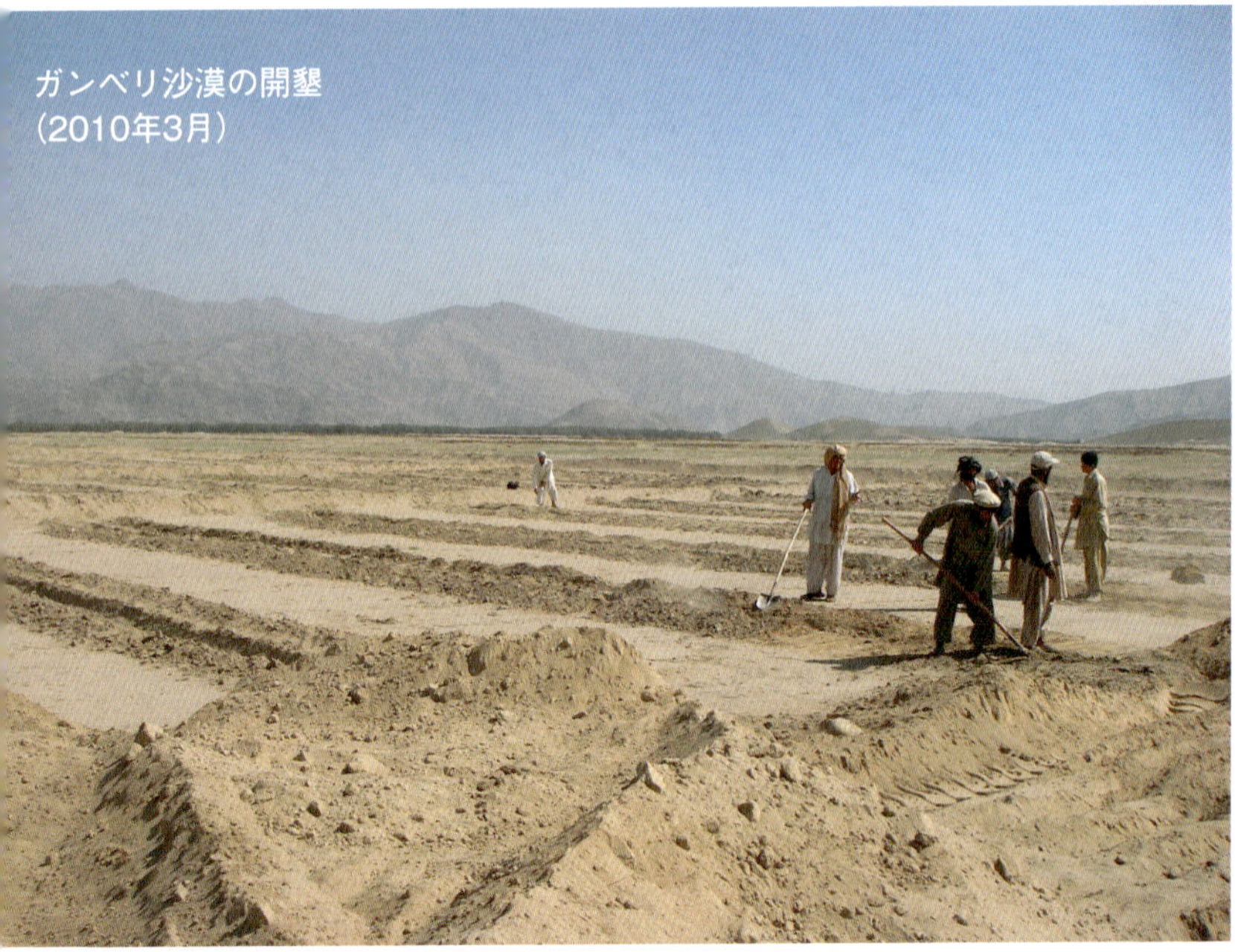

ガンベリ沙漠の開墾
（2010年3月）

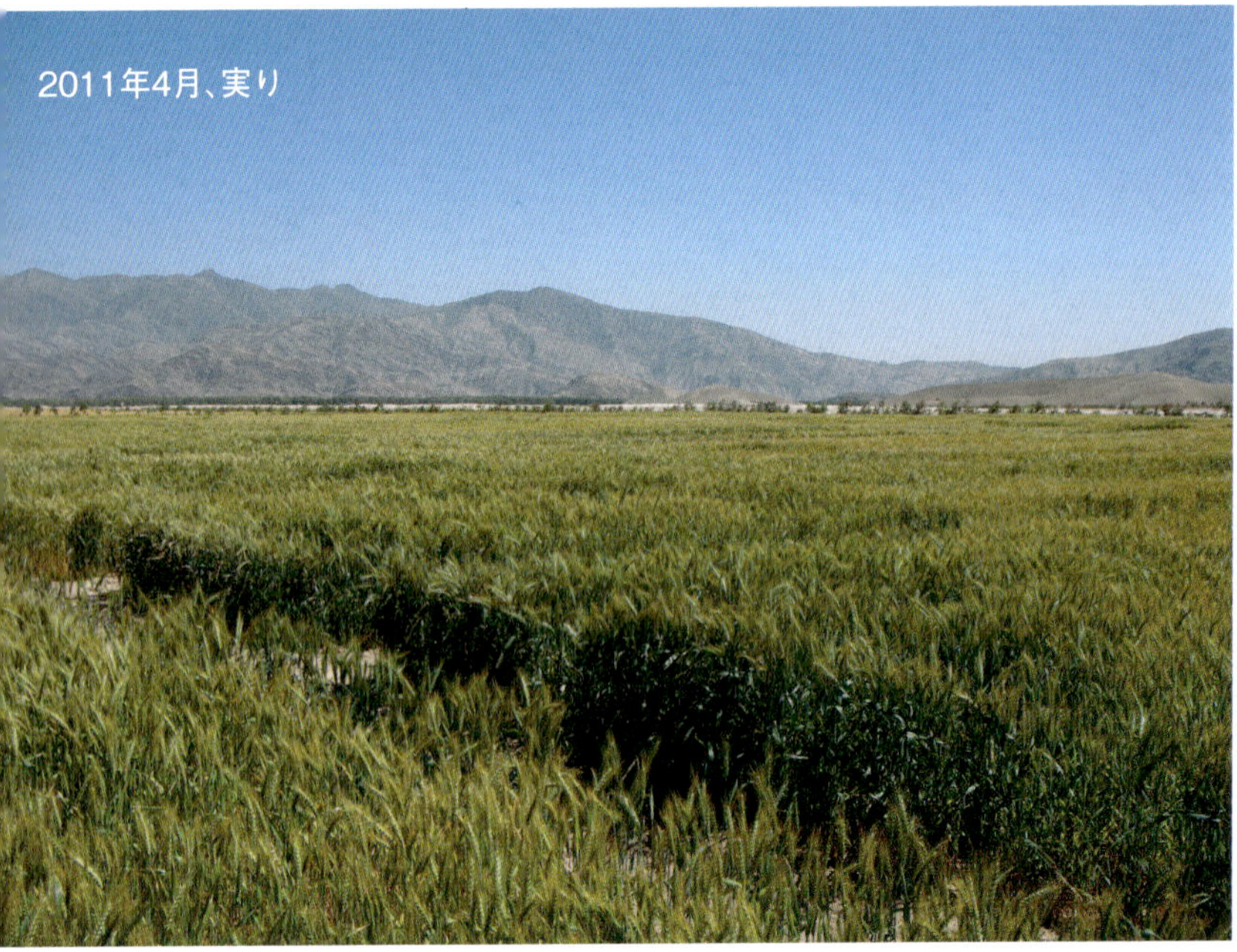

2011年4月、実り

第十章
天、一切を流す——大洪水の教訓

東部穀倉地帯の復活と安定灌漑

マルワリード用水路が開通に近づく頃、我々の関心は隣接地域にも注がれ始めていた。窮状は、ここでも目を覆うものがあったからである。旱魃は至る所で大規模に進行していた。各地で農民は村を捨て、難民化していた。

PMS（平和医療団・日本）の用水路建設は主にシェイワ郡を復活させ、十数万人の帰農を促したが、隣接するベスード郡、カマ郡の困窮も似たり寄ったりの状態であった。ただ、シェイワ郡の場合、水の供給源であったダラエヌール渓谷からの水量が激減したことによる。このため、大河クナールから取水して乾燥地を潤し、成功を見たものである。これに対し、隣接の諸郡は、もともと川からの取水だけで地域を潤していた。農地荒廃の原因は、大河川からの取水が困難になったためだ。七〇〇〇メートル級の山々を源流とするクナール河は涸れることがなかったが、やはり温暖化現象の影響を被り、洪水を頻発させた。このため、従来の取水設備が壊れ、復旧を繰り返しても、ますます状態が悪化した。

必要なのは安定した取水だった。それまで、稲作も麦作も博打《ばくち》まがいに行われることが多かった。麦作は半ば冬の降雨に頼り、稲作は河川の高水位が初秋まで続くのを当て込んで行われていた。予想が外れると、収穫が壊滅した上、激しい水争いが起きた。これでは、まともな生活が成り立たない。当然だが、必要な時期に必要水量が確保できない状態で、安定した農業生産が望めないからだ。

取水堰についていては、ＰＭＳが日本古来の斜め堰方式を採用して安定取水を実現したと思われた。だが、「自然との折り合い」と言っても、用水路そのものが人工産物だ。特に取水堰は自然と人為の危うい接点である。「危うい接点」に触れるとは、神聖な領域に踏み入ることである。しかし、その改善さえ成れば、荒廃した川沿いの農地を回復できる。それを他地域で応用すれば既存水路を再生できると確信し、ジャララバードの北部穀倉地帯全体を視野に入れ、猛烈な努力が始まった。とはいえ、取水方法の確立は平坦な道ではなかった。

斜め堰の神髄——洪水にも渇水にも耐える堰を求めて

さまざまな苦労を経て到達したのが、九州・筑後川の山田堰（福岡県朝倉市）の構造であった

■PMSが建設した取水堰

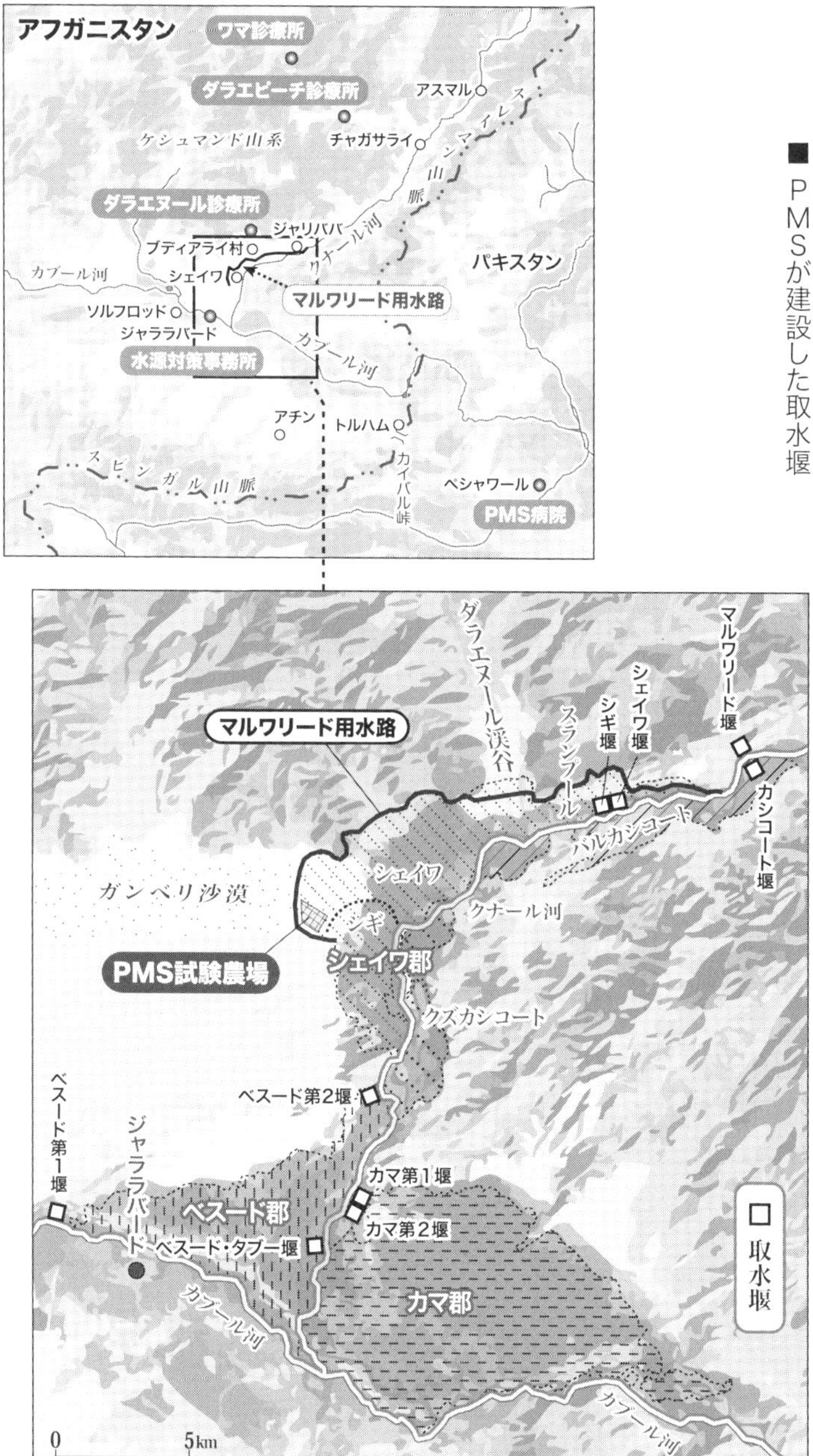

ことは前にも触れた。初めは、単に斜めに堰を作れば、流水圧を減らして工事がしやすくなると思ったからで、取水口に限局して水位上昇を得ればよいと考えた。しかし、これは完全な認識不足だった。単に斜めに突堤を伸ばすだけでは、先端に深掘れを起こし、翌年には河の水位が下がって用水が乗らなくなる。その結果、再び巨礫を投入して突堤を伸ばして堰き上げる。そうすると次の年に更に河床が低くなり、大規模な改修工事を延々と繰り返さねばならなかった。後で知ったが、朝倉市の郷土資料館で絵図面を見ると、先駆者も同様の過程を経験した上で、現在の形状として完成したようである。

絵図面は宝暦七年（一七五七年）、現山田堰以前の状態が描かれている。寛文三年（一六六三年）に開削された堀川の取水口はやや下流にあったが、享保七年（一七二二年）、現在の恵蘇八幡宮の隣にある水《すい》神社境内の岩盤上流側に移されている。灌漑面積を増やそうと、より高い位置に取水口を置いたものらしい。自然岩盤なら安定して、洪水にも強いと考えたからに違いない。これはアフガニスタンでも同様だ。取水しやすいところは同時に洪水にも襲われやすい。洪水を避けながら一定水量を得るのは、岩盤の下流側背面が最も優れているからだ。ＰＭＳが手掛けたベスード第一堰、シェイワ堰がそうである。

だが突き出した岩盤の上流側に堰を置けば、著しい水位変動を直に被る。絵図面に描かれている堰の形状は、単なる突堤に見える。もし初期の堰がこの形だったとすれば、我々が経験したと同様、突堤先端の深掘れで河床低下を免れない。

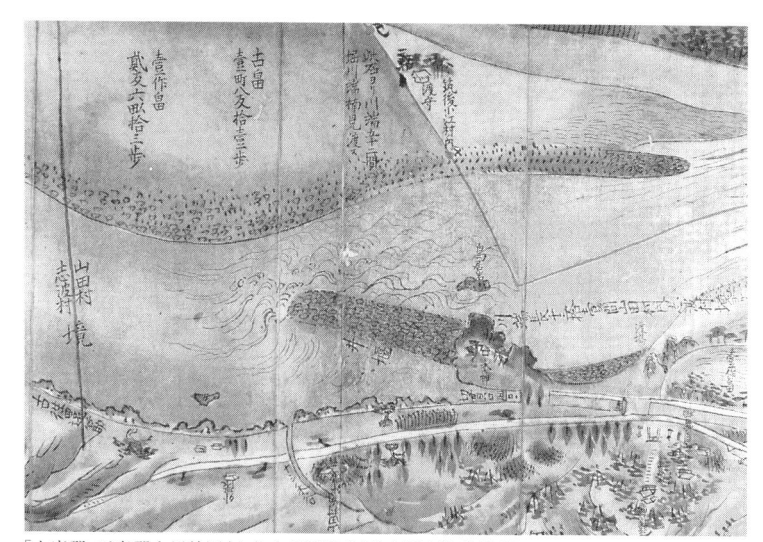

「上座郡・下座郡大川絵図」より山田堰部分(甘木歴史資料館蔵)

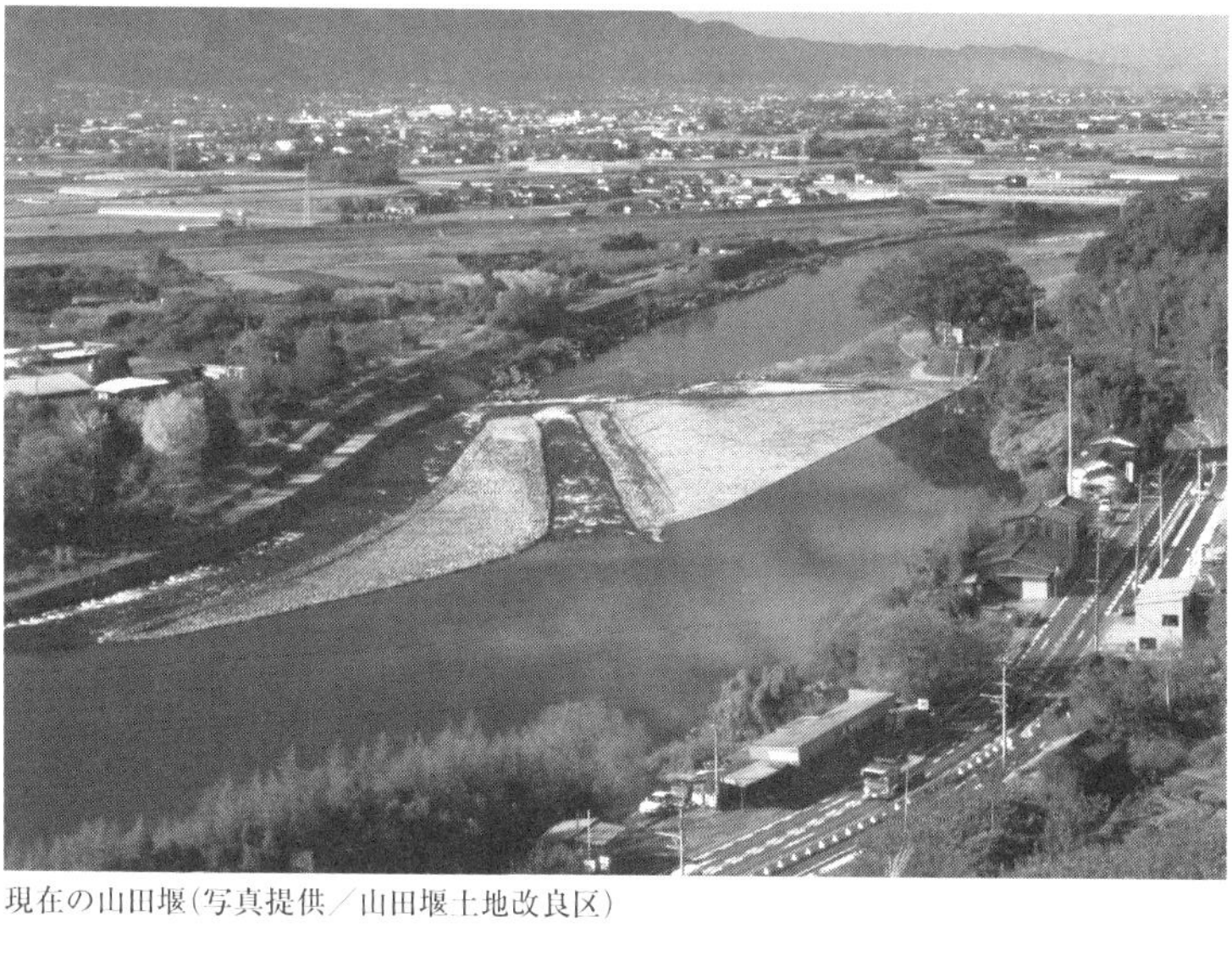

現在の山田堰(写真提供/山田堰土地改良区)

事実、対岸「中の島」側に、せり出すように護岸が施され、洗掘《せんくつ》＝河床低下の影響を補おうとした形跡が見られる。おそらく先端の深掘れが、用水路内への土砂流入と相俟《あいま》って、用水が次第に乗らなくなった理由だと想像される。

水位が下がれば、取水量は減る。この対策に、取水口の間口を広げて流水断面積を十分に取る工事が行われた。記録によれば、岩盤を貫く取水口（切抜き関門）は享保七年（一七二二年）に成ったが、用水が不足し始め、拡張工事が宝暦九年（一七五九年）に行われている。取水口の幅を五尺から十尺（約三・〇メートル）に広げ、翌宝暦十年（一七六〇年）堰き上げ三尺（約九〇センチメートル）を敢行、取水量を大幅に増している。更にこの水位を一定に保つべく堰の大改修が行われたのが寛政二年（一七九〇年）と記されている。私が注目したのは、大改修前の堰の状態である。

「井手は流されたり崩れたり、幾たびか改修されているうちに、いつの間にか（中略）突堤のように石で築かれた井手になっていた。堰体からの溢流は、堰の裏側をえぐって深淵をなし、補強工事は困難を極めた」（『山田堰・堀川三百五十年史』）

この記述は、突堤先端及び下流端に発生する洗掘に他ならない。

切り抜き関門の拡張と現在の全面石張り堰を設計し、施工を指揮したのが、朝倉の庄屋・古賀百工《ひやっこう》という人物である。絵図面は堰改修前の状態を良くとどめており、彼の苦心の跡をたどることができる。彼は一生を水利事業に捧げ、優れた水の観察者であると同時に、有能な技術者でもあった。取水口の間口を広げて後、観察し続けること実に三十年、齢《よわい》七十にして立ち上がり、湿害発生を恐れて反対する周辺の村々を三年がかりで説得、自ら指揮して現在の石張り式の河道全面堰き上げを敢行した。この技術上の経過をほとんどそのまま、我々自身が追うことになった。

これらの大規模な水利工事もまた、当時の農村の現実と切り離せない。事業は、享保・天明の大飢饉、百姓一揆、洪水、渇水など、惨憺《さんたん》たる状況の間を縫うように施工されている。度重なる飢饉の窮状は、現在福岡周辺の至る所にある「飢人地蔵」に名残をとどめている。重い年貢と食糧欠乏にあえぐ村民たちと苦楽を共にした百工は、おそらく全人生をこの堰に賭けたであろう。堰は黙して語らないが、単に技術だけではない。百工は神仏に深く帰依していたと伝えられる。そこに込められた人間らしい悲願と執念を感じるのは、おそらく私だけではなかろう。日本の国土は、このような人々の営々たる努力で成ったことを知った。

さて、ＰＭＳとしては、用水路はできたものの、堰が機能しなくては、血液のない血管に等しい。毎年改修を重ねながら、少しずつこの山田堰の、見事な機能を理解できるようになっていった。以下に我々の学んだ点が要約される。

（一）越流長を長くとればとるほど、水位変動が抑えられること（現在の山田堰は三〇九メートル、自然河道幅の約四倍）
（二）河床を全面的に堰き上げて洗掘を防ぐこと
（三）取水口の直前で土砂吐きを設けて、水路内の堆積を防いでいること
（四）全て河原の巨礫を使用して流水抵抗をかわし、大小の石を巧みに組み合わせて堰体を崩れ難くしていること
（五）堰平面形状を扇状に造り、流れを河道中央に集中、対岸への影響を抑えていること
（六）対岸「中の島」を遊水地とし、万一の溢水に備えたこと
（七）傍流を上流側に保ち、大洪水に備えたこと
（八）取水門の幅を広くとって無理な堰き上げをせず、低水位でも十分量を得たこと

マルワリード堰は、この設計思想に基づき、二〇〇七年の大改修で河道の全面堰き上げを施工、完成度が高くなった。未曾有の大洪水にも耐え、立派に機能している。堰長約三〇〇メートル、堰幅は、付け根部分で五〇メートル、石量はダンプカー（一五トン積み）にしてのべ約二五〇〇台分、大工事となったが、これが原型となり、やがてジャララバード北部穀倉地帯が次々と復活してゆく。河道分割や護岸技術と並び、「現地に適した技術」として次第に定着した。

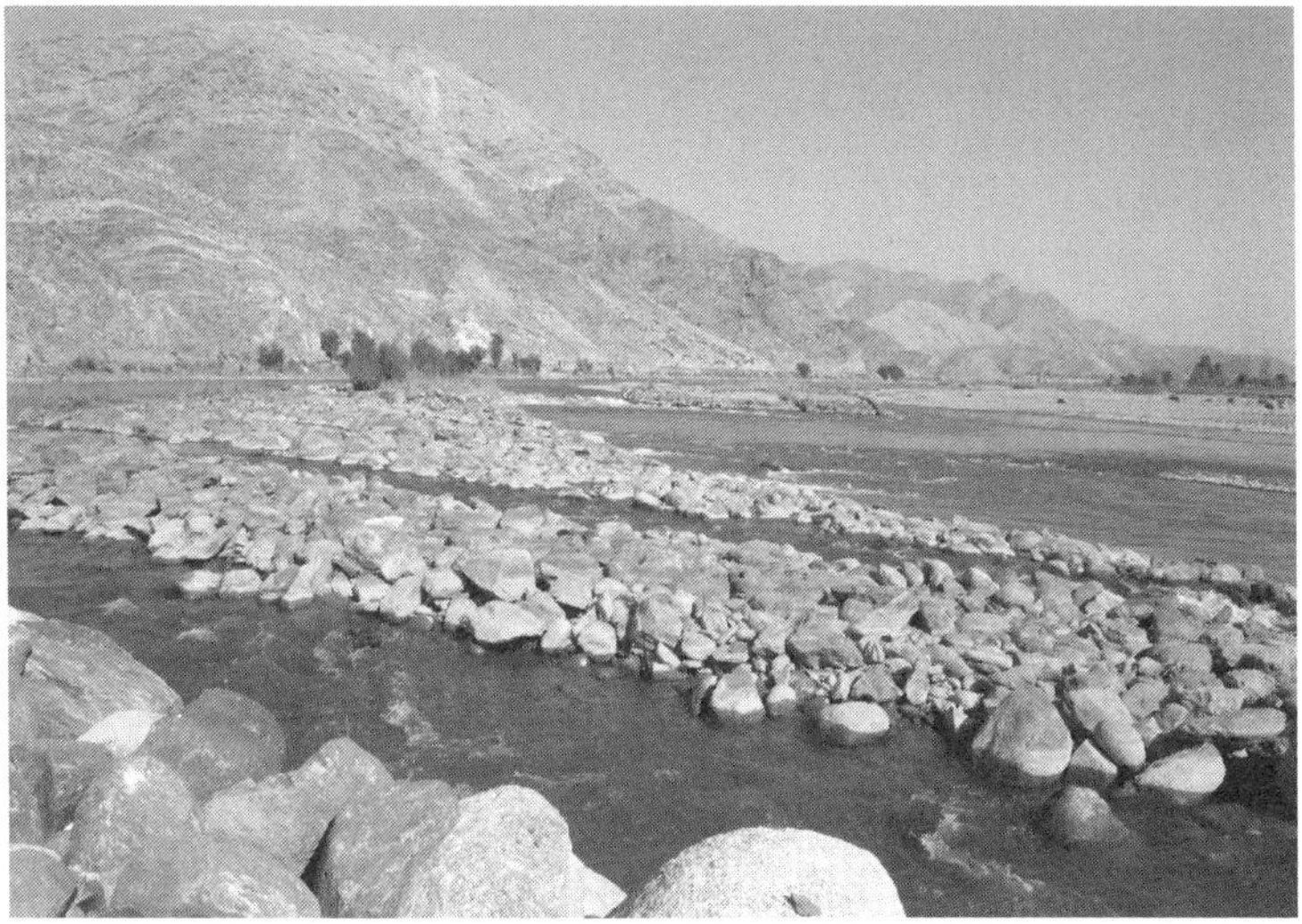

クナール河のマルワリード取水堰(2009年)

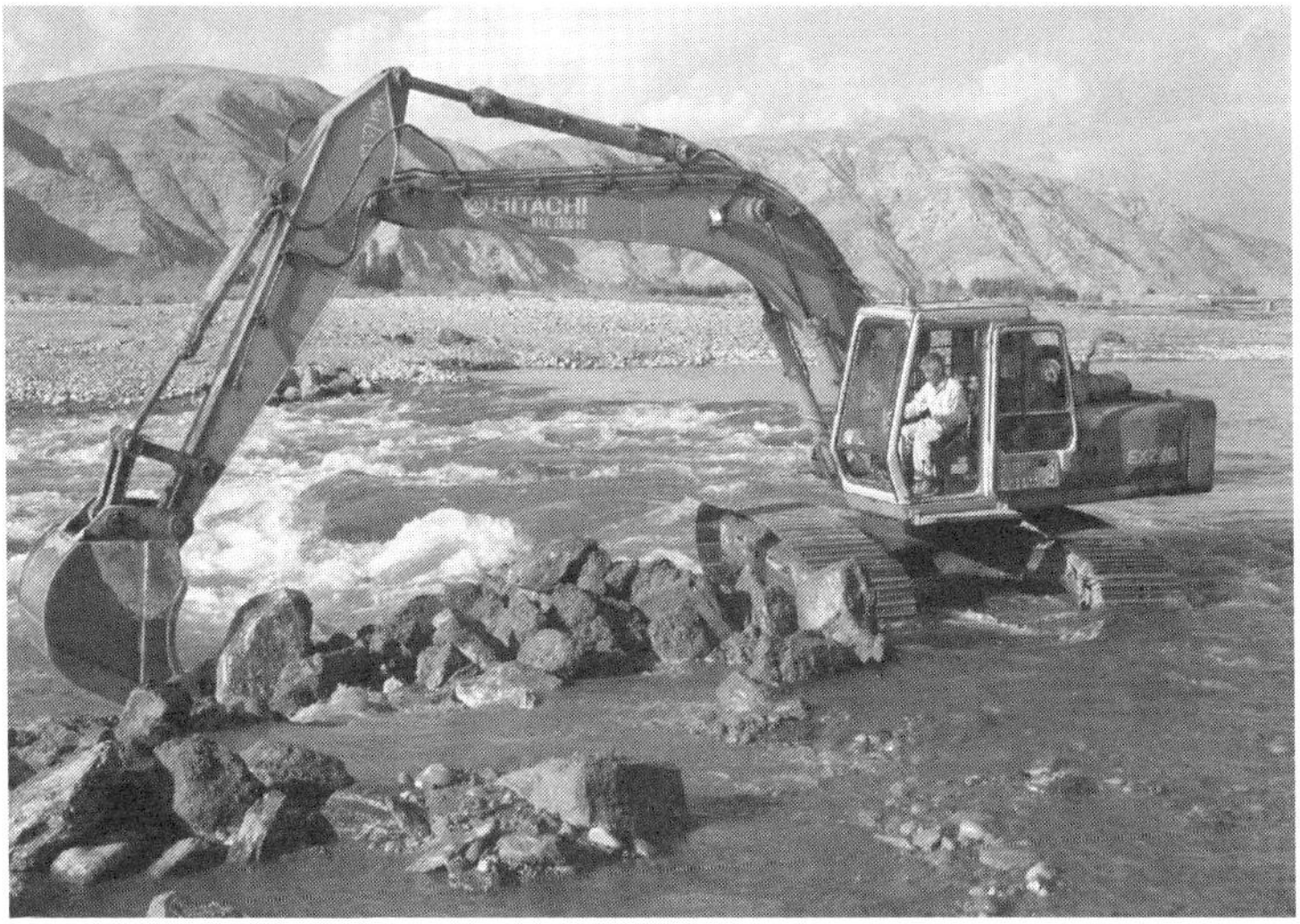

自ら重機を操作する筆者

その後、シェイワ堰（二〇〇八年三月完工）、カマ第一堰（二〇〇九年三月完工）が立て続けに建設され、安定灌漑地域が少しずつ増えていった――と思われた。しかし、最終的な設計思想は、予期せぬ天の一撃によって、仕上げの段階に入ったと言える。

未曾有の大洪水

大きな転機は、二〇〇〇年夏の大旱魃に次いで、二〇一〇年の大洪水でもたらされた。

二〇一〇年七月二十八日、断続的に降っていた雨は、例年と異なっていた。アフガンの夏の雨は局地的な豪雨が多く、短時間に一気に降る。被害もまた、局地的だ。だがこの時は、まるで梅雨の雨を思わせた。空全体が厚い雨雲にどんよりと覆われ、晴れ間を見せなかった。すでに三日目である。噂によれば、チトラールからカブールまで、ヒンズークッシュ山脈東部全域に雨雲がかかり、しとしと雨に加えて、断続的な豪雨が広範囲に各地を襲っていた。クナール河は次第に水嵩《かさ》を増し、二〇〇三年から観察を続けてきたマルワリード取水口で最高記録に迫っていた。

翌二十九日午前十時、各取水口が気になり、見回りに出かけた。それまでにPMSは、マルワリード取水堰だけでなく、シェイワ、カマ、ベスードの各郡に展開、取水困難に陥っていた既存水路の復活を目指していた。シェイワ取水口、カマ第一取水口は「完成」とみなされ、絶対の自信を持っていた。だが、「安定水位」を誇るカマ第一取水堰の様子は、身震いを起こさせた。取水門そのものが完全に水面下に沈み、見渡す限り褐色の濁流だ。もはや水路と川の判別もつかなかった。仰天した我々は、至急各チームに連絡、各取水門の閉鎖確認と排水路の全開を命じ、現場に急行した。

ガンベリ全体に集中豪雨

午前十一時、開拓中のガンベリ沙漠から、「かなりの規模の洪水が水路を襲っている。至急指示を仰ぐ」と連絡があった。問題は崖地一六メートルの高さにある大きなQ２貯水池である。満水で貯水量二〇万立方メートルの池の土手が決壊すれば、どうなるか。下流のシギ村落群まで一挙に急流が襲い、手がつけられない。相当な犠牲が出れば、当方も生きては帰れまい。おっとり刀で駆けつけると、果たして山肌を洗うように、至る所で滝のような急流が注ぎこんでいる。生きた心地がしなかった。

蒼白《そうはく》になって現場に立ち尽くしたが、なす術がない。だが諦めてしまうと、人間とは不思議なもので、どんなふうに崩れるのか、どこに欠陥があったのか、まるであの世から他人事のように眺めるような、奇妙な好奇心に支配される。冷静だとか、やけくそだとかいうのではない。とりあえず何かを考える。何分経ったか分からない。じっと池の水位を示す標尺を眺めていた。

結局一五センチほど水嵩が増し、その後は一定水位を保った。

　建設から二年を経た池の周囲は、一万本以上の樹林帯が五メートルほどの高さに成長していた。滝のように注ぐ水の勢いを殺すと共に、土手の壁面をがっちりと守っていたのだ。

　現場管理者のパチャ・グル、運転手のモクタールも居たが、彼らは楽天的だ。同じ台詞《せりふ》を連発した。

「神がPMSについておられます。壊すのも作るのも神意です」

　後から尋ねると、ガンベリの降雨は午前十一時から約四十五分間続き、山麓沿いの雨が全て用水路に流れ込んだ。特に崖沿いは、谷を仕切って造った貯水池が急速に水嵩を増し、沙漠横断水路へ注いだ。同水路は、幅五メートル、長さ二・八キロメートル、それ自身が二万立方メートル以上の貯水力があり、各所で溢水したものの、大半を自然洪水路に流し去った。文字通り、九死に一生を得た思いである。

　ケシュマンド山脈全域に断続的な集中豪雨があったらしく、南麓に当たるガンベリ沙漠全域が洪水に襲われた。ことに、低い位置にある沙漠横断水路八〇〇メートル地点は、洪水通過路にあり、三度にわたって越流・決壊した場所である。だが、Q2・Q3貯水池と同様、下手の村々は用水路によって完全に護られていた。洪水の大半が用水路に流れ込んだ上、樹林帯で流速を落としたため、大禍《たいか》に至らなかった。樹林帯は元来、砂防林として植えられたもので、植樹後二年程度だったが、洪水に対して十分な効果があることを知った。

シェイワ堰で堰板が折れる

古くからあったシェイワ用水路は、河道の変化で年々取水困難に陥り、二〇〇六年までに水が完全に途絶、同流域全体がマルワリード用水路に依存していた。しかし、ＰＭＳでは第二期工事でガンベリ沙漠灌漑を目指しており、将来シェイワ流域に送水する余裕がなくなると判断、二〇〇七年秋から翌年冬にかけ、膨大な労力をかけて河道約一キロメートルを回復、取水堰と水門を建設して同用水路を復活させた。

この洪水時、シェイワ堰では、高さ四・五メートルの取水門を越えて浸水したが、わずか数センチの溢水に留まった。しかし、下段の堰板が水圧で折れ、危うく洪水が流入しそうになった。この時、水門番の怠慢で、第二水門列に堰板が入っておらず、排水路のスライド門が閉ざされていた。言い分は、「排水路を開放すればシェイワ村落の上流、シェトラウ村落を潤すからだ」という。シェイワ側は、生産性が少ないと見られていた多大な畑をシェトラウ側に売却した経緯があった。それがマルワリード用水路の開通で広大な農地が復活し、地価が二〇〇〇ルピーから二〇万ルピー、約一〇〇倍に跳ね上がった。全くの荒地が豊かな田畑に変わるとは思っていなかったので、シェイワ側はシェトラウ村を妬《ねた》み、何かと抗争が絶えなかった。

水は善悪を超えて誰にでも与えられねばならない。ＰＭＳは直ちに水門番を更迭し、直接管

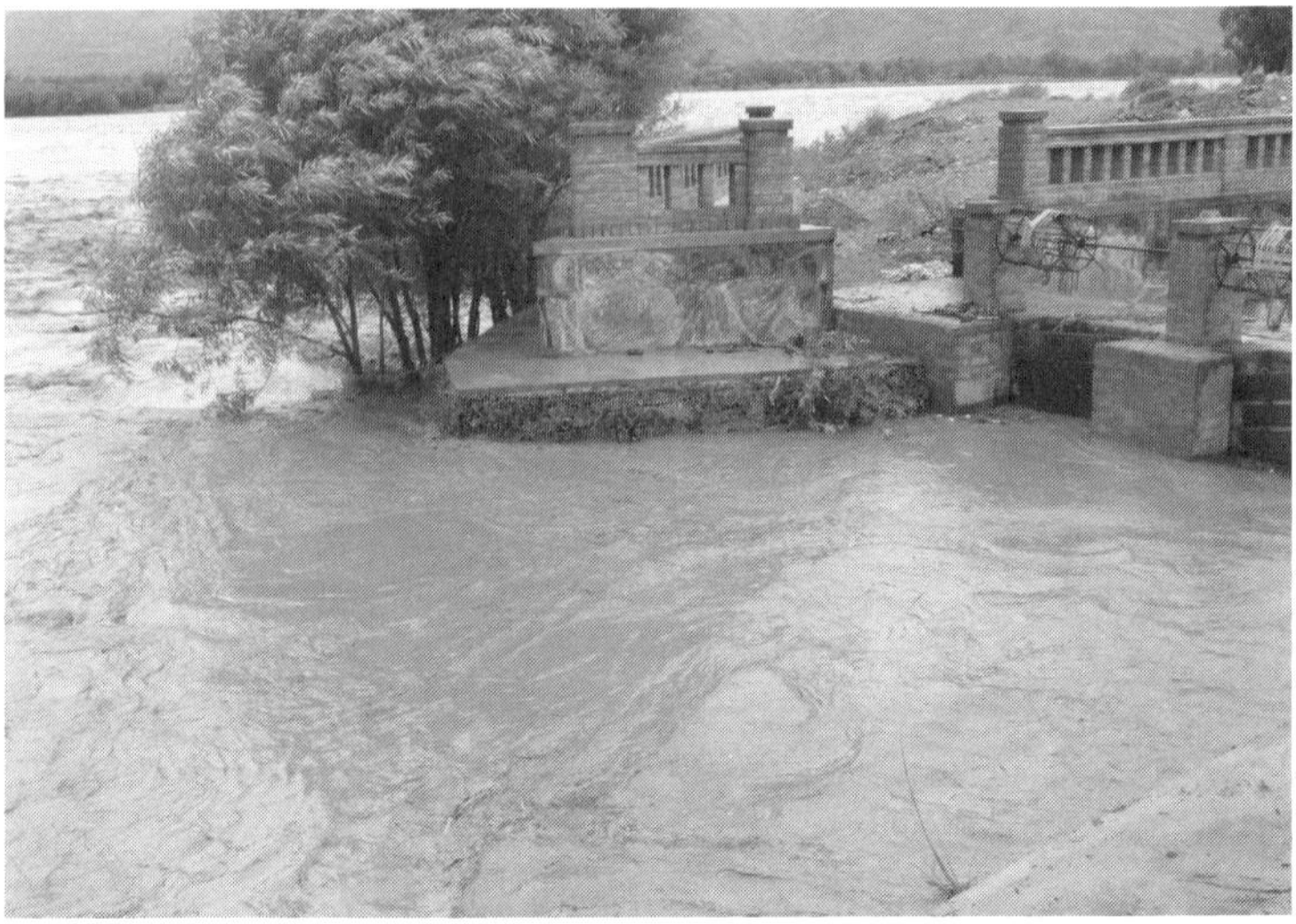

2010年7月29日、前日の豪雨により水位が急上昇したマルワリード取水口

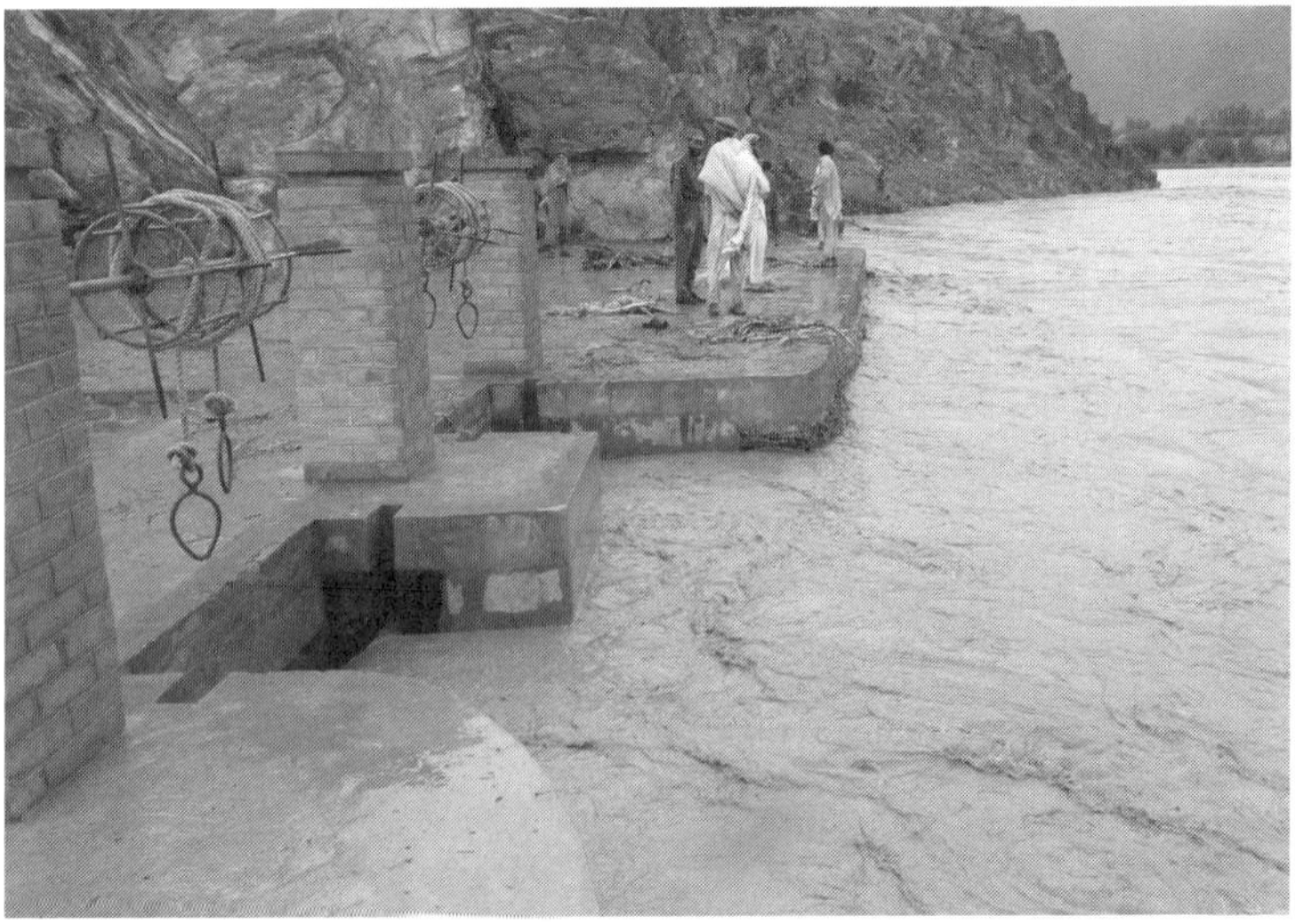

同日のシェイワ取水口

理を指示した。もっとも、旧来の「水番（ミラバーン）」の役割が変化したことがあった。一般に、水の乏しい乾燥地農業は、水を取り込むのに急で、排水の考えが薄い。また、水際で水量調節する着想が、現地になかった。

以後、水門番は直接ＰＭＳが村人を交代で雇用し、水量調節を習熟した後に管理を譲渡することが慣例化した。

カマ用水路、危機一髪

洪水は、波状的に襲ってきた。八月一日、第二波が更に高水位で沿岸を呑み込んだ。

この頃から大洪水が世界的なニュースになって報ぜられた。「ナンガラハル州で死者一〇〇名」、「モンスーンが巨大化、カラコルム・ヒンズークッシュ山脈全域で異常降雨」、「パキスタンで被災者一〇〇〇万人、死亡確認一八〇〇人、建国以来の災害」――犠牲者の数字は日を追って増していった。災害の規模は、一九二九年の記録的大洪水を超えるとされた。世界中から大規模な救援の手がさしのばされ始めた。

驚くべきは、この最中でも、欧米軍による空爆が休むことなく続けられていたことだ。カマ堰の下流で、遺体を運ぶ避難民二十数名が爆撃で殺される事件も伝えられた。それは世界の終末を思わせた。

アフガン側の洪水の犠牲者は大半がクナール河流域である。パキスタン側に多くの緊急国際支援が集まったが、アフガン側の実情はあまり知られなかった。

犠牲者は、当然川の近くに住んでいる村民で、おそらく古い取水方法と密接な関係があると見ていた。取水しやすい場所は、同時に洪水も流入しやすい。川際で取水量を調整する考えが薄く、主に冬の渇水期の取水を中心に考えられていた。我々が目指していたカマ郡も例にもれなかった。

コンクリートや重機の中途半端な普及は、却って事態を悪化させた。旧来の方法では、確かに堰き上げに使われる土嚢や木材が洪水で流されるが、必要ならまた作れる。しかし、頑丈な巨礫やコンクリートの突堤で堰き上げれば、一時的に多くの取水量を得るものの、固い構造物の先端で激しい洗掘が起きて河床が下がり、次の冬の渇水期に用水が取れなくなる。しかも、洪水となれば堰き上がりが大きくなり、調整機能のない取水口から多量の洪水を取り込んでしまう。

この洪水対策として、主幹水路の一部に低い土手を設け、余水を捨てる仕組みが導入されていた。着想は悪くない。しかし、洪水量に見合う排水ができるとは限らない。この余水吐きが弱いと壊れて自然排水路へ注ぎ、被害を減らすが、カマ郡は他地域に比べて豊かな分だけ、コンクリートを不用意に多用し、逆に被害を受けやすくした。排水能力を超える水量が来ると、強靭な構造物が崩れず、村落へ流れ込む。一方、単純突堤の取水堰先端がますます抉《えぐ》れて河床が下がる。こうして村々が荒れていったと思われる。二〇〇八年までに、冬の取水が完全に途絶え、小麦生産は致命的な打撃を受けていた。

ＰＭＳは、折からガンベリ沙漠開拓に力をそがれ、財政的に身動きがとれなくなっていたが、アフガン東部最大の農業生産を誇る同地域の荒廃は座視できない。調節機能を失ったカマ第二取水門に一時的な措置を行っていたものの、排水設備までは及ばず、不十分であった。

轟々《ごうごう》たる茶褐色の濁流が同水門を越え、用水路沿いに大量の水が注ぎこんでいた。余水吐きは、頑丈なコンクリートと巨礫で出来ていたが、これが裏目に出た。とても洪水量を排水できる造りでなかった。大量の濁流がすでに数時間、人里に向かっていた。取水口付近の堤防がすでに崩れ始めている。放置すれば、さらに大規模な洪水が村落に流れ込み、大惨事になる。

「水路を切れ、排水だ！」

村民はオロオロと手を拱《こまぬ》くばかりである。緊急の指示で直ちに掘削機が到着したものの、運転手が敵対を恐れて躊躇していた。何せ、カマ郡の住民が工夫を凝らし、自らの負担で作った構造物である。現地では他人の土地に関することは絶対に手を出さぬタブーがある。だが、同年秋に同用水路と取水堰の新設を予定していたので、ためらうことはなかった。

「俺に貸せ、水路は後で治せる。人命が先だ！」

自ら掘削機に乗り込み余水吐きを必死の思いで切り崩し始めた。モクタール運転手は事の重

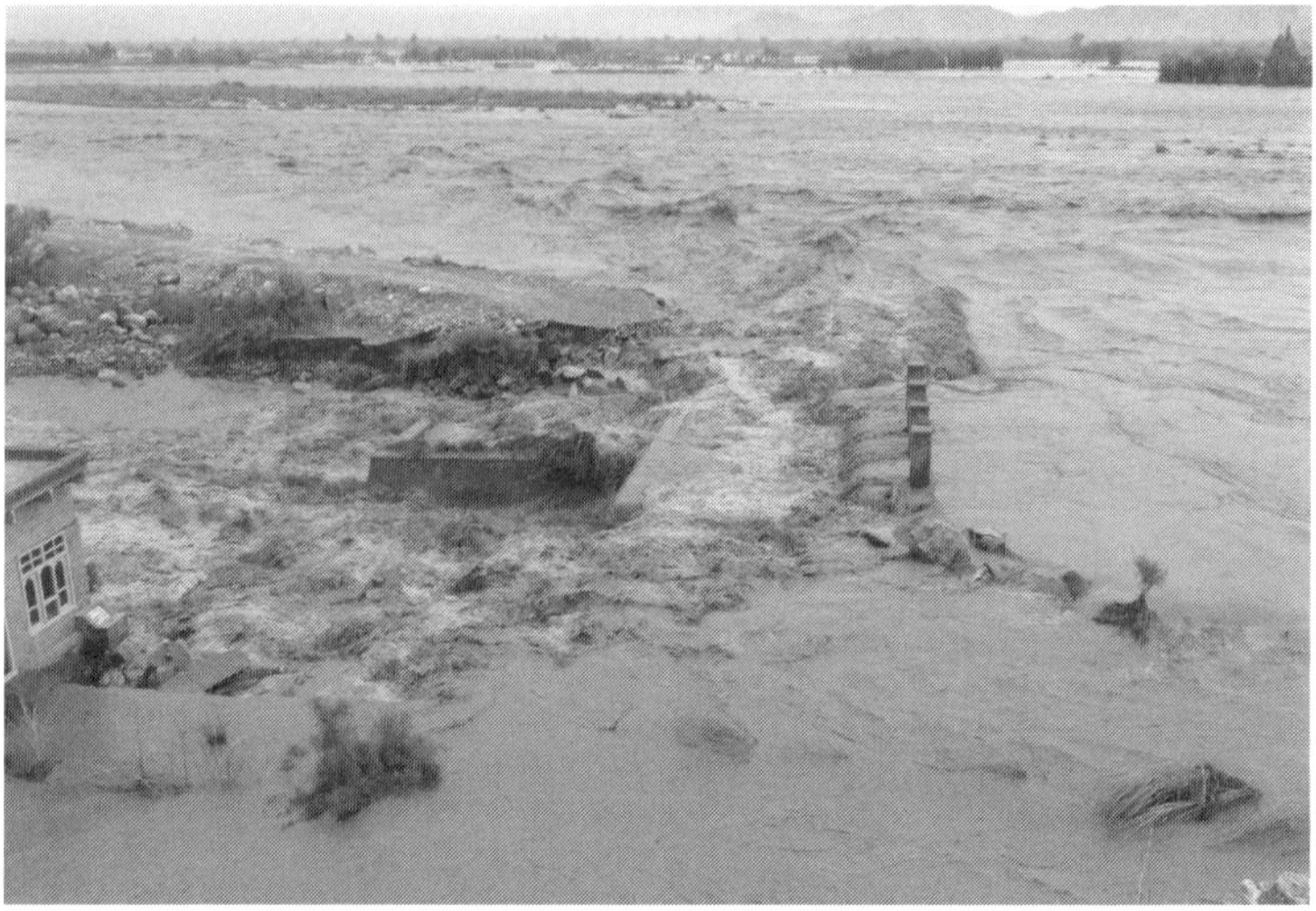

PMSによる改修工事前のカマ第2取水口は洪水によって完全に水没し、もはや調節機能を果たさなかった

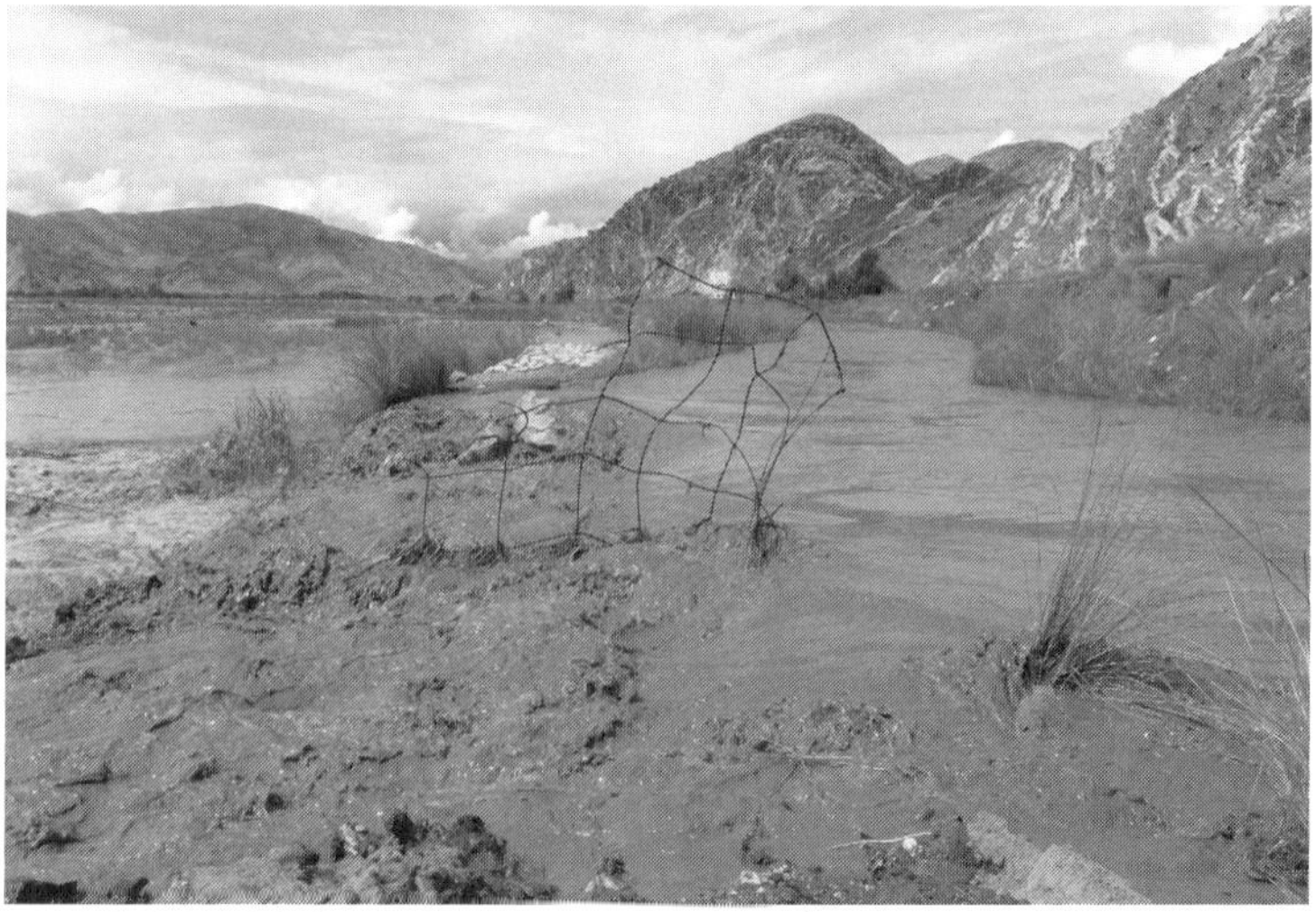

カマ主幹水路の余水吐き。排水が及ばず、人里に洪水が向かっていた

大さを察していた。私の身を案じて直ちに応援の重機を動員する手配をとり、「ドクターサーブ、危ない！」と引き留めたが、見る見るうちに水嵩が増していた。到着まで一時間はかかる。手を休めるわけには行かなかった。不思議なもので、恐怖感はなかった。現実は活劇めいた騒々しいものではない。わが身が状況と一体化すれば、激流の唸《うな》りが掻き消され、辺りが森閑として無音の世界のようだ。泥土の海の中を、ただ気力と注意力だけがうごめいている――あの大石を足場にして下流側の脆《もろ》そうな部分を切れば、車体が転倒から免れる。あとは上流側へ後退しながら水の逃げ道を開け――などと、それればかり考える。これは戦場だ。やらねば多くの村民が死ぬ。土手二〇メートル以上を開放すると、濁流は里を離れ、滔々と下流の無人地帯へ向かった。かくて一瞬の決断で、村落の被害は軽微《けいび》にとどまった。

マルワリード堰の中州流失

マルワリード堰は、二〇〇七年の大改修で一応落着したと思われていた。大量の巨礫を敷き詰めた強靭な堰だ。洪水は取水門から一六〇メートル先にある通称「川中島」の柳をなぎ倒したが、私が見た八月一日までは、損壊や溢水がなかった。

「堰は大丈夫だし、大洪水でも余裕があるではないか」

「素晴らしい！　これぞ、ＰＭＳの取水堰、我々の仕事は完全です」

他の地域が次々と危険にさらされる中で、一縷の光があるように思えた。しかし、この矜《きょう》持《じ》は、水が引き始めると、もろくも崩れ去った。
——その後一ヶ月、九月に入って水位が下がり、驚くべき事態が判明した。堰を渡した大きな中州が流失していたのだ。溢水が起きなかったのは、このためだった。洪水が去ると、流失した中州の跡に大きな主要河道の発生が見られ、取水堰側に用水が乗らなくなった。このため、初秋というのに取水口の水位が上がらず、マルワリード用水路沿いは深刻な水不足に陥った。秋の収穫を前に不安が広がり始めていた。なるほど堰は強靭であったが、強靭が過ぎたのだ。水は自ら道を作る。二〇〇メートル四方、約四万平方メートルの島が濁流に消えて中心河道になるとは、思ってもみなかった。自然を前にして人間の技術的な成功は、一時的なものに過ぎない。まぐれで厄災を免れ、成功に酔っていただけだ。しばらく呆然として何も手がつかなかった。

だが、このことは大きな教訓であった。いかに強く作るかよりも、いかに自然と折り合うかが最大の関心となった。自然は予測できない。自然の理を知るとは、人間の技術の過信を去ることから始まる。主役は人ではなく大自然である。人はそのおこぼれに与かって慎ましい生を得ているに過ぎない。知っていたつもりだったが、この事態を前に、初めて骨身に染みて実感したのである。山田堰を造った古賀百工は、農民の窮状に涙しただけではない。この自然の猛威をも知り尽くし、人為と自然、その危うい接点で知恵を尽くし、祈りを尽くしたのだ。その祈りを抜きに技術を語るのは、画竜点睛《がりょうてんせい》を欠くものだった。

取水システムの確立

こうして未曾有の大洪水は多くの教訓を残した。取水堰の研究と設計は振り出しに戻った。これまで分かったつもりだったが、どこか人間中心の未練を拭いきれず、河川を眺めてきた。河川の側から人里を見ることが徹底して求められたのだ。天動説から地動説への転回である。自然は制御できない。恩恵は自然と和してこそ褒美として与えられる。うなだれるように、そう思った。

この結果、取水システム全体を河の上流から見直し、洪水通過を想定した上で、河道分割による通過量の調整、護岸・遊水地を対岸に設けることなどが設計に組み込まれた。水門幅をできる限り広くとり、超低水位でも取水できるよう工夫が凝らされた。無理な堰き上がりで溢水を起こさぬためだ。また砂吐きを水門手前の堰に置き、さらに沈砂池に導いて土砂堆積を抑える一連のスタイルが、ほぼ完成の域に近づいた。

この大洪水の直前、二〇一〇年三月、思いもかけぬ問い合わせがあった。赴任直後のＪＩＣ

A・カブール事務所の所長、花里信彦氏から、「現場を拝見したい」と申し入れがあった。日本では鳩山政権が六〇億ドルの巨額支援を決定した直後で、前年の九月、復興支援で聴聞会に招聘《しょうへい》された。発言の機会を与えられたので、政治的発言を一切避けて旱魃の危機だけを訴え、「安定灌漑による農業復興支援、食糧自給の実現」を強調した。同南アジア部長が関心を抱き、所長自ら視察を申し入れたものである。二〇一〇年七月にガンベリ沙漠とマルワリード用水路を実見した所長は、「初めて現場らしい現場を見ました」と感想をもらし、アフガン農村の窮状と水の重要さを理解してくれた。当方は、「気候変動に対処できる取水灌漑設備の充実なしに、農業振興はあり得ない」と説き、全国規模で展開すべく、実例をジャラ ラバード北部穀倉地帯で実現すべき旨を進言した。その後は治安悪化でJICA職員は外出できないようになり、彼が現場を見た最後の日本人となった。

こうして、それまでにPMS＝ペシャワール会独自で実現したマルワリード堰、シェイワ堰、カマ第一堰に加え、カマ第二堰、ベスード第一堰、カシコート堰と、周辺地域の取水設備の整備が矢継ぎ早に「共同事業」として実施されることになった。ODA（政府開発援助）については、とかくの話も聞くが、この大旱魃を前に些末な政治的議論は無用だ。それに、アフガン全土にPMSが単独で展開するのは不可能だ。やれるだけやって実例を作り、為政者が有用と認めるなら、自ずと拡大するだろう。美談で終わらせてはならぬ――これが当方の胸のうちであった。

大洪水はその矢先に起きたが、河川工事の現場を熟知する所長は、「災い転じて福。これで洪水レベルが決定できる」と我々を励まし、並々ならぬ努力で異例の契約を進め、予定通り同年十月からカマ第二取水堰と対岸約四キロメートルの護岸工事に着手できたのである。その後は年々安定灌漑地を増やし、ジャララバード北部三郡、計一万六五〇〇町歩の耕地復活を目指し、六五万人の農民の生活安定を保障すべく、一大穀倉地帯が復活しつつある。

二〇一三年三月、十年にわたる試行錯誤と努力の集大成と呼ぶべき「カシコート＝マルワリード連続堰」が大方の基礎を終えた。これによって、両岸併せて約五〇〇〇町歩以上の安定灌漑が約束された。二〇一三年夏、数度にわたって、二〇一〇年を更に上回る洪水がクナール河とカブール河本川沿いに押し寄せたが、どの取水口も被害を免れた。「洪水にも渇水にも強い堰」は、多くの人々を救った。時を同じくして、作業地全域で爆発的に水稲栽培が拡大した。みな、途切れぬ水が来ることを信じたからだ。ＰＭＳの導入した取水システムによって、安定灌漑が地域の人々に確実な収穫を約束したのだ。

山田堰と出会って十年、二〇〇〇年以来描いてきた夢は、今現実化しつつある。

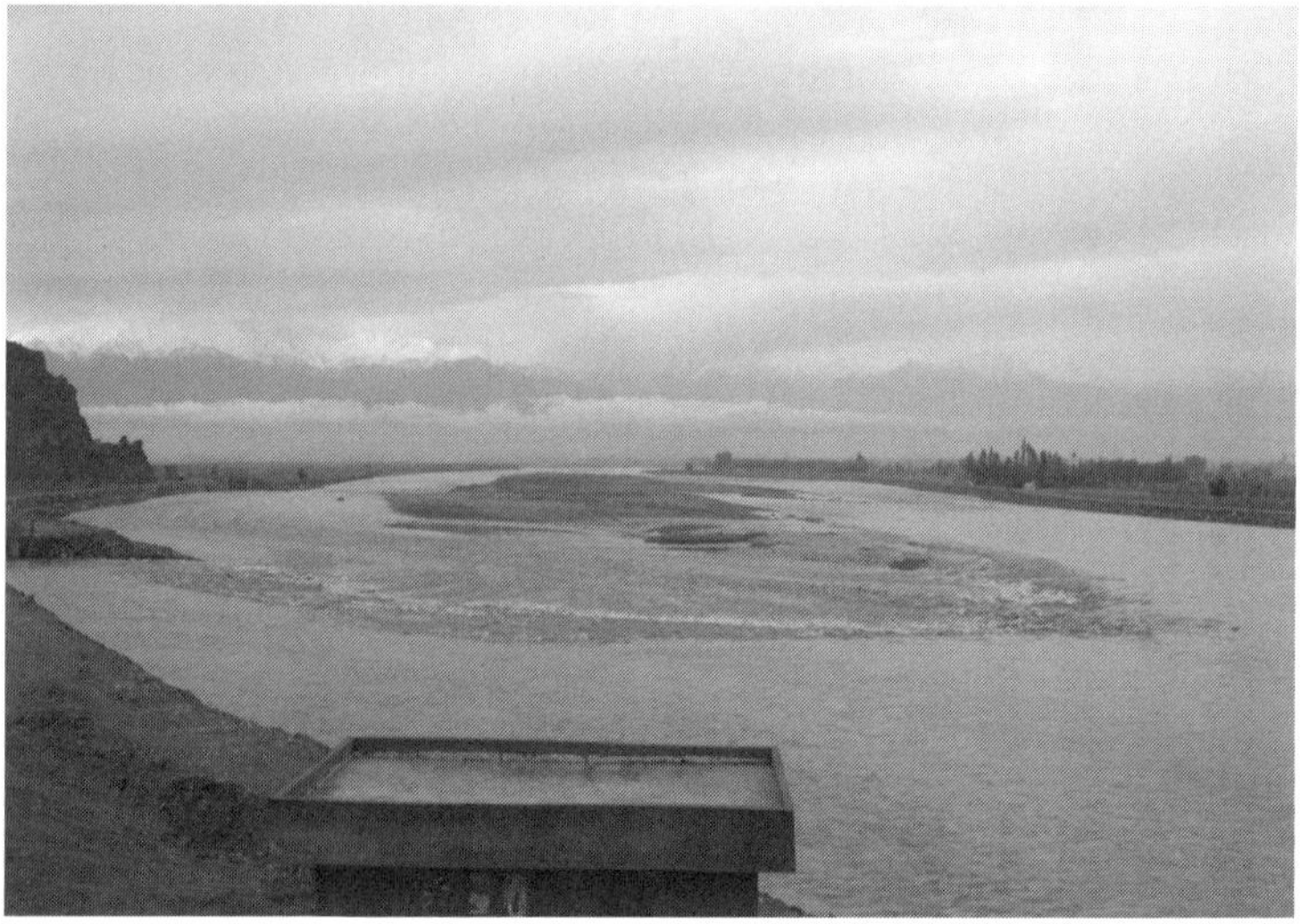

完成したカマ取水堰

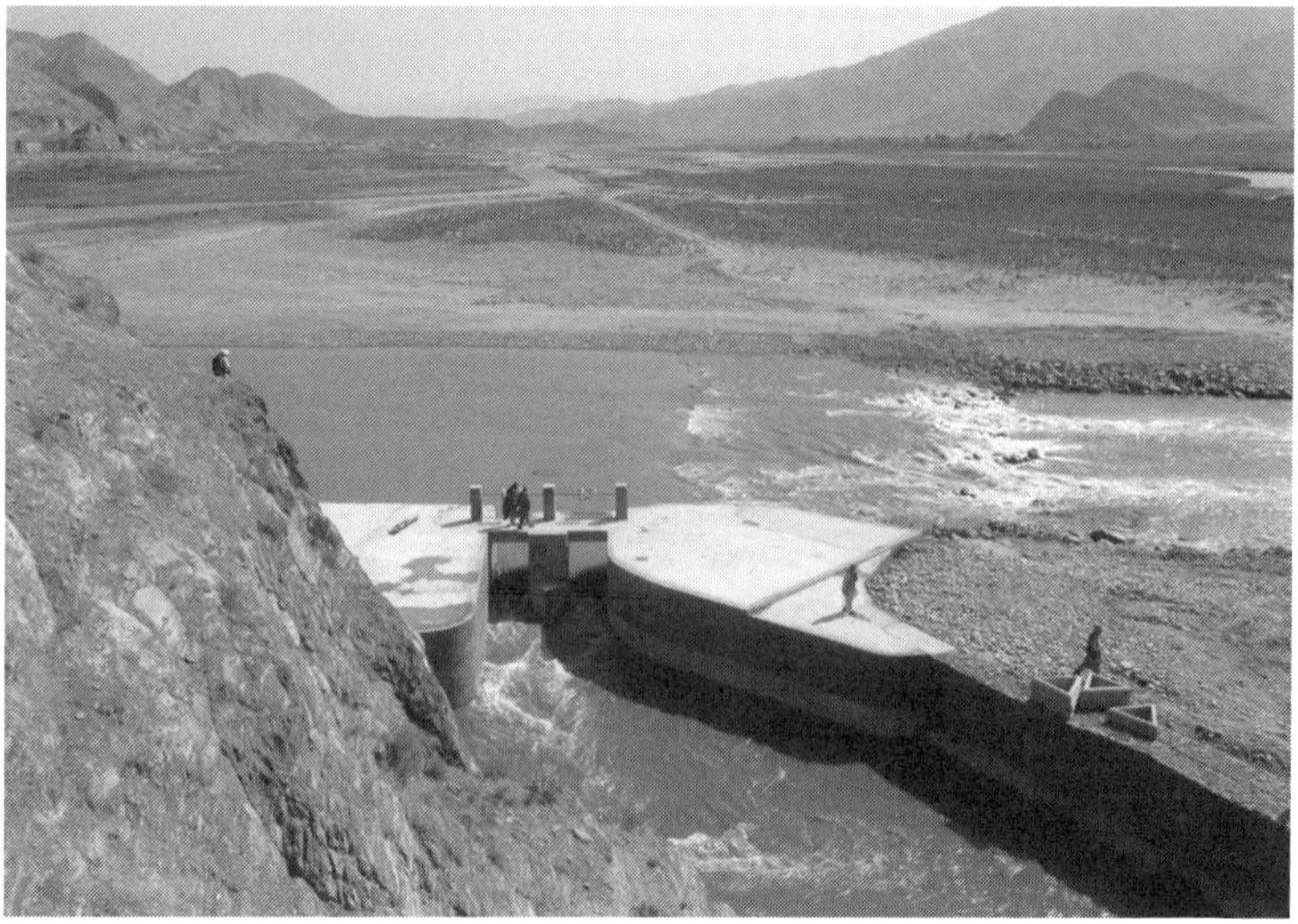

シェイワ堰の取水口

■ カシコート=マルワリード連続堰

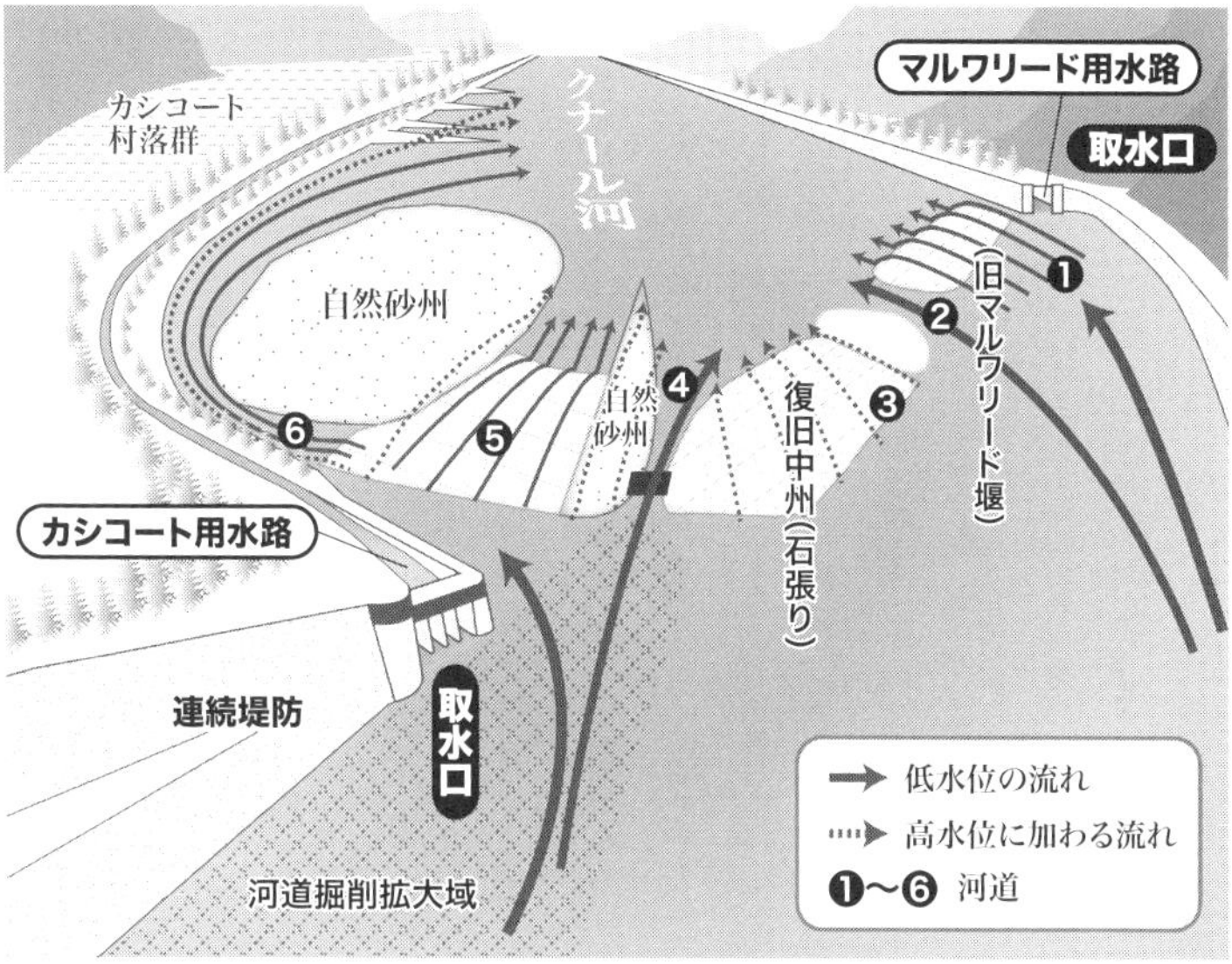

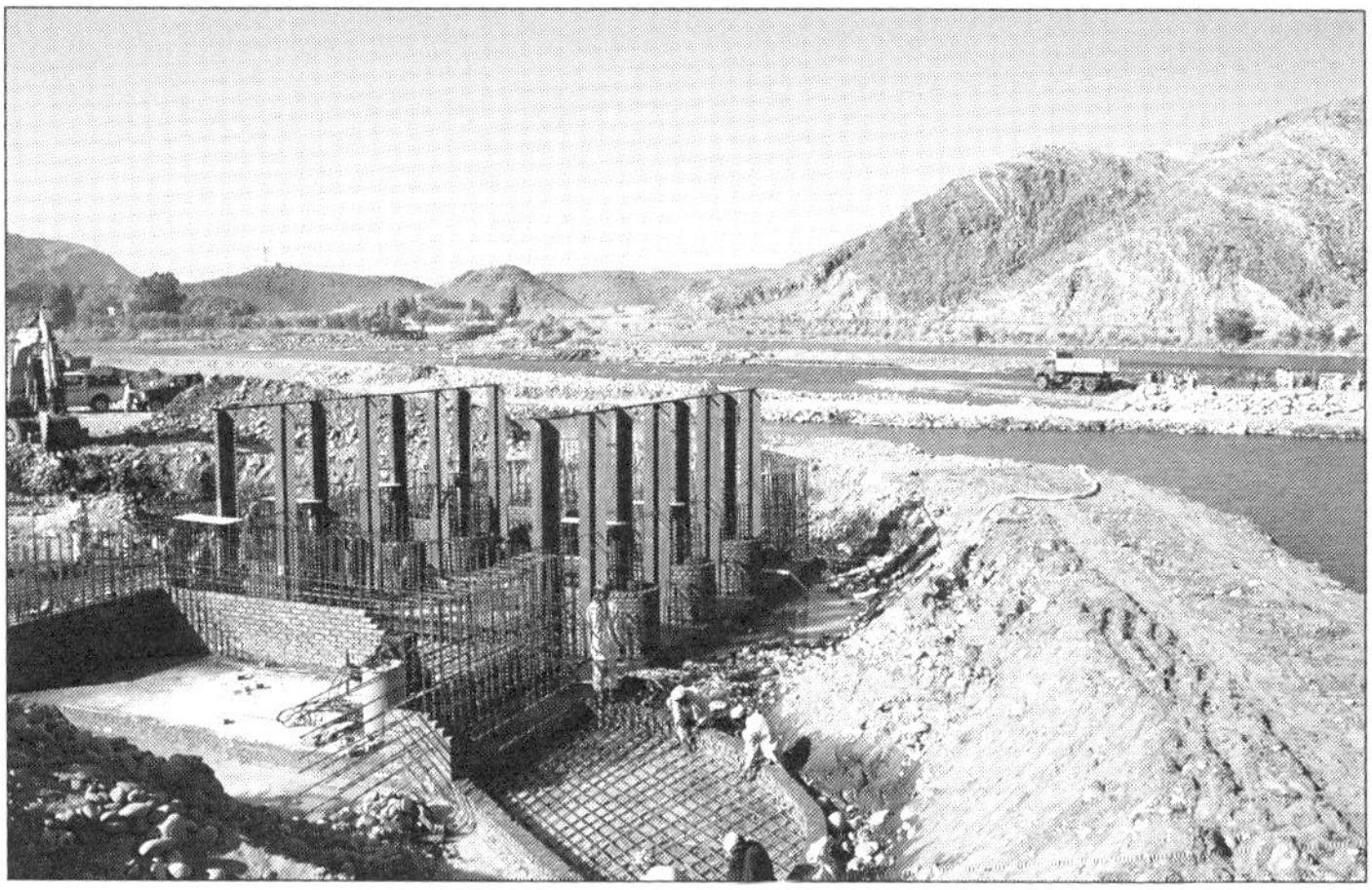

両岸の取水口に水が流れるように「河道分割」工事を行った。
写真はカシコート用水路取水口の基礎工事の様子

終章
日本の人々へ

報復戦争の結末

人はあらぬ事態に遭遇して、大きな決断を迫られることがある。二〇一一年七月に始まった外国軍撤退＝治安権限委譲の過程で、アフガンはひとつの転機を迎えつつある。十数万の兵力で泥沼化した戦は、歯切れの悪い幕を閉じようとしている。転換期の混乱の真っただ中、薄氷を踏む思いで、現地事業は進められている。だが、同年七月十七日に起きた事件は、さすがに心胆を寒からしめた。

その朝は、ダラエヌール渓谷下流の村から来る職員や作業員がほとんどいなかった。村民数千名、婦女子や老人が近隣の村々やジャララバードに退避し、村の成人男子だけが固唾をのんで派手な戦況を見守っていたのだ。黒煙が村の中心から立ち上り、米軍がものものしく同村を包囲していた。道路が閉鎖されて近づけなかった。

夕刻までに連絡がとれ始め、次々と報が入ってきた。約三〇キロメートル離れた米軍基地から発射されたロケット弾が村の学校を粉砕し、多くの武装勢力メンバーが死亡、村民の一部も巻き込まれたらしい。米兵は多数、ヘリコプターも出動していた。みな家族の安否を確めながら、作業は継続されていたものの、怪情報が入り乱れ、現場は異様な興奮に包まれていた。その夜は、先のことを考え、眠れなかった。暗闇は不安を膨張させる。軽率な判断と衝動を戒めながら、まんじりともせず夜明けを待った。

現地事業が瀬戸際に立っていると思われた。村民たちの蜂起が起きれば、PMS（平和医療団・日本）の全面撤退に発展する事態も予想されたからである。一種の終末を覚悟した。見苦しい最期は遂げたくないものだ。蜂起を黙認してみすみす犠牲を出すのか、後始末はどうするか、日本側への説明、職員たちの処遇、そして何よりもやりかけた事業はどうなるか、次々と暗い想像が湧き出した。

翌十八日、少しずつ正確な報が届き始めた。破壊されたのは学校だけで、死亡者は一七名、門衛一名以外は全て武装グループのメンバーであった。過ぎる二〇〇八年、ワーカーの伊藤を誘拐したグループである。首謀者の死体も確認された。この一団は、地域に威を張る軍閥と深い関係にあり、外国の道路会社が護衛として組織したのが始まりだった。その後、軍閥の手足となり、脅迫や暗殺を繰り返す集団と化し、厄介な存在になっていた。反政府勢力も、彼らとは直接事を構えず、混乱していた節がある（地域によっては、資金源が他ならぬ外国軍の場合もあった)。

一味は、七月十六日、日没を待ち、ＰＭＳの用水路が貫くシェイワ郡で、郡長・警察の詰所を襲撃、ガンベリ沙漠下流にまで展開して勢力を誇示した。事件を起こした直後、ダラエヌール渓谷のブディアライ村に集結、村民に食事を要求し、学校に宿泊した。その時点で、村民たちは老人や婦女子を退避させ始めていた。米軍の攻撃は、寝こみを襲って翌十七日の午前三時に始まった。通報したのは村民である。

剣で立つ者は剣で倒される。これによって軍閥の勢力が削がれ、地域に安堵感が広がった。だが元をただせば、このような物騒な勢力をカネと武器で育てたのが外国軍だ。この十年をつぶさに見てきた人々は、壊滅された一団に、同情と敵意ないまぜの、複雑な思いを抱いた。

死者の中に、懇意にしていた少年がいた。空爆が開始された当時十歳で、バザールでパンク修理店の手伝いをしていた。聡明で気立ての良い働き者だったが、長じてからは肉親の仇討ちと、持ち前の正義感から、外国兵襲撃を盛んに行っていた。少年に対する地元の同情は深く、多くの人々が葬儀の列に加わった。これがアフガン空爆十年後の、やり切れぬ結末であった。知れば知るほど無情、もはや「アフガン情勢」を語るどんな論評も虚《うつ》ろであった。「欧米軍対タリバン」という図式は消え、銘々《めいめい》がカネや復讐や政治的意図で暴力集団に参加したり、逆に反発したりして、戦っているだけであった。まっとうな感性を持つ者なら、こんな混乱に嫌気がさし、政治に期待しなくなっていた。ほとんどの農民たちの願いは、ただ三度の食事と、故郷の平和だけであった。
――かくて僅か一日の迷いを清算し、本来の仕事に戻る時であった。暗い事件が夢だったかのように、PMSの灌漑事業は、営々と続けられていた。摂氏五〇度を超える炎天下の沙漠で、濁流の渦巻く大河川で、自然の猛威に立ち向かう四〇〇名の姿がある。生活は苦しく、砂嵐、渇水、洪水に悩まされても、何かしら希望をもって働けるのだ。それが何なのか適切な言葉を持たないが、自分たちの仕事が肉親や故郷を支えているという確信、はつらつとした心意気がある。

人は食べるためだけに生きているのではない。現在手掛けようとしているカシコートやベスード郡の取水口が全て完成すると、ジャララバード北部穀倉地帯が復活し、おびただしい農民の生活を守ることになる。彼らはそのことを知っていて、励みにしている。

破局と希望

アフガン復興は次第に話題にならなくなり、報道から消えた。たまにあるニュースは、戦局や政治的動きでなければ、治安情報を伝える暗いものばかりだ。実際、二〇一三年五月に何者かの手でICRC（国際赤十字）ジャララバード事務所が襲撃されて引き揚げたのち、東部アフガンで実働する外国団体は、PMS以外に、居なくなってしまった。元に戻ったのだ。いや、元より悪くなって、皆去ってしまった。「対テロ戦争」の武力介入と巨額の支援の結末を語るのは、気が進まない。外国兵数千名が戦死し、同数が心に深い傷を受け、自殺や他害に至ったと言われる。治安が過去最悪となり、無政府状態に近い。旱魃は大量の流民と失業者を生み出し続け、テロと誤爆で死亡した人々は数知れない。謀略と破壊活動が日常化し、ＩＳＡＦ（国際治安支援部隊）は撤兵を始め、「治安権限委譲」を進めている。

抵抗勢力も混乱している。外国軍が直接の戦闘を避けて謀略を駆使、内紛をいたずらに煽る動きも窺われる。人々は疑心暗鬼に陥り、信頼すべき権威を失った。政情を羅列すれば、絶望的である。

奇しくも二〇一一年三月十一日の東日本大震災の報は、大洪水の後始末で河川工事の最中に届けられた。自然の猛威は多くの犠牲を出し、原子力の恐怖を再び思い起こさせた。大きな転機が日本自身に訪れたと思われた。しかし、その後のいきさつはあまりに気落ちさせるものであった。置き去りにされたのはアフガニスタンだけではないと思った。

世の流れは相変わらず「経済成長」を語り、それが唯一の解決法であるかのような錯覚をすりこみ続けている。経済力さえつけば被災者が救われ、それを守るため国是たる平和の理想も見直すのだという。これは戦を図上でしか知らぬ者の危険な空想だ。戦はゲームではない。アフガニスタンの体験から、自信をもって証言しよう。

物騒な電力に頼り、不安と動揺が行き交う日本の世情を思うとき、他人事とは思えない。だが、暴力と虚偽で目先の利を守る時代は自滅しようとしている。今ほど切実に、自然と人間との関係が根底から問い直された時はなかった。決して希望なき時代ではない。大地を離れた人為の業に欺かれず、与えられた恵みを見出す努力が必要な時なのだ。それは、生存をかけた無限のフロンティアでもある。

自然からの逃走

現場を離れて突然帰国すると、奇妙な違和感がまとわりついてくる。それが何なのか、問い続ける。こざっぱりして綺麗な空間、行き交う人々が垢抜けて見える。不粋で粗野な感じも、土埃《つちぼこり》も、重機の唸りも、水争いも、餓えてさまよう人も、銃弾から身を守る必要もない。華やかな街路に、思い思いのおしゃれに身を包んだ若者や女性たちが目につく。平和な国である。しかし、何だかものたりない……。そう思った。

まるで古巣を訪ねるように、都会の雑踏を離れて子供時代に遊んだ山々に入ってみる。日本の国土は夢のように美しい。車窓から見る平野は、見渡す限りの田畑で、彼方の山々も川沿いの土手も、緑の林で覆われている。落葉を踏みしめて山に入ると、折から桜が満開で、芽吹き始めた新緑が鮮やかである。道路は整備されていたが、山奥の自然は五十数年前と変わらずに迎えてくれる。

郷愁というものがあるとすれば、幼少期に過ごした自然や人との出会いの記憶である。だが、その記憶を確認しようとすれば、年月によって美しく修飾された過去は、必ずしも現実と一致しない。補虫網を手にして駆け巡った山々、一つ一つの木々、路傍の牛糞一つにも、昆虫たちの営みをときめく心で眺めたことが思い返される。今、山奥まで舗装された道には土がなく、牛馬の代わりに自動車が走る。

都会でも田舎でも、決定的な郷愁の断絶は、人のにおいのようなものが消え、自然もまた論評や撮影の対象にはなっても、わが身で触れて畏れや驚きや喜びを覚えるものでなくなってきたことである。私たちは何かのベルトコンベヤーのようなものに乗せられ、車窓を過ぎ行く景色のようにしか自然を意識することがなくなっている。実の自然からは遠ざかっているのだ。たとえ介在するメディアで知識は増えても、自然は映像の知識の分だけ離れてゆくようにさえ思える。

極言すれば、私たちの「技術文明」そのものが、自然との隔壁を作る巨大な営みである。時間や自然現象さえ支配下に置けるような錯覚の中で私たちは暮らしている。かつて知識や情報がこれほど楽に入手でき、これほど素早く移動できる時代はなかった。一昔前の状態を思うと隔世の感がある。だが、知識が増せば利口になるとは限らない。情報伝達や交通手段が発達すればするほど、どうでもよいことに振り回され、不自然な動きが増すように思われて仕方がない。これが自分の考えすぎであることを祈る。

注文の多い料理店

宮沢賢治が、九十年前に現在を予告した『注文の多い料理店』という童話がある。

東京から来た二人の西洋かぶれの紳士が登場する。――ピカピカする鉄砲をかついで、白熊のような猟犬を連れて狩に来る。ところが山道を迷い、突然犬が倒れてしまった。「大損した」と嘆き、腹ペコで不安に駆られているところに、立派な西洋館が現れる。救われた気持ちで近づくと、「西洋料理店・山猫軒」の看板に喜ぶ。中に入ると、厳かな金文字で「誰でもどうぞ。特に太った方、若い方は歓迎」と書いてある。さらに廊下を進むと「注文の多い店ですから、ご承知を」とある。きっとメニューが豊富なんだと思って更に行くと、次々と霊験あらたかに金文字で指示が示される。「身奇麗にして泥を落とせ」、「金物を取れ」、「クリームを塗れ」と進むうち、最後に「体に塩をもみこんで」という段になり、注文するのは客ではなく実は向こうの方だと気づく。向こうでは山猫たちが客を料理しようとする声が聞こえる。

とんでもない所に入ってしまったと後悔し、恐怖に震える。そこに突然、犬の声がして大騒ぎ。ふと気づくと、周りは何もない森である。脱いだ服や持ち物が木の間に散乱し、裸で震えている自分に気づく。西洋館は幻だったのだ。蓑笠を着た地元の猟師が、「旦那あ、旦那あ」

と近寄って救出、団子をもらって人心地がつく。

――この話は、現在の日本を風刺しつくして余りがある。私たちは当然のように「金文字」に導かれ、「注文」に応ずる。一見きれいな建物が更に確信を深めさせる。だが、その先は……となれば、本当は誰も知らないのだ。アフガン情勢に限らず、私たちの世界観や常識が、しばしばフィクションの上に成り立っていることを私は述べてきた。

人為の架空に人は容易に欺かれる。そして、幻の不安の影に脅える。そして、「蓑笠の猟師」や「団子」をやぼったく思っている。虚構は虚構を呼び、不安は観念で膨らんで現実化する。持てば持つほど、不安と防衛心が私たちを支配する。悪循環である。

戦争と平和

先に述べたように、「戦争と平和」は、若い時から私にとって身近な問題であった。福岡大空襲による父方親族の壊滅、戦争作家と呼ばれることを嫌った伯父・火野葦平の自決、大学時代の米原子力空母寄港――常に米軍が影のようにつきまとってきた。まさか、アフガニスタンまで追いかけてこようとは、夢にも思っていなかった。

いま、きな臭い世界情勢、一見勇ましい論調が横行し、軍事力行使をも容認しかねない風潮を眺めるにつけ、言葉を失う。平和を願う声もかすれがちである。

しかし、アフガニスタンの実体験において、確信できることがある。武力によってこの身が守られたことはなかった。防備は必ずしも武器によらない。

一九九二年、ダラエヌール診療所が襲撃されたとき、「死んでも撃ち返すな」と、報復の応戦を引き止めたことで信頼の絆を得、後々まで私たちと事業を守った。戦場に身をさらした兵士なら、発砲しない方が勇気の要ることを知っている。

現在力を注ぐ農村部の建設現場は、常に「危険地帯」に指定されてきた場所である。しかし、路上を除けば、これほど安全な場所はない。私たちＰＭＳの安全保障は、地域住民との信頼関係である。こちらが本当の友人だと認識されれば、地元住民が保護を惜しまない。

そして、「信頼」は一朝にして築かれるものではない。利害を超え、忍耐を重ね、裏切られても裏切り返さない誠実さこそが、人々の心に触れる。それは、武力以上に強固な安全を提供してくれ、人々を動かすことができる。私たちにとって、平和とは理念ではなく現実の力なのだ。私たちは、いとも安易に戦争と平和を語りすぎる。武力行使によって守られるものとは何か、そして本当に守るべきものとは何か、静かに思いをいたすべきかと思われる。

不易と流行——変わらぬもの、変わるもの

今、周囲を見渡せば、手軽に不安を忘れさせる享楽の手段や、大小の「権威ある声」に事欠

かない。私たちは過去、易々《やすやす》とその餌食になってきたのである。このことは洋の東西変わらない。一見勇ましい「戦争も辞さず」という論調や、国際社会の暴力化も、その一つである。経済的利権を求めて和を損ない、「非民主的で遅れた国家」や寸土の領有に目を吊り上げ、不況を回復すれば幸せが訪れると信ずるのは愚かである。人の幸せは別の次元にある。

人間にとって本当に必要なものは、そう多くはない。少なくとも私は「カネさえあれば何でもできて幸せになる」という迷信、「武力さえあれば身が守られる」という妄信から自由である。何が真実で何が不要なのか、何が人として最低限共有できるものなのか、目を凝らして見つめ、健全な感性と自然との関係を回復することである。

戦後六十八年、誰もがそうであるように、自分もその時代の精神的気流の中で生きてきた。明治の世代は去りつつあったが、かくしゃくとした風貌は健在で、太平洋戦争の戦火をくぐった人々がまだ社会の中堅にいた。日本の文化や伝統、日本人としての誇り、平和国家として再生する意気込み――もうそれは幾分色あせてはいたが、一つの時代の色調をなしていた。私たちはそれに従って歩めば、大過はないと信じていた。だが、現在を見渡すと今昔の感がある。進歩だの改革だのと言葉が横行するうちに、とんでもなく不自由で窮屈な世界になったとさえ思われる。

しかし、変わらぬものは変わらない。江戸時代も、縄文の昔もそうであったろう。いたずらに時流に流されて大切なものを見失い、進歩という名の呪文に束縛され、生命を粗末にしてはならない。今大人たちが唱える「改革」や「進歩」の実態は、宙に縄をかけてそれをよじ登ろうとする魔術師に似ている。だまされてはいけない。「王様は裸だ」と叫んだ者は、見栄や先入観、利害関係から自由な子供であった。それを次世代に期待する。

「天、共に在り」

本書を貫くこの縦糸は、我々を根底から支える不動の事実である。やがて、自然から遊離するバベルの塔は倒れる。人も自然の一部である。それは人間内部にもあって生命の営みを律する厳然たる摂理であり、恵みである。科学や経済、医学や農業、あらゆる人の営みが、自然と人、人と人の和解を探る以外、我々が生き延びる道はないであろう。それがまっとうな文明だと信じている。その声は今小さくとも、やがて現在が裁かれ、大きな潮流とならざるを得ないだろう。

これが、三十年間の現地活動を通して得た平凡な結論とメッセージである。

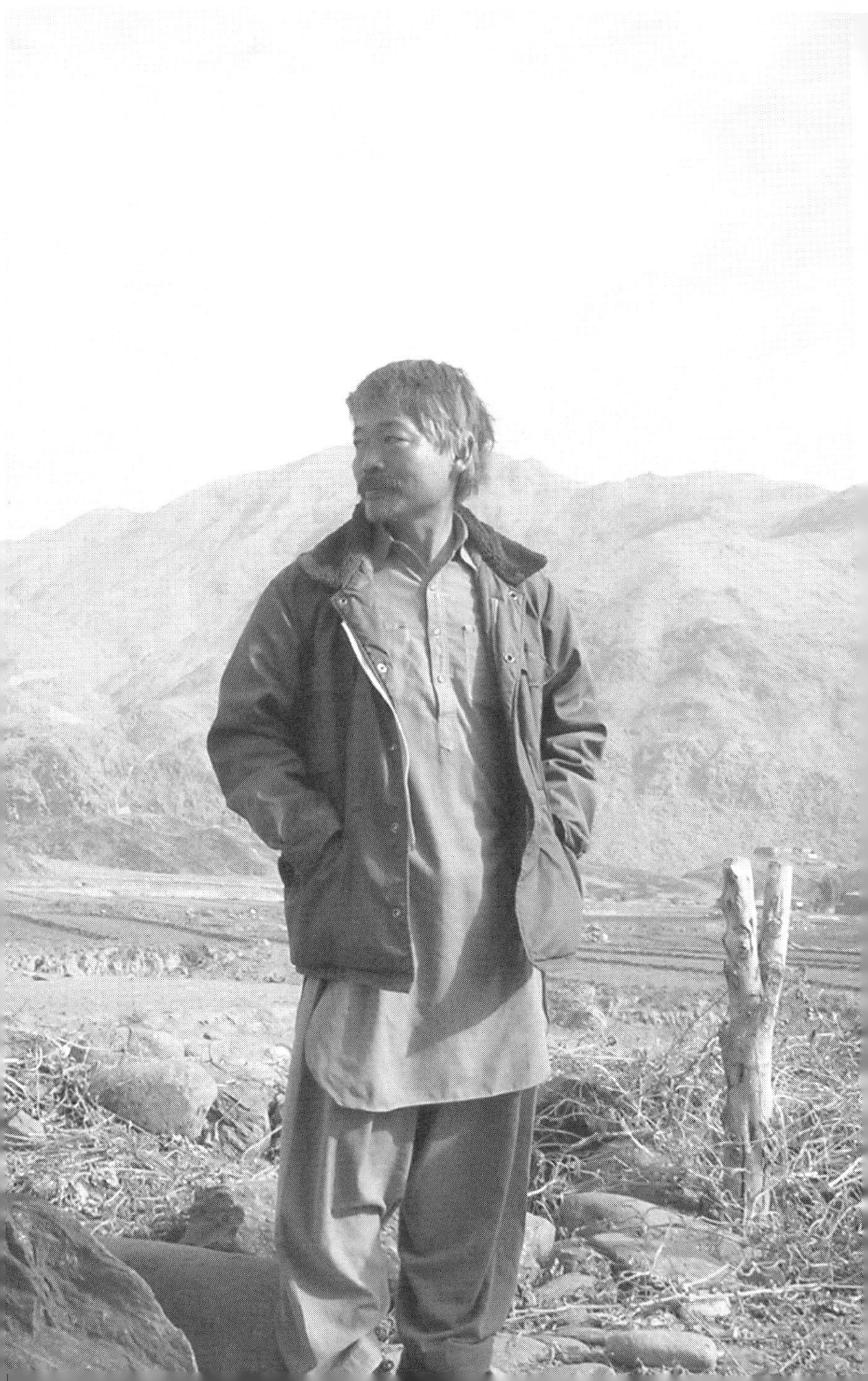

アフガニスタン・中村哲　関連年表

年	アフガニスタン情勢	中村哲とペシャワール会
一八三八	10月 第一次イギリス・アフガニスタン戦争が起こる	
一八七八	11月 第二次イギリス・アフガニスタン戦争が起こる	
一八九三	11月 デュアランド・ライン（英領インドとの境界線）が画定	
一九〇七		1月 火野葦平（本名・玉井勝則）、誕生（〜六〇）
一九一九	5月 第三次イギリス・アフガニスタン戦争が起こる 8月 ラワルピンディ条約を締結し、イギリス保護領から独立	
一九四六		9月 中村哲、誕生
一九四七	8月 インドとパキスタンがイギリスより独立	
一九六三	3月 ダウード首相が辞任	
一九六四	10月 新憲法を公布	
一九七三	7月 ダウード元首相が無血クーデターで権力を掌握し「アフガニスタン共和国」建国。大統領に就任して六四年憲法を廃止	3月 中村、九州大学医学部を卒業し、国立肥前療養所に勤務
一九七五		この年、中村、大牟田労災病院に勤務（〜七八）
一九七八	4月 四月革命が起こり、ダウード大統領一族が処刑。「アフガニスタン民主共和国」建国	6月 中村、福岡登高会のティリチミール遠征隊の同行医師としてパキスタンに初入国。この年、八女郡広川町の脳神経外科病院に勤務（〜八二）
一九七九	9月 アミーン内閣が組閣 12月 ソ連が侵攻開始し、アフガン戦争が勃発（〜八九）。アミーン大統領が暗殺され、ソ連の後ろ盾によりカルマル政権が成立	
一九八三		4月 JOCS、中村のペシャワール派遣を決定 9月 ペシャワール会発足 12月 ペシャワール会報の第一号発行
一九八四		5月 中村、ペシャワールのミッション病院に勤務しハンセン病の治療にあたる

一九八五	1月	アメリカがムジャヘディンに対し約二億八〇〇〇万ドル支援を発表		
	3月	ミハイル・ゴルバチョフがソ連共産党書記長に就任		
一九八六			4月	中村、サンダル工房を病棟内に開設
			10月	中村、ALSを設立（翌年4月、ペシャワール会の手によりALSが正式に発足）
一九八七			1月	中村、アフガン医療チームを率いてパキスタンの北西辺境州のアフガン難民キャンプへ巡回診療を開始
一九八八	4月	パキスタン・アフガニスタン・アメリカ・ソ連がジュネーブでアフガニスタン和平協定に調印し、ソ連軍の撤退を決定		
一九八九	2月	ソ連軍の撤退が完了。政府軍と反ソ連ゲリラの間で内戦が勃発	1月	ALSがJAMSへ改称し、アフガニスタンの無医地区で診療を開始
一九九〇			6月	中村、JOCSの二期約七年を完了
一九九一	1月	湾岸戦争が勃発	12月	JAMSがアフガン国内に初のダラエヌール診療所を開設
	12月	ソ連が崩壊		
一九九二	4月	反政府勢力がカブールを攻略し「アフガニスタン・イスラム国」建国	12月	JAMSがダラエピーチ診療所を開設
	5月	アフガン難民帰還が自然発生的に起こる		
一九九四	1月	内戦が激化し、アフガニスタン全土に広がる	4月	JAMSがワマ診療所を開設
	11月	タリバンがカンダハルを制圧	11月	ペシャワール会がPLS（ペシャワール・レプロシー・サービス）病院を設立
一九九六	9月	タリバンがカブールを制圧し、ナジブラ大統領を処刑		
	10月	反タリバン派が北部同盟を結成		
一九九七	10月	タリバンが国名を「アフガニスタン・イスラム首長国」に変更宣言		
一九九八	8月	アメリカがテロリスト訓練組織破壊を目的に巡航ミサイル攻撃	4月	ペシャワール会がPMS病院を設立し、PLSとJAMSの医療活動の統合した活動を基礎にすえる
	9月	タリバンがほぼ全土を制圧		
一九九九	7月	アメリカがタリバン政権に経済制裁を実施する大統領令を発布		
	11月	国連が第一次タリバン経済制裁を発動		
二〇〇〇	6月	大旱魃の被害が拡大。タリバンがケシ栽培を禁止	7月	井戸の掘削、カレーズの修復を図った水

		源確保事業を開始
二〇〇一	1月 国連が第二次経済制裁を発動 3月 タリバンがバーミヤンの大仏を破壊 7月 パキスタン政府とUNHCR、パキスタン居住のアフガン難民を国境近くのキャンプ地に移送 9月 アメリカ同時多発テロ（9・11） 10月 アメリカ・イギリス軍の大規模空爆が始まる。テロ対策特別措置法が成立 11月 自衛隊の護衛艦をインド洋に派遣。北部同盟がカブールを制圧しタリバン政権が崩壊 12月 ボン会議でアフガン暫定行政機構が成立し、カルザイ議長就任	3月 PMSがカブールに五ヶ所の臨時診療所を開設 6月 ダラエヌールで灌漑用の大井戸に着手 10月 ペシャワール会が食糧配給計画「アフガンいのちの基金」を発表。中村、衆議院テロ対策特別委員会に参考人として出席。ペシャワールからの食糧輸送便がアフガニスタンに入国
二〇〇二	1月 アフガニスタン復興支援会議を東京で開催 3月 UNHCRがアフガン難民の自主帰還支援計画を開始 6月 カブールでロヤ・ジルガ（国民大会議）が開催し、カルザイ大統領就任。カブールでの家賃が高騰	2月 PMS、「緑の大地計画」を発表 6月 PMS、ジャララバードに医療・水源確保・農業のプロジェクトを統括する事務所を設立 8月 ペシャワール会が第1回沖縄平和賞受賞
二〇〇三	3月 イラク戦争が始まる	2月 ダラエヌールにおける全長一三キロの灌漑用水路の掘削計画が立案 3月 用水路「アーベ・マルワリード」の着工式を開催 8月 ダラエピーチに新診療所「オキナワ・ピース・クリニック」が完成。中村、フィリピンのマグサイサイ財団よりラモン・マグサイサイ賞（平和と国際理解部門）受賞
二〇〇四	10月 大統領選挙を実施 12月 正式にカルザイ政権が発足	5月 飲料水源（井戸）が一〇〇〇ヶ所を超える
二〇〇五		1月 PMS、ダラエピーチとワマの診療所を一時閉鎖
二〇〇六		3月 用水路が一〇キロを突破

二〇〇七	11月	テロ対策特別措置が失効
	12月	パキスタン元首相・ブットー女史暗殺
二〇〇八	1月	補給支援特別措置法（新テロ対策特別措置法）が成立
	3月	PMS、陸自派遣の動きを警戒
	11月	参議院（第一七〇回国会）外交防衛委員会で中村陳述
	12月	補給支援特別措置法を改定
二〇〇九	3月	アメリカ軍増派、ISAF（国際治安支援部隊）一二万人へ
二〇一〇	2月	治安、著しく悪化
	8月	爆破事件、自爆テロが急増

4月	井戸一六〇〇、カレーズ三八ヶ所を達成、飲料水源事業を全面停止。灌漑事業（用水路、取水堰建設）に集中することを決定
4月	マルワリード用水路第一期工事（一三キロ）完工。同第二期工事開始
10月	シェイワ堰と河道回復工事開始
2月	モスク・マドラサの着工。シェイワ堰と取水設備完工
3月	邦人ワーカー帰国開始
8月	邦人拉致・殺害事件
10月	PMS基地病院（ペシャワール）を現地委譲、基地をアフガン側に移転
11月	邦人ワーカー完全引き揚げ。ガンベリ沙漠・砂防林植樹式
12月	カマ第一取水堰着工。ベスード第二取水堰予備工事開始
3月	PRT（米軍・地方復興チーム）と養魚池をめぐって対立。ベスード第二取水堰、PRTの介入で中止
4月	湿地処理、排水路建設を開始
8月	マルワリード用水路・最終地点を開通
2月	マルワリード用水路（全長約二五キロ）・マドラサとモスクの竣工式
8月	インダス河全域で大洪水、死者不明一八〇〇名。用水路各所が決壊、改修・補修工事
10月	カマ第二取水堰・ベスード護岸工事（三・五キロ）の着工（JICA共同事業）。カシコート自治会との和解、同地

二〇一一	4月　アメリカ、無人機攻撃活発化 5月　アメリカ軍、ビンラーディンをパキスタンで殺害 7月　ＩＳＡＦ、アフガン治安部隊への「治安権限委譲」を開始。アメリカ軍撤退開始 9月　ラバニ元首相暗殺、政府主導の和平会議頓挫	域の復興を決定。シェイワ堰の河道回復（一・八キロ） 4月　カマ第一、第二取水堰と主幹水路（一キロ）の竣工式。ベスード第一取水堰着工 8月　マルワリード用水路沿いで大規模集中豪雨、各所で改修
二〇一二	9月　アメリカ軍、増派三万三〇〇〇人の撤退完了を発表	2月　カシコート復興宣言、予備工事（河道回復）開始 3月　シギ送水路・洪水路横断サイフォン着工 4月　ベスード第一堰、ベスード護岸の竣工式 8月　ベスード・タプー堰完工 10月　マルワリード・カシコート連続堰、カシコート主幹水路（一・八キロ）着工
二〇一三	6月　ＩＳＡＦ、「治安権限委譲」を終了。全土が無政府状態。カタールでのタリバンと米国の和平交渉、アフガン政府の反対で延期	6月　カシコート護岸工事（四キロ）完工。植樹七五万本を達成 8月　アフガン東部で大洪水。シギ送水路完工

ペシャワール会　中村医師とＰＭＳ（平和医療団・日本）の現地活動を支援する目的で結成されたのがペシャワール会です。福岡市に事務局を置いて会報の発行など、広報・募金活動を行っています。お問い合わせは、左記の事務局宛にお願いします。年会費は、学生会員一口千円以上、一般会員一口三千円以上、維持会員一口一万円以上。

事務局　〒810—0003　福岡県福岡市中央区春吉一―一六―八　ＶＥＧＡ天神南六〇一号
電話（〇九二）七三一―二三七二　ＦＡＸ（〇九二）七三一―二三七三
［入会手続］年会費を郵便振替でお送りください。
口座名義＝ペシャワール会　郵便振替番号＝０１７９０―７―６５５９

本書は、「ＮＨＫ知るを楽しむ――この人この世界」において、二〇〇六年六～七月に放送された「アフガニスタン・命の水を求めて」の番組テキストをもとに大幅に加筆し、新たに再編集したものです。

編集協力／湯沢寿久
図版作成／小林惑名
校閲／北崎隆雄
ＤＴＰ／天龍社

中村 哲（なかむら・てつ）
1946年福岡県生まれ。医師・ＰＭＳ（平和医療団・日本）総院長。九州大学医学部卒業。日本国内の診療所勤務を経て、84年にパキスタンのペシャワールに赴任。以来、ハンセン病を中心とした貧困層の診療に携わる。86年よりアフガニスタン難民のための医療チームを結成し、山岳無医地区での診療を開始。91年よりアフガニスタン東部山岳地帯に3つの診療所を開設し、98年には基地病院ＰＭＳを設立。2000年からは診療活動と同時に、大旱魃に見舞われたアフガニスタン国内の水源確保のために井戸掘削とカレーズ（地下水路）の復旧を行う。03年より09年にかけて全長25キロメートルに及ぶ灌漑用水路を建設。以後も砂嵐や洪水と闘いながら沙漠開拓を進めた。マグサイサイ賞「平和と国際理解部門」、福岡アジア文化賞大賞など受賞多数。著書に『ペシャワールにて』『医は国境を越えて』『医者 井戸を掘る』『医者、用水路を拓く』（以上、石風社）など。

天、共に在り
――アフガニスタン三十年の闘い

2013年10月25日　第１刷発行
2022年12月５日　第21刷発行

著　者　中村 哲

発行者　土井成紀
発行所　NHK出版
〒150-0042　東京都渋谷区宇田川町10-3
電話　0570-009-321（問い合わせ）　0570-000-321（注文）
ホームページ　https://www.nhk-book.co.jp
印　刷　亨有堂印刷所・大熊整美堂
製　本　ブックアート

Printed in Japan ISBN978-4-14-081615-8 C0036

二〇一九年十二月四日、中村哲医師は、アフガニスタン東部ナンガラハル州の州都ジャララバードにて銃撃され、亡くなられました。心からご冥福をお祈りします。